99%的人姿勢有問題

200張手繪圖，詳解滑手機、跑步、久坐……各種姿勢怎會造成手麻、骨刺、膝痛、脊椎滑脫？怎麼修復？

孫悅禮——著
上海中醫藥大學骨科醫學博士、
上海中醫藥大學附屬龍華醫院副研究員、
副主任醫師

目錄

第二部 腰痛來襲，站也不是，坐也不是

第三部

膝關節痛，日積月累的勞損

第8章 保護膝蓋，關鍵在角度 321

第9章 不會更痛，就繼續活動 363

推薦序一

痠痛治療要從根本解決

仁生復健科診所院長、土城長庚復健科醫師／陳渝仁

古醫書曰：「上醫治未病，中醫治欲病，下醫治已病。」最好的醫師應該要讓疾病無從發生，而不是坐等疾病發生再幫病人治療。以肌肉骨骼關節疾患為例，多數痠痛的成因是姿勢不良，以及周邊相關肌群的緊繃和肌力不平衡所致。

造成肩頸疼痛的不良姿勢，包括低頭滑手機、上班族低頭前傾看螢幕等，進而造成肩頸肌肉緊繃，無法維持穩定，更甚可能傷及椎間盤及小面關節等重要結構。腰痠背痛可能跟不良睡姿、不適當的寢具、高度不當的桌椅造成身體的代償有關，核心肌群及下背骨盆周邊韌帶努力維持穩定及平衡，但久了終究會產生勞損及疼痛。膝關節的疼痛，則常跟不當的鞋具及跑步、騎單車的錯誤姿勢有關，造成周邊組織，例如半月板的傷害。

本書有一句相當重要的話：「起於姿勢，止於姿勢。」痠痛的治療一定要解決根本的

原因，改變造成痠痛的不當姿勢，才能告別痠痛。然而，長久不當的姿勢造成的傷害，還是需要被解決。

肌力不足及不穩定，可以透過運動訓練解決。肩頸痠痛以肩頸上背穩定肌群為主；腰痠背痛著重於核心肌群及骨盆穩定；膝蓋疼痛則要重建下肢的肌力及穩定性。若已經造成結構傷害，則可透過復健、增生注射等方式介入治療。

我的臨床經驗與孫博士所述類似，近九成的肌肉骨骼疼痛不需要開刀。只要調整日常生活的姿勢習慣、加強動態及靜態的平衡穩定性，配合結構修復（復健、增生注射、震波治療等），重返健康不會是夢想。

孫博士書中提到的比喻，和我常向病人解釋的不謀而合：下背的韌帶如同船的纜繩，維持腰椎及骨盆的穩定，若長期姿勢不當，就可能使韌帶長期過度工作而勞損鬆弛，因此許多腰痠背痛的根源其實是韌帶，而不是大家畏懼的骨刺或椎間盤突出，因此即使開刀，也沒有解決根本的問題。

很開心看到本書的面世，孫博士統整歸納肩頸痠痛、腰痠背痛以及膝關節疼痛的常見迷思，並且詳細解釋日常保健方法，猶如身體使用手冊。希望本書能讓更多人對健康有正確的認知，正確使用身體，遠離醫療院所。

推薦序二

調整姿勢，從生活細節開始

亞東紀念醫院復健科醫師／黃昭竣

《99％的人姿勢有問題》是一本針對姿勢不良和脊椎疼痛問題的專業參考書籍。該書透過介紹正確的姿勢和運動方式，幫助讀者改善姿勢問題和緩解脊椎疼痛。

正確的姿勢不僅可以改善身體外觀，還可以促進身體健康，降低脊椎疼痛的發生率。然而，現代生活中，長時間的坐姿和使用電子產品等壞習慣，使得姿勢問題變得越來越普遍，而這些問題往往被忽視，導致脊椎疼痛和其他健康問題的出現。

動力學鏈（kinetic chain）是一個醫學術語，用來描述人體運動時，所涉及的一系列相互關聯的關節和肌肉。動力學鏈包括了從腳底部的足底肌肉，一直到頭頂的頸部肌肉，並且涉及了整個身體的各個部位。

在動力學鏈中，每個關節和肌肉都與其他關節和肌肉相互連接，形成一個整體的運動系統，任何一個部位的問題，都可能影響整個鏈條的運動效率和穩定性。也因此，姿勢調整往往要從生活中的小細節做起，才有機會改善症狀。

本書作者孫悅禮醫師為上海中醫藥大學骨科，醫學博士做過臨床醫師、針灸推拿師、物理治療師、臨床科學家，還曾參與美國NASA太空人失重狀態下骨量維持研究。孫醫師提供了許多簡單易行的練習和技巧，並且使用生動的圖片和說明，讓讀者更容易理解並掌握。如果你長時間坐姿或使用電腦，建議閱讀此書，學習如何改善你的姿勢，減輕脊椎疼痛，提升身體健康水平。

根據世界衛生組織的官方資料，全球有六成以上的人，一生中至少會發生一次下背痛症狀。下背疼痛的原因很多，而大多數患者是機械性下背痛（Mechanical low back pain）導致，換句話說，就是因身體力學異常引起的下背痛，會隨著動作或姿勢的改變而影響症狀。通常此類患者不一定能找到疼痛的病因，所幸多數的下背痛為良性，經過治療幾乎都會改善。最後提醒大家，大多數疼痛並不嚴重，但若遇到無法解釋的體重減輕、發燒、免疫力低落等徵兆，應盡速就醫，以免延誤治療！

自序

用圖說故事，找到解開骨骼問題的鑰匙

生物醫學是一個「以人為本」的學科，醫學專業從業人員常常會在臨床和研究兩個角色之間無縫轉換。

研究工作要求客觀嚴謹，孜孜以求，不僅機制要了然，還要學會將最前線的新發現變成臨床應用的新方法，為未來的疾病診療帶來新策略。

臨床工作需要換位共情、博極醫源、精勤不倦，不僅醫術要精湛，還要善用通俗易懂的語言讓患者明白疾病和治療的原理，幫助他們早日康復。

我就是這麼一路走來的醫學博士，在我整個學醫和研究生涯裡，我的角色不斷被擴展：臨床醫師、針灸推拿師、中醫師、物理治療師、生物醫學工程師和臨床科學家。看似風馬牛不相及的角色，跨界糾纏後，很多奇思妙想的火花就會競相迸發；面對一些持續紛擾的中西醫之爭，科班出身的研究經歷和從醫經歷，也會讓我胸懷開放且中立客觀。

當臨床實踐遇上臨床研究，就會發現循證醫學作為指導其實並非完美。基於「理想世界」的臨床試驗得出的「效力」（Efficacy）結論，很難在「真實世界」複製出相似的「效果」（Effectiveness），發現問題不是否定一切，而是為了更好的解決問題。

當科學研究遇上中醫，會發現傳統醫學有自己的長處。放下內心的偏見，打開胸懷，「弱水三千，只取一瓢飲」，中醫藥的瑰寶需要更多跨學科的轉碼和挖潛。「整體觀」對於系統生物學的啟發良多。

當西方物理治療（Physical Therapy）遇上傳統針灸推拿，會發現治療方法在世界範圍內是同源的。面對同一人體、相同結構，東西方醫學交會在一起是必然的結果。東方的微針、徒手按摩、艾灸和針刀，西方的乾針（按：Dry Needle Therapy，又稱西式針灸）、超音波、熱療、注射和鬆弛術……「技」眾多而「道」共通，兩者互相參考、推陳出新，才能讓較好的方法不斷被優化和完善。圍繞調整局部結構的系統醫學，或許會成為中西醫整合的契機，值得期待。

當臨床科學家遇到排隊看病的患者，會發現即使了解疾病再透徹，最終要面對的，還是一個個鮮活的人。給一個培養皿的細胞糾正一種表型很容易，讓一個患者說出「我好多了」卻困難重重，這個過程中，醫病有效溝通是每位醫生都需要精進的方面。

因此，「深者不覺其淺，而淺者不覺其深」，也是我作為一名臨床醫生和研究人員，一直以來恪守的信條。

一直有朋友向我諮詢頸椎病了怎麼辦？骨質疏鬆到底要不要喝牛奶？怎麼在運動時保護好自己的關節？我也一直被邀請以通俗的方式寫一寫這些頸肩腰腿痛。關於「怎麼做」的書已經有很多，但講清楚肌肉、骨骼、關節的本質，尤其是用生物力學來看待運動功能的書，還未出現，雖然這些研究在學界不斷有著新突破。

長久以來，我對於寫科普書一直很猶豫，因為我想專注於研究。幾年前，在參與完成了關於研究課題的兩本專業書籍後，我由衷的感到在許多科學家的共同努力下，我們對骨與關節的研究已經達到比較成熟的階段，而市面上所流傳的謠言和反謠言還停留在較淺的層面。我們正在探索的前線風景非常美妙，為何要把它們藏起來而不示人呢？

那麼問題來了，我要如何向沒有學過醫的人解釋錯綜複雜的解剖結構，以及虛無縹緲的內分泌調節呢？

二〇一六年的某天清晨，我在紐約布魯克林區的街道騎車，看到牆上的塗鴉，我突然意識到，要想以一種容易理解的方式闡釋晦澀難懂的醫學知識，唯一的方法就是看圖說故事：從頸椎這座城堡開始，一直到人去樓空，椎間盤乾旱。學習解剖學和病理學時，我就是用這些故事幫助自己理解的。我一邊騎車，一邊編織著不同解剖結構的「人設」，以及它們之間的劇情展開，越想越興奮，這就成了上一本在知乎上出版的電子書《照顧好脖子——一位骨科醫生的手繪趣筆記》。

這本書花了八個月寫完後，於二〇一七年九月，在知乎作為「一小時系列」電子書出版。出版後讀者的反應不錯，知乎的作者經紀團隊請我在頸椎的基礎上，擴展到腰椎和膝關節這些常見慢性骨退化性病變，出版一本實體書，這就是這本書的緣起。就像上一本書的自序所說，我會帶著你們去開鎖，但不會給你們鑰匙。如果你已經讀過《照顧好脖子》，並且想要了解更多，那麼在這本書裡，你會有更多的發現。

我在這裡做出的、對現有骨科認識的科普，雖然是以主觀理解和獨特視角向大眾呈現，但其中大部分內容都是無爭議的觀點。而本書中關於當前手術和非手術治療的決策，則是我對臨床和研究現狀的理解，這是我們已然理解與尚未理解的邊界地帶，遠未達成共識。書中會介紹一些最新知識和具有爭議的觀點，所以我想在結尾再次表明無利益相關的坦率態度。

總的來說，這是一段帶大家找鑰匙的旅程。在這段旅程中，我們會走出「哪把鑰匙適合」的有限而偏頗的視角，走向對問題本身更廣博的理解。

這是一段帶著我們重新認識自己身體的旅程，而且我們都還在路上。

第一部

我的脖子老是痠痠的？

說起頸椎病，很多人都理所當然的認為，這是一個中老年人身上的慢性骨科疾病。隨著社會發展，人們生活工作節奏不斷加快，頸椎病正從老年病轉變為一種常見的通病，很多年輕上班族和長期伏案人員，成了頸椎病的好發族群。

我們都知道，頸部是頭部到軀幹的唯一連接通道，脊柱（按：脊椎）作為軀幹的支架，椎體（按：脊椎骨）依靠椎間盤以及大量的韌帶、肌群維繫，在各種複雜活動中保持靈活和穩定。而在這個狹小的通道中，密集穿梭著神經、血管和脊髓，當它們的正常運作被頸椎的疾患干擾後，就會發生各種問題，大部分人將其視為「頸椎病」。

第1章

頸椎病，起於姿勢，止於姿勢

「醫生，你摸摸看我脖子後面，是不是有一點突出來？我平常轉頭時就會『卡拉卡拉』的響，這個嚴重嗎？」

「我前陣子落枕，按摩之後脖子一直很僵硬，低頭看一下手機就開始不舒服，怎麼辦？」

「我上週做體檢，報告說我的頸椎『輕度增生，曲度變直』，這是什麼意思？」

頸椎症候群專科門診開張以來，這些問題堪稱病人諮詢的前三名，而這類情況，正好是頸椎疾病早期的警告信號。

01 盯螢幕、玩手機，頸椎不知不覺退化中

許多年輕人都是典型的「頸椎曲度變直」患者。忙碌的工作節奏，讓人養成把所有事情都安排得井井有條的習慣，但也把人困在辦公桌椅前那一小片區域。

上班族的肩頸沒有一點小毛病，都不好意思說自己在兢兢業業的工作，白天上班伏案盯螢幕，下班路上低頭玩手機，回家後在沙發上各種「癱」，長時間下來，脖子僵硬痠痛都是小事，嚴重的還會頭暈眼花、四肢麻木。

雖然我們經常忽略那些肩頸不適、頭暈眼花的症狀，但定期做健康檢查，看到報告上「增生」、「萎縮」、「變性」這些字眼時，仍著實讓我們擔驚受怕。資訊泛濫的時代，人們習慣吸收文字資訊，忽略切身的感受，而大部分的恐慌和擔心，其實都來自於對自己身體的不了解。

那麼，頸椎曲度為什麼會變直？最常見的原因是頸部韌帶鬆弛硬化。可能是經常在公車、捷運上打瞌睡，「搖頭晃腦」減弱了韌帶彈性，也可能是長期低頭看手機，讓頸部韌

帶提前老化，與之相伴的是，脖子轉動時會非常頻繁的發出聲響。

根據頸椎變直的原因，可以將其分成前傾式和後仰式兩類（見第二十三頁圖 1）。前傾過度的頸椎變直，上頸段之間互相貼得很緊，容易造成椎間關節紊亂，壓迫周圍神經引起頭痛的症狀；下頸段因為前側過度屈曲，導致後側距離被拉大，造成頸椎後側韌帶牽拉過度，破壞下頸段的穩定性。

後仰過度的頸椎變直恰好與之相反，上頸段後側韌帶被拉開，頭部轉動時穩定性會受到影響；而下頸段之間則會貼得很緊，椎間關節紊亂，壓迫穿行其中的神經，會引起肩背部和上肢的麻木。

頸椎曲度變直，脖子就會「卡卡」作響

常常和頸部曲度變直相伴發生的，是活動頭部時脖子發出的「卡卡」響聲，這個聲音來自於過度拉伸的頸部。當頸椎曲度變直時，相應的韌帶受到牽拉，就容易變性，表現為變厚、變硬。當頸部活動時，這些變性的韌帶相互摩擦撞擊，就會發出聲音。

當你感覺脖子僵硬不適，按揉時，會摸到脖子後側肌肉當中有個硬塊隆起，當痠脹感日益加重，甚至無法在辦公桌前連續工作超過一個小時，中途抬頭會發出一連串的聲響，

那就表示你的頸部已經需要保養了。

此時正確的做法是，先去醫院照頸椎 X 光。透過 X 光片，可以大致看到頸椎整體曲度是否發生了改變，頸椎椎體之間的空隙是否異常，椎體邊緣是否平整。如果發現密度增高的鈣化影像，同時還有不同程度的曲度異常，那就意味著頸椎已經退化，隨時會發展成頸椎病，一定要重視，先從糾正錯誤的姿勢開始。

頸椎常規狀態的「中立位置」，應該是抬頭正視前方的姿勢，此時頸椎椎體通過曲度支撐、頸部的韌帶和肌群在動靜平衡中協同分工，最有效的達到維持頸部穩定的功能（見左頁圖 2）。

而在生活中，我們看手機、用電腦、寫字，常常是低頭和前傾的不良姿勢，導致頸椎在非常規狀態下受力不均勻。為了維持這種非常規姿勢，韌帶已被過度拉長而失去了張力，此時這裡的小肌群就會承擔起任務，透過枕下肌群的牽拉，使頭部能在低頭狀態下保持穩定。然而肌肉出力所需的能量較大，因此很難長時間維持，當肌肉疲勞後，頸後的痠脹感就出現了（見左頁圖 3）。

圖2　頸部小肌群在低頭、仰頭時，維持頸肩穩定

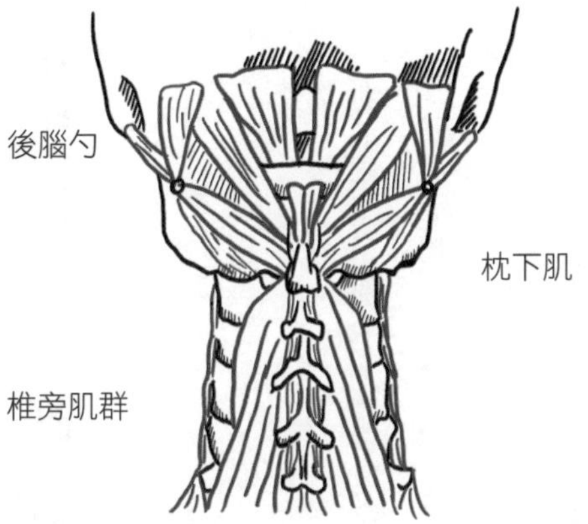
後腦勺
枕下肌
椎旁肌群

圖3　低頭前傾的姿勢造成頸部痠脹

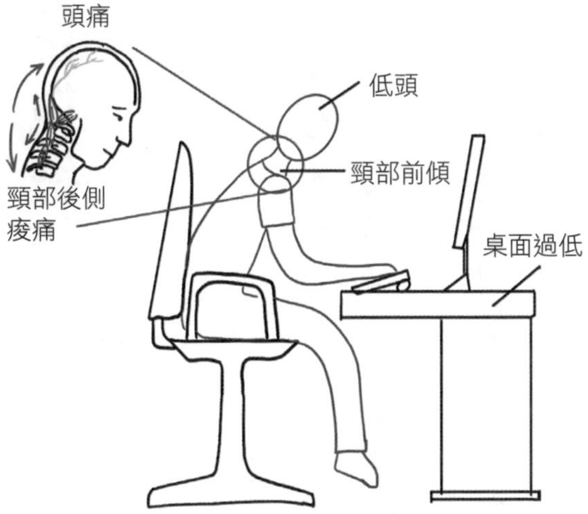
頭痛
低頭
頸部前傾
頸部後側
痠痛
桌面過低

圖1　頸椎變直

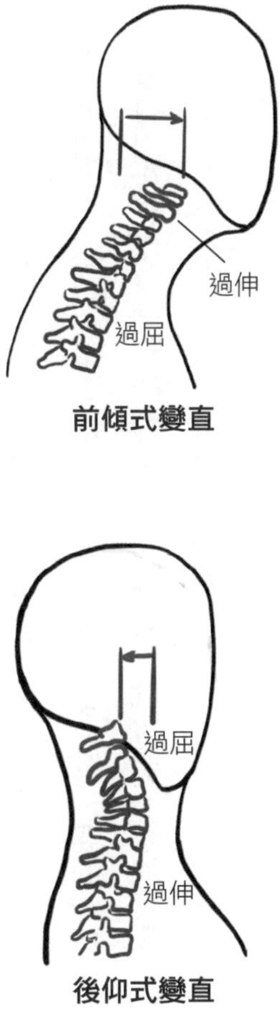
過伸
過屈
前傾式變直
過屈
過伸
後仰式變直

02 後頸冰涼、轉頭會痛，頸椎已經生病

當肌肉無法提供足夠的力量來支撐頸部時，為了讓頸椎在低頭狀態時保持穩定，韌帶會逐漸增厚變硬，椎體表面會長出「骨刺」，椎體之間的關節也會為了使相互間的接合更結實而變形。

這些局部加固破壞了頸椎原本形態，增厚、突出、硬化，容易壓迫到附近的神經、血管、脊髓，引起更嚴重的症狀，由此可見，這類代償機制總是會「好心幫倒忙」。

韌帶硬化和骨質增生的硬度，和它們形成的時間有關。根據各區域受力大小，骨贅（按：俗稱骨刺）一般最早出現在受力集中的第五、第六頸椎，所以這些區域的韌帶、椎體變性程度比較嚴重。不巧的是，這裡恰恰遊走著許多非常重要的神經、血管和脊髓，一旦受到異常骨質增生和增厚硬化的韌帶壓迫和刺激，就會引起各種各樣的症狀。

因為頸部肌群多半細小，力量有限，頸部很難長期依賴它們來維持平衡，時間一久，頸部後側肌群就容易勞損僵硬，甚至發冷，病理學中稱之為「痙攣」。

用手摸一摸自己脖子後側，如果觸感冰涼僵硬，轉頭時會有微微的刺痛感，那就很可能已經罹患頸椎病了。這種病變部位僅停留於頸部肌群、韌帶和關節囊軟組織的急性損傷，統稱為「頸型頸椎病」。

最輕微的頸椎疾病──頸型頸椎病

頸型頸椎病是最輕微的一種頸椎疾病，主要表現都在肌肉層，像是脖子僵硬疼痛，或是肩背部肌肉牽拉時感到疼痛，都是頸型頸椎病常見的症狀。

由於現在的科學技術，還無法透過影像觀察到肌肉的細微拉傷和變化，所以對於這類型頸椎病的診斷，主要依賴臨床醫師的物理檢查結果。根據脖子在不同方向的活動範圍，就可以大致推測出是哪些肌群出了問題，和頸椎的關聯有多大。

病患至門診檢查時，醫師往往會先看病人頸部的活動範圍，急性患者的頸部活動範圍幾乎為零，表現出來的行為和落枕很像──低頭或轉頭時，脖子的姿勢會把已經勞損的肌群拉得更長，疼痛會隨之加劇；為了讓頭可以轉向，肩膀會協助脖子一起活動，低頭或抬頭時，肩膀也會一起前傾或後仰，時間久了，就會造成肩背部肌肉痙攣。當按壓肩頸交會處時會出現強烈的痛感，這就表示不良姿勢已經損傷到了肌肉，如果不及時糾正，會帶來更嚴重的頸椎椎體退變。

落枕問題止於肌肉，頸椎病則擴及韌帶、關節

大部分人晚上睡覺姿勢不好，第二天起床後，就會覺得脖子似乎哪裡不對勁，轉動脖子到某個角度時，總會感到僵硬、刺痛，這時經驗會告訴自己：「我落枕了。」

落枕其實就是頸部局部肌群的拉傷，一般是因為頸部肌肉突然快速、暴力的拉扯，或者承受長時間持續的力量，例如突然轉頭或長時間異常姿勢，都會引起肌肉拉傷。

落枕的問題起於肌肉，也僅止於肌肉。因為單純是肌肉拉傷，所以落枕的壓痛點（按：按壓肌肉的某一點會感覺疼痛，但痛感沒有擴散，該點就是壓痛點）大多不在肌肉較少的脖子正後側（頸椎棘突），而主要集中於肌肉較豐厚的部位，比較常見的是脖子後方兩側與肩膀交接的區域。落枕後這個位置會有壓痛點，用手指輕揉壓痛點，還可以感覺到條狀肌肉拉傷和痙攣的狀態。

而頸型頸椎病，如前所述，不僅限於頸部肌肉的問題，還包括韌帶、關節囊等多種軟組織的急性損傷，同時也可能存在椎間盤退化變性、頸椎椎體不穩、小關節紊亂等慢性骨退化性病變。

在更加複雜的病理改變過程中，不良姿勢、勞累、受涼，就像壓倒駱駝的最後一根稻草一樣，會形成連鎖反應，引發頸椎病一系列的症狀，頸後側壓痛和活動受限只是其中之一而已。

如果肩頸背部有痠痛、沉重等不適症狀，且X光片顯示頸椎的生理弧度已經改變，這就表示除了頸部肌群出現問題之外，頸椎的椎間關節也有不同程度的不穩和鬆動，此時就可以被確診為頸型頸椎病了。根據實際發病誘因、症狀表現和X光片結果，單純、暫時性的落枕，和積累已久的頸型頸椎病，是很容易區分的。

我們不能放過明確的診斷，但也不能降低診斷「門檻」來過度治療。對於落枕而言，充分休息和熱敷都有助於放鬆被拉傷而痙攣的肌群，待疼痛感不影響活動範圍時，透過循序漸進的拉伸，就能有效緩解這種痠脹僵硬的不適感。

圖4　落枕引發頸肩疼痛的部位及活動影響

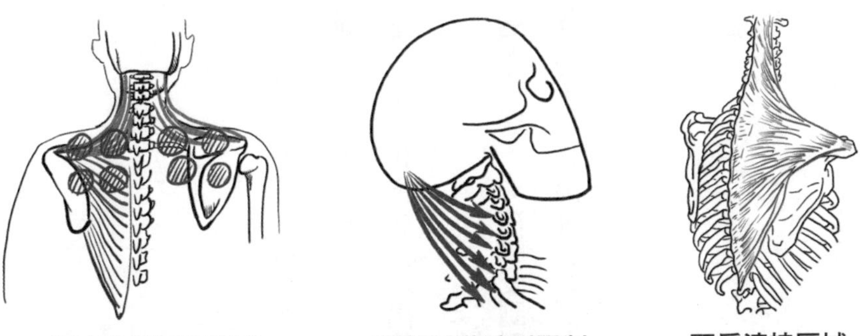

03

手指發麻是病情加重的徵兆

椎間盤突出和椎體骨質增生，都容易壓迫、刺激周圍的神經及血管，壓迫刺激到神經，就會引起麻木和疼痛。因為頸椎有許多節段，不同節段的神經所支配的身體區域不同，加上韌帶、骨刺、突出的椎間盤，對神經壓迫的程度有輕有重，所以頸椎病表現出的症狀非常多樣貌，病人之間的差異也大。

當頸部神經受到刺激時，最早期出現的症狀是脖子短暫不適、疼痛，或活動受到限制。隨著頸椎兩側神經根受到的壓力加重，除了脖子局部的症狀之外，還會出現放射到上肢的疼痛、麻木，甚至出現手指抓握無力的現象。

肩頸後側的神經感應網

大部分人都是先發現手指發麻，去檢查頸椎後，才發現已經罹患頸椎病。那麼，頸椎病為什麼會導致手麻？

肢體麻木的感覺，主要來自神經信號的傳遞障礙。當椎間盤向後突出，壓迫或刺激神經根時，就會使這些神經根和周圍組織出現炎症水腫，造成根管狹窄沾黏，異常神經信號傳遞到手指，就會產生麻木的感覺。根據手臂麻木位置的不同，醫生可以反過來推測，是哪一節段的頸椎結構壓迫到了神經根。

比如：第六頸椎附近的神經根受累時，前臂橈側（大拇指一側）和大拇指會出現麻木；第七頸椎附近的神經根受累時，小指、無名指會有麻木感。因為第六、第七頸椎位置很近，大拇指、小指、無名指的麻木通常會並存，所以會合併導致手指握力下降。而感覺神經纖維的敏感性較高，又會造成手指麻木的症狀通常較早出現。

放射到手指的頸椎病——神經根型頸椎病

因神經根受壓而引起局部疼痛和放射麻木感的頸椎病，被稱為「神經根型頸椎病」，這是最常見的頸椎病類型。

早期的症狀主要是脖子疼痛和痠脹僵硬。疼痛或麻木會沿著神經根的走向和支配區放射，因為壓迫神經根需要一定的角度和力道，所以「根性症狀」的出現、緩解，與病人的體位、姿勢有明顯關係。

當你感到手麻脖子痛時，建議先去醫院找專科醫師對頸部做有系統的檢查，確定神經是否受到壓迫？壓迫程度有多大？在哪個部位？必要時可以再照X光，來排除一些更嚴重的頸椎滑脫、扭傷等問題。

神經根型頸椎病的X光片，通常會出現頸椎曲度變直，它是頸型頸椎病的進階版，頸部肌群僵硬不適，是對學生和上班族的第一次警告。如果再不重視自己的脖子，仍然長期保持低頭姿勢，頸椎問題就很容易加重，發展為神經根型頸椎病。

圖5　頸肩附近的神經感應網

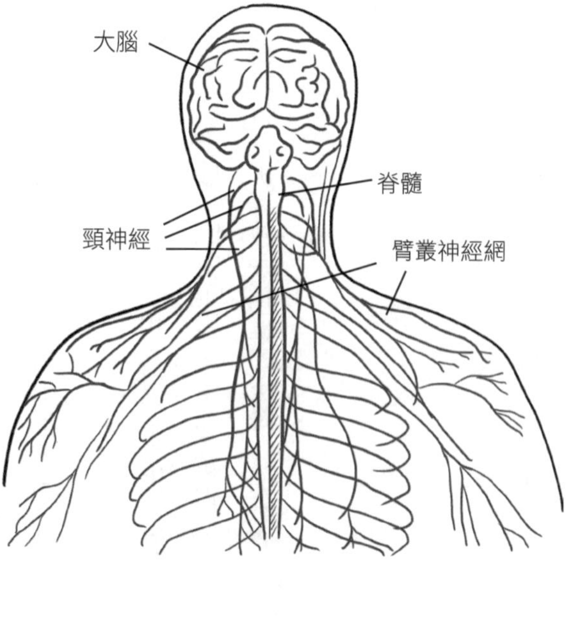

04 脖子有事也會影響心律

在臨床上，雖然頸椎病引起心律不整時有發生、屢見不鮮，但是大部分人仍然不了解這個問題。尤其是當病人的脖子症狀不明顯，而心血管問題比較嚴重時，往往更容易發生診治方向錯誤的情況。

頸交感神經太興奮，就會心悸

有些學者為了「特別對待」這類情況，將這種病症取名為「頸心症候群」，但是大部分學者認為，頸椎的退化性病變會導致周圍組織產生無菌性發炎（局部損傷吸引免疫細胞過來修復，修復過程中就會發炎，因為並非外來細菌病毒引起的，所以稱之為無菌性發炎），這些發炎物質和退化性病變帶來的結構改變，壓迫刺激了神經根和交感神經鏈，從而引發人體內一系列的調控紊亂，心血管症狀正是其中之一。

當頸椎病變使得位於橫突（按：脊椎骨左右側突出的部位）前方的頸部交感神經受到刺激興奮時，會使冠狀動脈急劇收縮，出現冠狀動脈供血不足，從而導致病人出現心前區疼痛、胸悶、氣短、心悸和血壓升高，這些類似冠心病的症狀。如果上中段頸椎發生病變，也會使頸部交感神經受到刺激而興奮，引起心跳過快或過慢、胸悶和心悸。

頸心症候群雖然會表現為心悸、胸悶、頭痛、頭暈、失眠、多夢這些類似冠心病的症狀，但是心臟聽診聽不到病理性雜音，心電圖檢查也看不到器質性改變的圖形，所以只要仔細排查，還是很容易鑑別頸心症候群和其他心臟病。

症狀多變的頸椎病——交感型頸椎病

頸椎不穩，很容易對頸椎周圍的交感神經末梢造成刺激，引起交感神經功能紊亂。因為交感神經末梢分布在頸椎周圍，和神經根不同，它們的分布多而雜、廣而密。由於椎間盤退變和節段性不穩定等因素，交感神經功能紊亂的症狀，往往還涉及多個臟器。

這類症狀複雜、反覆難癒的頸椎病，被稱為「交感型頸椎病」，它的麻煩在於交感神經分布廣泛，症狀複雜多變，不像神經根型頸椎病和椎動脈型頸椎病，找到原因就能解決問題。

交感型頸椎病是一種全身性的疾病，牽一髮而動全身，所以醫生往往只能對症處理，心律不整就用心臟藥物，血壓不穩就調節血壓，等到頸椎壓迫刺激減少，交感症狀得以緩解，再慢慢停藥觀察。

05 椎動脈血流不順，就會「頸性眩暈」

當椎動脈受到壓迫或刺激時，就有可能出現頭痛、頭暈、眼花等症狀，這種來自脖子的眩暈，被稱為頸性眩暈。

眩暈發作時，同樣是天旋地轉的感覺，眩暈程度會隨著頸椎病的發展而加重，而且跟脖子姿勢改變也有著直接的關係。

正常活動時，頸椎的屈伸範圍並不會影響到椎動脈的張力，更不會引起供血障礙。當向某一側旋轉或側屈（按：左右擺動）脖子時，就會把另一側的椎動脈拉長，使得椎動脈變細、張力變大，減少了這一側輸送到大腦的血流量。正常人在擺動頭部時，主要依靠一側的椎動脈來保證大腦、脊髓、神經根的正常血液供應。

對於一側椎動脈狹窄（來自於內部堵塞或外部擠壓）的病人，當另一側椎動脈因為頸部側屈活動過程被拉長變細後，基本上兩側的椎動脈都無法提供大腦和脊髓足夠的血液，只需要幾秒鐘的缺血，就會出現眩暈。

影響大腦供血的頸椎病——椎動脈型頸椎病

為了便於分類，大部分的醫生會用「椎動脈型頸椎病」，來給這類會引起頭暈的頸椎病進行診斷命名。

如果使用電腦的時間太長，就會出現頭暈眼花的症狀，隨著糾正脖子姿勢、恢復供血，症狀就會很快緩解，那很有可能是罹患椎動脈型頸椎病。這時你需要儘早去醫院檢查，透過頸動脈彩色超音波，進一步確定頭暈的症狀是否來自頸部，而不是更嚴重的情況——來自大腦。

血管和神經在結構上不一樣，血管是管狀，而神經是纖維集束狀，類似於水管和光纖網路線的差別。當血管受到壓迫或刺激後，即使被壓扁了，它的形變也並非不可逆，還是有很大的空間可以自我調節。因此，只要積極治療，改善椎動脈及其分支的供血，就會比較容易緩解頸椎病引起的大腦缺血頭暈。

圖6　頸部和大腦的血管分布

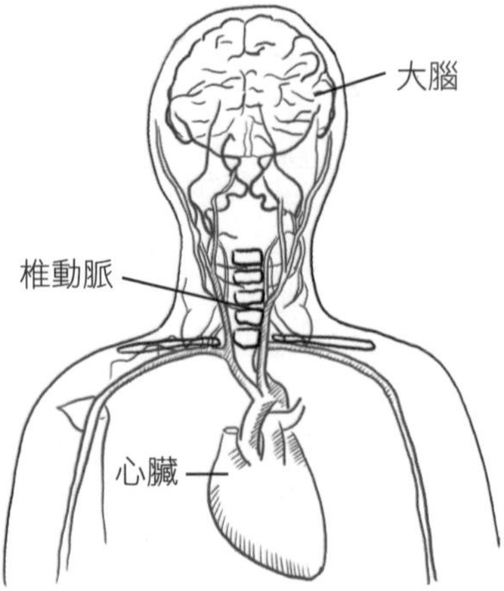
大腦
椎動脈
心臟

圖7　椎動脈左右兩側對稱分布

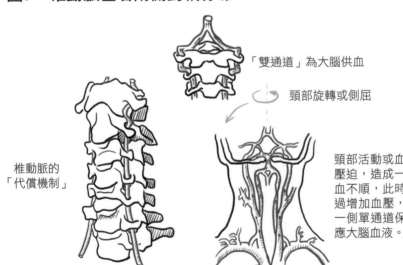

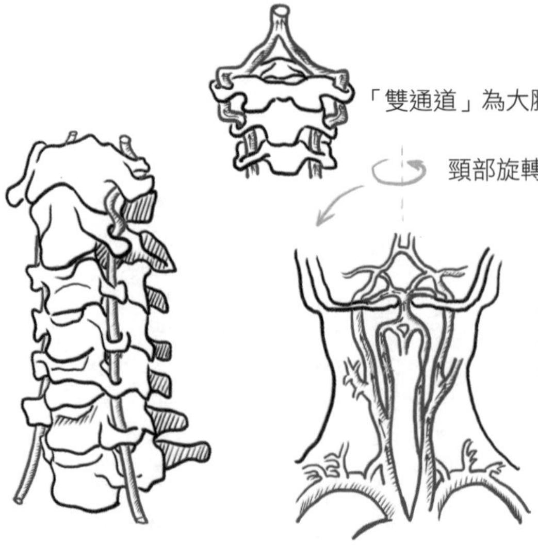
「雙通道」為大腦供血
頸部旋轉或側屈
椎動脈的
「代償機制」
頸部活動或血管受壓迫，造成一側供血不順，此時可透過增加血壓，使另一側單通道保持供應大腦血液。

圖9　頸動脈透過椎動脈向頭部供血

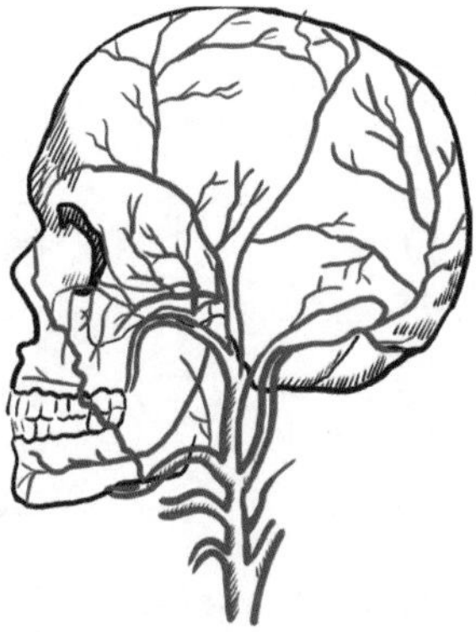

圖8　椎動脈受壓迫引起大腦供血障礙

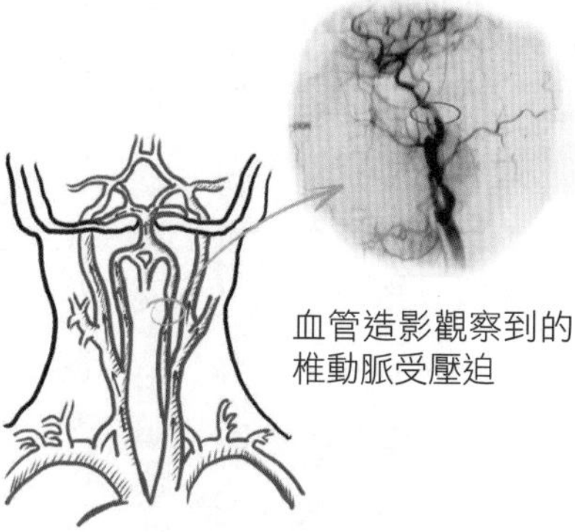

圖10　壓迫神經與壓迫血管的區別

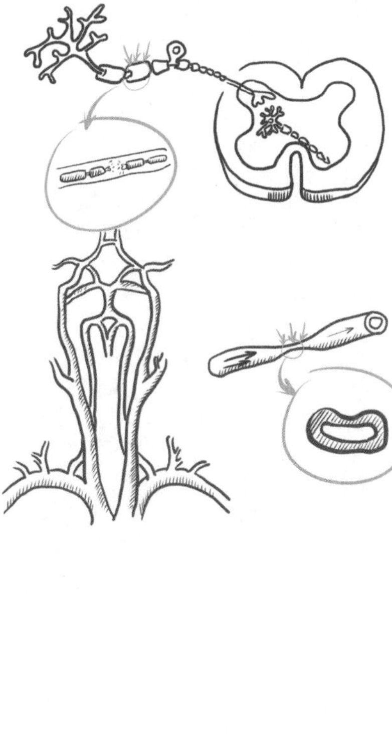

神經受壓迫，纖維斷裂，發炎引起疼痛及麻木，恢復時間較長。

血管受壓迫，管道變窄，供血障礙引起頭暈，改變體位緩解壓迫便可緩解。

06 手不麻、脖子不痛了？問題嚴重了

頸椎結構中，位於椎管裡的脊髓是最重要的結構，如果大腦是中央司令部，四肢是戰場前線，那麼脊髓就是最重要的情報網。急性損傷引起的粗暴力量牽扯到脊髓，就會中斷大腦和四肢的聯繫，造成高位癱瘓（按：頸椎損傷，會影響手跟腳的四肢行動）的後果。雖然頸椎病逐漸壓迫到脊髓，並不會像運動外傷或車禍那樣引起嚴重後果，但是脊髓慢性受壓引起的症狀也不亞於「偏癱」（按：半身不遂）。

脊髓受壓迫後，四肢會明顯感到使不上力，連扣扣子、寫字這些簡單的精細動作，都會因手指活動不靈活而變得很難完成。胸部可能像被繃帶綁住一樣，行走會軟綿綿的，有時候走路、站立會不穩定，甚至大小便都會出現問題。這些都是常見的脊髓受壓迫一段時間後，所表現出來的症狀。當脊髓受到壓迫時，頸部那些讓人反應很強烈的疼痛不適症狀，反倒不明顯了。

最嚴重的頸椎病——脊髓型頸椎病

當困擾已久的手麻、脖子痛在不知不覺中消失，取而代之的是難以名狀的無力感時，頸椎病就很有可能已經發展到最嚴重的「脊髓型頸椎病」。

對照一下上述的典型症狀，如果很接近，那就應該儘早就醫。醫生會給病人做一些神經系統徵象的檢查，同時還會做磁振造影（Magnetic Resonance Imaging，簡稱ＭＲＩ），來觀察頸椎各結構是否壓迫到了脊髓，以及壓迫程度有多大。

脊髓對於慢性壓迫的耐受性很強，即使磁振造影上看到脊髓前後壓迫得只剩下不到一半，患者也有可能沒有症狀，這就是脊髓型頸椎病隱匿性較高的原因之一。然而，一旦出現症狀，疾病進展就會明顯加快，所以及時做頸椎磁振造影來診斷，是最直接、最準確的檢查方法。

然而，即使確診了脊髓型頸椎病，也不要沮喪，目前骨科的對應方法很多，無論是手術或非手術治療，只要積極配合，都可以有效延緩脊髓變性加重的症狀。

07 初期患者絕大多數可逆轉回復

幾乎所有的頸椎病患者，都會有不同程度的頸椎活動功能障礙，比如低頭、仰頭、側屈、旋轉這些動作，總會不可避免的活動受限。當脖子活動到某個位置或某個角度時，就會痛得很明顯，是因為不同結構遭受壓迫，形成不同類型的頸椎病，便會反映出不一樣的症狀特點。

左頁圖11是椎體不同區域病變，對周圍組織所造成的壓迫或刺激。

當神經根被增生的骨贅或者突出的椎間盤壓迫後，早期會出現水腫滲出等發炎反應，加上椎體活動的牽拉，加重了骨贅或椎間盤突出對神經根的刺激，出現的缺血性病變進一步加重了神經根的退化性病變，引起手麻、疼痛等神經症狀。

脊髓的壓迫，可能來自於前方突出的椎間盤或增生的骨贅，也可能來自後方肥厚增生的黃韌帶（按：椎管內維持脊柱穩定的韌帶組織結構）。脊髓的病理變化取決於受壓迫的程度和時間，壓迫早期會造成血流障礙，局部組織充血水腫，壓久之後便出現血管痙攣，血管壁增厚，會比較難恢復，症狀表現為脊髓變性改變，出現感覺障礙。

椎動脈受壓迫時，會造成血流動力學（按：指血液在血管中流動的力學，主要研究血流量、血流阻力、血壓以及它們之間的相互關係）異常，同時椎動脈周圍伴隨大量的交感神經，壓迫和刺激也會引起交感神經的反射症狀，從而刺激椎動脈痙攣，導致供血不足。

其實，無論是什麼類型的頸椎病，都建議儘早就醫，明確診斷及早發現，及早治療。

各型頸椎病的預後效果

由於不同類型的頸椎病形成原因各

圖11　椎體不同區域病變壓迫或刺激的周圍組織

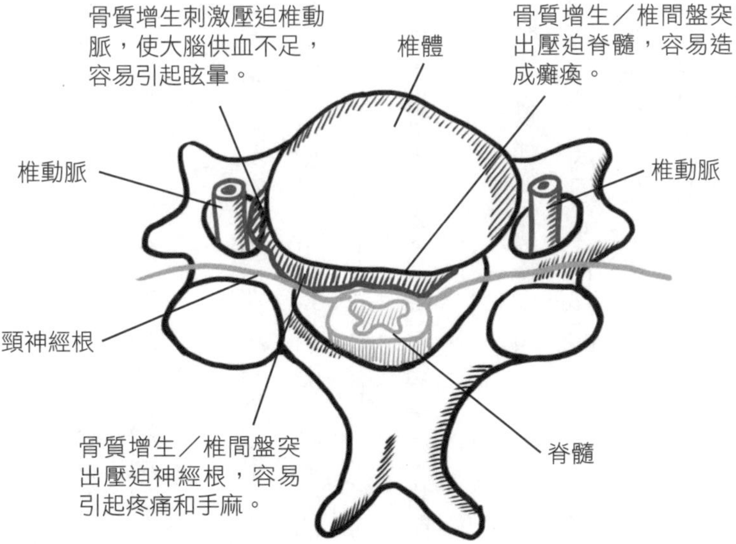
骨質增生刺激壓迫椎動脈，使大腦供血不足，容易引起眩暈。
椎體
骨質增生／椎間盤突出壓迫脊髓，容易造成癱瘓。
椎動脈
椎動脈
頸神經根
骨質增生／椎間盤突出壓迫神經根，容易引起疼痛和手麻。
脊髓

異、發病長短不一，因此在復原預後方面也各不相同，總體而言，頸椎病的預後效果呈現一定的規律。

對於頸椎病**初期的頸型頸椎病患者**，大部分預後良好，只要注意加強防護，避免各種頸椎病的誘發因素，**絕大多數問題可以逆轉回去**，症狀也會痊癒。反之，如果持續增加各種頸椎負荷，那麼就有可能使病程延長或加重。

對於神經根型頸椎病，由於神經根受到壓迫的程度不同，影響的部位和預後效果也不同。一般而言，單純的頸椎間盤突出患者大多預後良好，但如果突出後和周圍組織形成沾黏，就會很難恢復，容易形成殘留症狀。若是椎間盤突出的同時還伴有骨質增生，複雜的病情就會影響預後情況，**一般椎間盤突出不及早治療，拖延太久就會引起骨質增生、椎間關節紊亂，即使手術治療也很難保證效果良好**。

脊髓型頸椎病則需要積極治療，單純靜養或放任不管都很難消除病因。大家多半認為，脊髓受壓迫範圍越大的患者預後越差，壓迫到脊髓中央的患者病情比較嚴重，但事實上，如果因為症狀明顯，病人就醫及時，往往很早就能控制住病情，預後反而較好。

椎動脈型頸椎病大多發生在中年以後，此時往往伴隨血管老化、硬化、血管內形成斑塊等現象，所以不僅要考慮椎動脈型頸椎病所出現的頭暈眼花，還要顧及大腦供血不足和血管硬化等問題，注意全身血脂、血糖、血壓的異常情況。

活動度高、穩定性弱，就易復發

頸椎病臨床治療過程中，會碰到許多「老病人」，間隔幾週、幾個月就要來醫院一趟，因為頸椎病反覆發作、症狀擾人，他們的生活品質受到極大影響，在治療過程中也是抱怨頗多。雖說在臨床上沒有什麼疾病可以「根治」，但頸椎病復發的頻率的確偏高，這又是為什麼？

首先，從頸椎的解剖結構和生理功能來看，頸椎比胸椎和腰椎的活動範圍要大，活動頻率也更高。頸椎的活動包括前屈後伸、左右側屈、左右側轉、旋轉等多方向、多關節的複合運動，活動度高的代價就是穩定性弱。胸椎有胸廓、腰椎有腰肌和骨盆等其他結構的協同支撐，而「自力更生」的頸椎相對而言就很「勢單力薄」了。

此外，頸椎椎體後側關節也比胸椎和腰椎更細小，因此穩定性會差一些。高活動度和低穩定性一旦失去平衡與協調，頸部過度活動就會引起頸椎不穩，造成頸椎病復發。

其次，頸椎椎體骨質增生、椎間盤退變等靜態結構病變，往往是不可逆轉的。當頸椎病發展到椎間孔（按：兩個脊椎骨之間形成的孔洞）、橫突孔（按：內有椎動脈穿過）結構改變時，對椎動脈、頸神經的壓迫和刺激，就很難藉由治療解決。每當椎間孔、橫突孔中增生的「骨刺」接觸到頸神經或椎動脈時，就會引起明顯的症狀，這也是臨床上非手術治療無法「根治」頸椎病，使其易於復發的原因之一。

其實即使是手術治療，也同樣無法防止頸椎病的復發。因為從生物力學的角度來看，一節頸椎出問題之後，其他的頸椎負擔都會加重，時間久了，其他節段也會發生退變。頸椎融合手術（按：使用融合器將出問題的兩個關節融合起來，成為一個關節）後，頸部所承受的力量會沿著融合器傳遞，這種「應力屏蔽」效應（按：指椎體原本應承受的力量被融合器屏蔽了），會使有問題的椎體承受較小的外力，其他椎體負擔更重，其他節段的椎間盤相繼出問題，產生類似的頸椎病症狀繼續復發。

最後，頸椎病的發生與發展，離不

圖12　頸椎病大家族

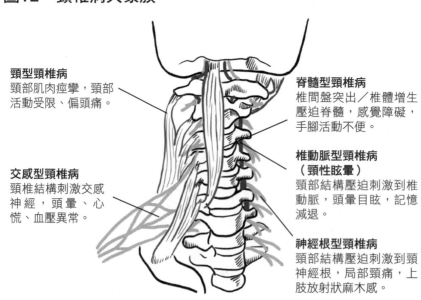

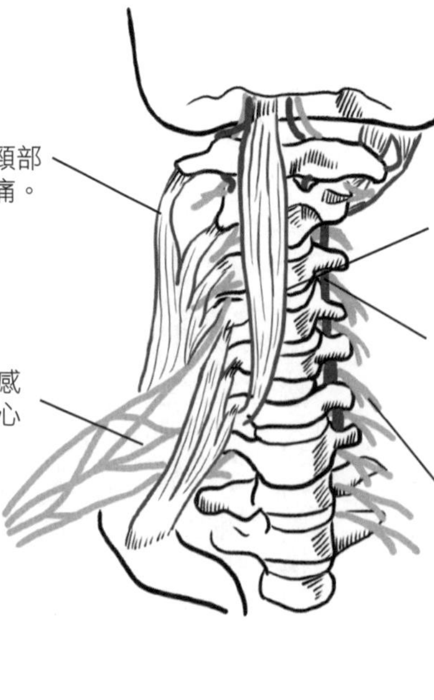
頸型頸椎病
頸部肌肉痙攣，頸部活動受限、偏頭痛。
交感型頸椎病
頸椎結構刺激交感神經，頭暈、心慌、血壓異常。
脊髓型頸椎病
椎間盤突出／椎體增生壓迫脊髓，感覺障礙，手腳活動不便。
椎動脈型頸椎病（頸性眩暈）
頸部結構壓迫刺激到椎動脈，頭暈目眩，記憶減退。
神經根型頸椎病
頸部結構壓迫刺激到頸神經根，局部頸痛，上肢放射狀麻木感。

圖13　脊椎及椎體說明

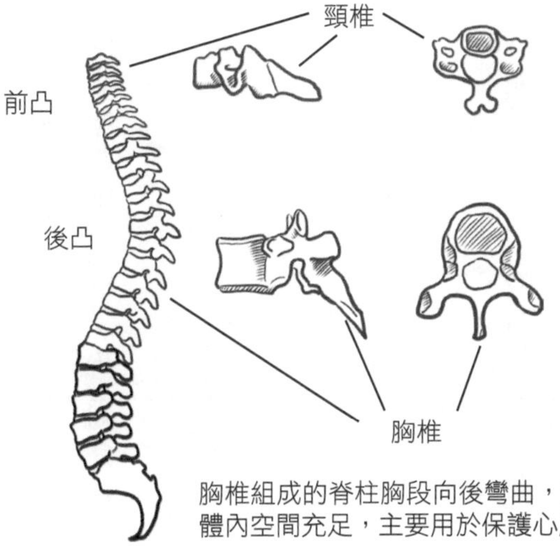

胸椎組成的脊柱胸段向後彎曲，活動範圍略小，體內空間充足，主要用於保護心肺等臟器。

圖14　頸椎外固定手術力學示意圖

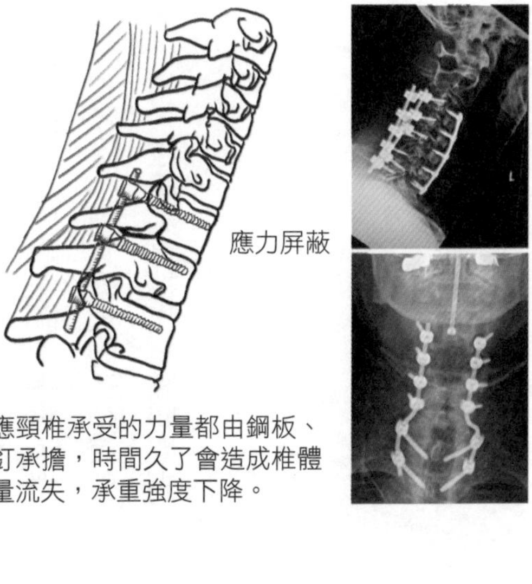

本應頸椎承受的力量都由鋼板、鋼釘承擔，時間久了會造成椎體骨量流失，承重強度下降。

開生活方式的管理和糾正。我曾有一位年輕病人，幾乎每天熬夜，一旦感到頸部痠脹不適，就來找我開一些止痛藥，然而其實不良姿勢和體位，是頸椎病復發的重要誘因。若說治療是在救火，那麼糾正姿勢、改善不良習慣就是在排除火源。如果治療後仍然沒有改善工作環境、睡眠體位和習慣姿勢，便無法避免頸椎病再找上門。

為了避免頸椎病復發，患者對頸椎病的認識和重視程度最不容忽視。許多年輕人理所當然的把頸椎病視作現代人的「標準配備」，並不在意，實際上，因為繁忙的工作而忽略自己的身體，才是頸椎病復發的罪魁禍首。所以，即使再忙，也請記得抽出一點時間調整、休息一下。

關於頸椎病的誤解

關於頸椎病，大家較常見的誤解有四個：

- **頸椎病誤解一：轉動頸椎時發出聲響，就表示有頸椎病了。**

事實上，轉動脖子時頸椎所發出的「卡卡」聲響，主要是頸部的韌帶和椎體骨骼發生摩擦所致，原因可能是椎體發生了骨質增生，也可能是韌帶增厚，但這並不是真正意義上的頸椎病。

- **頸椎病誤解二：脖子和肩部感到痠痛，就表示有頸椎病了。**

大部分肩頸痠痛主要是肌肉疲勞所致，真正的頸椎病大多還會伴隨上肢放射性疼痛或麻木，甚至雙腳走路會有軟綿綿的感覺，因此不要把脖子和肩膀的痠痛，簡單當作頸椎病來對待。

- **頸椎病誤解三：枕頭低一點或趴睡對頸椎好，空調太冷會引起頸椎病。**

目前越來越多人已經知道「高枕並非無憂」，因此有些人反其道而行之，選擇低枕、記憶枕，甚至直接趴著睡覺。然而，趴著睡覺必須把頭扭向某一側，反而會導致頸椎在睡眠時持續彎曲狀態。其實選擇什麼樣的枕頭，要仰睡還是側睡，關鍵都在於要保持頸部正常的生理曲度。

- **頸椎病誤解四：倒著走、做瑜伽、按摩有助於緩解頸椎病。**

從醫學角度來看，頸椎病是由於頸椎後側脊髓、兩側神經根或椎動脈受壓迫，而倒著走、瑜伽、按摩，對這些壓迫都沒有直接的效果。其中，倒著走甚至還會增加不慎摔倒引發頸椎受損的風險；瑜伽的許多動作如果力度控制不當，也會損傷頸椎之間的韌帶；推拿按摩雖然可以緩解肩頸肌群的緊張和痙攣，恢復頸椎活動，但不恰當的施力或復位扳法會加重症狀，甚至會導致癱瘓。

第2章

有肌力，脖子靈活又穩定

維持頸椎的平衡，需要靜態穩定系統和動態穩定系統的協調配合。

當動靜平衡協調時，頸椎就會呈現出完美的曲度，承載頭部重量，保持頭部穩定。

然而，日常生活中許多不良姿勢、枕頭與桌椅的選擇，以及揹背包的方式，都會影響動靜平衡，引起肩頸不適。

本章就從動靜平衡角度，細細分析如何保護我們的頸椎。

01 頸部穩定是靠「三國鼎立」

頸椎的椎體、椎間盤和椎間關節形成的「三柱」結構，因為連接較為牢靠，常被稱為頸椎的「靜力平衡系統」（見第五十二頁圖1）。

在這個系統中，最為關鍵的不是椎體，也不是椎間盤，而是椎體後側兩邊的兩個椎間小關節。當頸椎靜力系統失去平衡時，兩邊的小關節發生鬆動和移位，都會磨損關節軟骨。「麻雀雖小，五臟俱全」，再小的關節受到磨損，都會造成關節滑膜和關節囊的鬆弛和發炎，關節發炎又會刺激關節周圍的末梢神經纖維，就會引起頸部疼痛。

為了幫後方兩側椎間關節減少負重，「三柱」支撐中最大的椎間盤就要發揮作用。椎間盤的位置比較靠前，正好位於承重的重心軸線上，為了扛住更多的壓力和衝擊，椎間盤利用纖維環（按：椎間盤外層）吸水的特性，將承受的載荷向不同方向均勻分布。

在日常生活當中，因為頸部活動方式多樣，椎間盤的負荷很複雜，除了承受和抵抗擠壓，它還需要有對抗彎曲和扭轉的能力。相對於承受頭部重量時，椎間盤對扭轉外力的抵抗功能則比較弱，這也是椎間盤損傷的主要原因。為了讓椎間盤和椎間關節組成的「三柱」承重結構更耐用，頸椎就要從整體大局出發，透過團隊合作來減輕每一節段的負重。這就是頸椎整體曲度在靜力平衡生物力學維度裡的作用（見第五十二頁圖 2）。

當頸椎長時間處在不良姿勢，或頻繁遭受過大的外力衝擊時，為了保護加強自身結構，以便在未來可以扛住這些外力，頸椎就會放棄一部分靈活度，來換得一些穩定性。

為了減少椎間小關節之間的磨損，在小關節周圍的椎體邊緣，就會長出來一些多餘的骨質增生。它們互相連接、融合，像支架一樣，加強穩定鬆動的連接關節。因為脖子很細，頸椎結構非常精密，一點點額外的增生都有可能「牽一髮而動全身」。頸椎的骨質增生，不僅會壓迫、刺激、影響頸椎周圍精密組織的其他結構，而且還會破壞整個動靜力平衡系統。頸椎內外平衡失調，比骨質增生更容易引起頸椎病變，而且頸椎骨質增生也是頸椎不穩定的產物（見第五十三頁圖 3）。

生理曲度的「直與彎」

了解頸椎曲度的功能之後，我們再來聊一聊，為什麼頸椎曲度會變直？原因可能是某次緊急煞車造成的急性拉傷；或是經常在車上打瞌睡，「搖頭晃腦」減弱了韌帶彈性；也

圖1 椎體的「三柱理論」

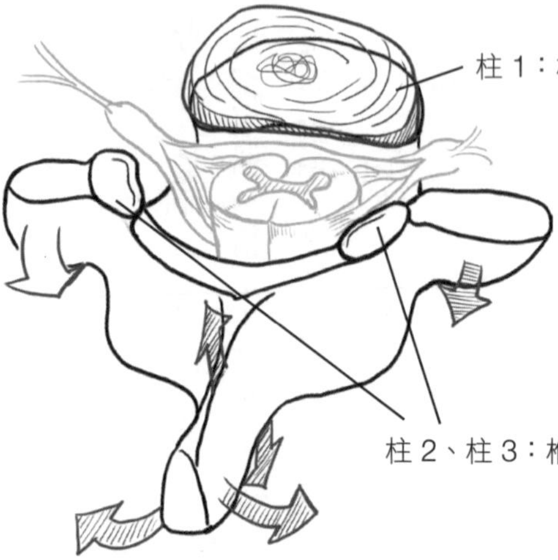

圖2 椎間盤負荷力量的不同形態

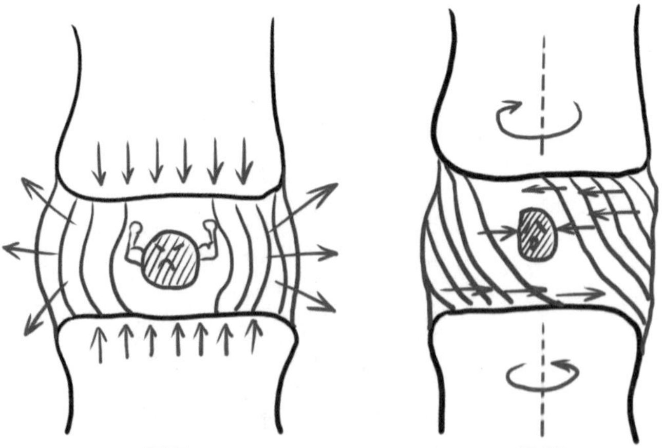

壓縮
脊柱在站立位承重

扭轉
脊柱在轉身和側屈時

圖3　「三柱」承重結構失去平衡的連帶影響

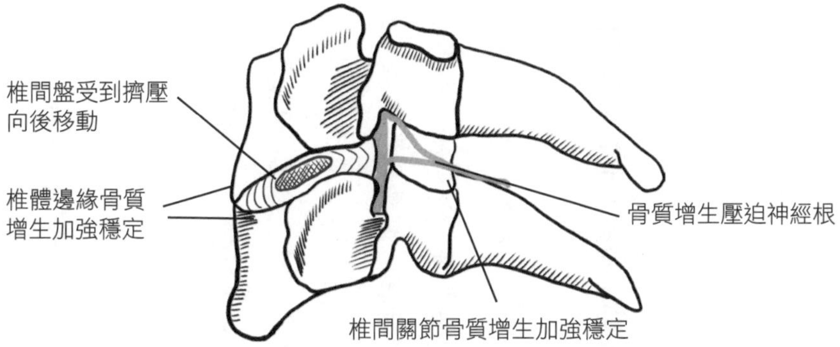
椎間盤受到擠壓
向後移動
椎體邊緣骨質
增生加強穩定
骨質增生壓迫神經根
椎間關節骨質增生加強穩定

圖4　四肢著地動物與直立人類的脊柱差異

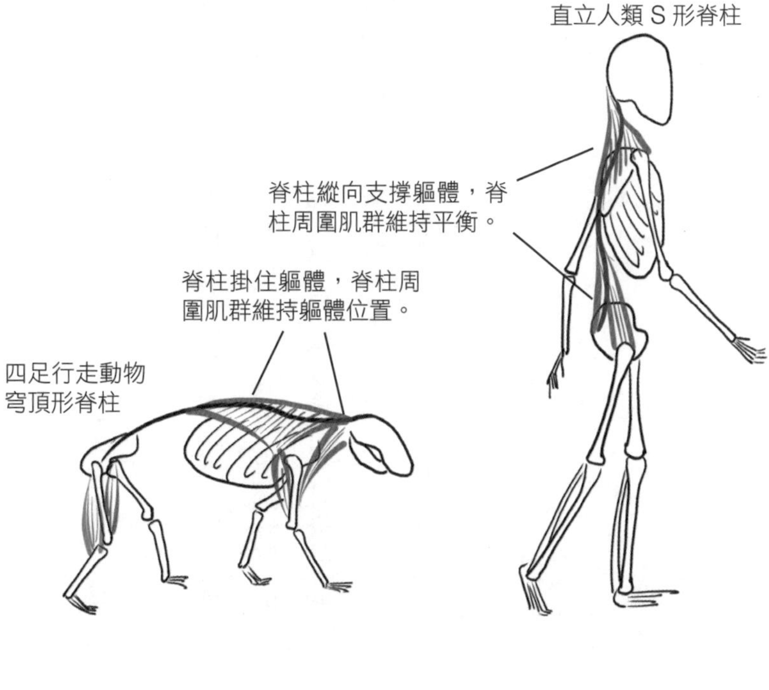
直立人類 S 形脊柱
脊柱縱向支撐軀體，脊
柱周圍肌群維持平衡。
脊柱掛住軀體，脊柱周
圍肌群維持軀體位置。
四足行走動物
穹頂形脊柱

可能是長期低頭看手機，讓頸部韌帶提前老化。

從解剖結構上來看，四肢著地的動物脊柱呈現橋型，力學上會產生拱頂作用，更適合爬行時穩定身體，若是沒有這樣的拱橋結構，會使得我們做平板支撐（按：又稱棒式）變得更困難。

對於早已直立行動幾百萬年的人類來說，我們的脊柱已按照直立的承重進化成S形（頸部及腰部向前彎，形成脊柱前凸，背部向後彎，形成脊柱後凸）。其中，頸部前凸的亮點，並不在於彎曲的弧線有多優美，而在於前凸的最頂點，是否位於頭部重心垂直線的正下方。頸椎不僅需要支撐頭部的重量，還要在各種活動中保持頭部的穩定。

頸椎曲度變直是頸椎病非常關鍵的信號，也會給未來其他綜合病症早早設下陷阱。在學會辨識、治療它之前，我們更應該在生活細節中預防它。

S形脊柱是為了穩定支撐頭部

人類花了千萬年，好不容易適應了直立姿勢，在身體上擁有適合直立姿勢的S形脊柱、更大容積的大腦和結實的下肢關節。

隨著生活方式的轉變，如今各種不經意的低頭彎腰動作，讓原先的脊柱曲度來不及進化成新曲度來順應，於是這些介於爬行與直立的固定姿勢，只能透過後天加工的方式讓脊柱退化改變，無意間也就加重了脊柱以外其他結構（肌肉、韌帶、椎間盤）的負擔。

低頭伸長脖子這些姿勢，讓頸椎椎體長時間處於屈曲的位置，椎體前側靠得很近，而後側棘突距離則被拉得很長，頸部後側連接各節椎體的肌肉，也在持續不斷、被動的拉長。根據虎克定律（Hooke's law）——彈性組織被拉得越長，獲得的拉力越大；而長度被拉到可以承受的極限值時，彈性組織的結構就會發生破壞，除了無法提供足夠的拉力之外，還無法恢復到原來的長度。

肌肉拉傷勞損後，肌肉痙攣就會痠脹僵硬，發炎蓄積就會有壓痛，同時相應肌群的力量也會大幅下降，無法完成維持平衡的任務。當肌肉力量減弱一段時間，椎體就會發生退變，形成新的脊柱曲度來達成新的平衡。

肌力不足導致脊柱側彎和曲度消失

椎間盤的形狀是脊柱保持生理曲度最重要的因素。在脖子和腰這兩個重要的承重位置，為了保證重心能從中通過，頸椎和腰椎都有個前突的生理曲度。為了維持這個曲度，頸椎和腰椎的椎間盤就會前面厚而後面薄。

椎體、椎間盤、韌帶組成的曲度結構稱為「靜力平衡」。成年後，這些結構相對成形並且足夠堅硬，承重時支撐力較好，不太容易因為外力而嚴重變化曲度。對於青少年、兒童而言，椎間盤比較柔軟，脊柱骨骼還有一部分是軟骨成分，韌帶彈性也比較大，具有更強的可塑性，所以在肌肉力量不足時，脊柱的曲度很容易發生改變，由於力學環境的改變、骨骼「用進廢退」的原則，使得脊柱曲度進一步變形。

一般脊柱曲度變直、脊柱側彎這些脊柱變形的情況，常見於長期臥床的青少年、不太運動的學生，或是身高長得特別快的女生。

脊柱在正常前凸曲度時，椎體後側兩兩相連的後縱韌帶比較厚實，椎間盤髓核（按：椎間盤內層）處在靠前的位置，可以充分發揮承重的功能，纖維環略微外鼓，吸收第一層衝擊，椎間盤內的水分提供液壓，緩衝第二層衝擊，椎體和椎間盤之間的軟骨終板，也能提供良好的支撐和營養輸送。

而當頻繁的不良姿勢（低頭、彎腰）作用在可塑性很好的靜力系統時，為了順應姿勢，脊柱就會跟著低頭、彎腰而保持前屈的曲度。這時，椎間盤前部被壓得很窄，而因為應力的集中，本應在偏前位置的髓核也被慢慢向後擠（見左頁圖5）。

與此同時，因為脊柱前屈的曲度，每節椎體後側的距離被拉開，連接在它們之間的後縱韌帶也跟著被拉得很長、很薄。除了營養供給變差以外，拉長的後縱韌帶，在後側保護

圖5　頸椎曲度正常與變形的差異

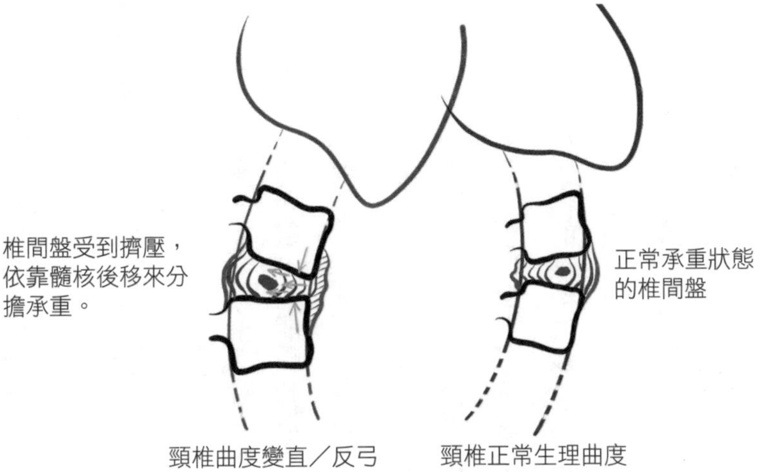
椎間盤受到擠壓，
依靠髓核後移來分
擔承重。
正常承重狀態
的椎間盤
頸椎曲度變直／反弓
頸椎正常生理曲度

圖6　骨關節靈活度與穩定性的相對關係

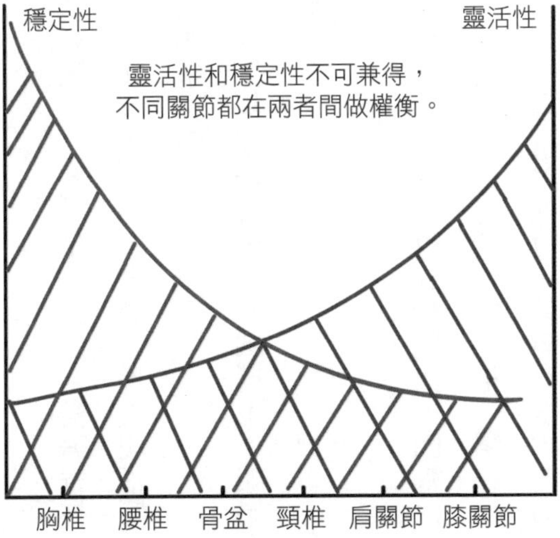
穩定性
靈活性
靈活性和穩定性不可兼得，
不同關節都在兩者間做權衡。
胸椎
腰椎
骨盆
頸椎
肩關節
膝關節

椎間盤不向後突出的功能也被削弱，不斷加大椎間盤突出或脫出的風險。

靈活還是穩定？自古兩難全

S形的脊柱整體曲度只是為了「省力」，並不能「卸力」。為了承受軸向（沿著脊柱椎體中心方向）的衝擊，並能順利把力沿著脊柱一節一節傳下去，而不會發生椎體與椎體之間的滑脫，還要保證椎體之間靈活的活動範圍，這個要求真的非常苛刻。

這裡，我想插一句，任何骨和骨之間的骨關節功能，都面臨著這樣的選擇——如果「靈活度」和「穩定性」同時掉水裡，你會先救哪一個？

對於骨關節，這兩個屬性一直難以兩全。

靈活性和穩定性的權衡，幾乎適用於所有骨關節的情況，不同部位的骨關節，因為活動和功能的需要，比如：為了保護內臟，胸椎、腰椎和骨盆就需要更穩定的結構，犧牲一部分活動範圍；為了讓運動更加自如，膝關節、肩關節、頸椎這些部位，就會有很大的活動範圍；儘管有韌帶、肌肉這些組織「象徵性」的加固，穩定性降低仍不可避免。

各種關節扭傷，就是「穩定區」的關節「不自量力」，挑戰靈活性的後果；各種關節退變，就是「靈活性」的關節活動過大，「撞夠南牆」（按：撞南牆指固執不願變通）後

「浪子回頭」的表現。

簡單介紹了關節屬性之後，我們接著回到頸椎之間連接的討論。

為了保證頸椎各節之間相對穩定，和頸部有足夠的活動範圍，頸椎的椎體與椎體之間，是透過三個「立柱」來連接和傳遞壓力——分別是前側椎體部位的「前柱」，和兩個由上、下關節突對齊形成的「後柱」。

「三個臭皮匠，勝過諸葛亮」、「三國鼎立」，無論在社會學還是幾何學上，「三」都是維持穩定的最小數量。要兼顧頸椎的靈活與穩定，後側兩個關節突加上椎體部分，椎間盤「關節三聯體」的結構，在水平面上形成了「穩定三角」（見第六十頁圖7）。

在頸椎，椎間關節彼此斜向連接，形狀就像石磨一樣，既可以不讓各節椎體前後或側方移位，增強頸椎穩定性，同時還可以讓頸部椎體之間充分轉動。

而在腰椎，椎間關節從近乎水平轉變成垂直方向，就像限制活動範圍的擋板一樣，相對於頸椎的靈活性，負重更大的腰椎需要更高的穩定性，這樣的椎間關節結構更能限制腰椎椎體之間的活動，從而降低腰椎因為暴力而滑脫扭傷的風險（見第六十頁圖8）。

因為椎間關節的結構和椎間盤本身，具有極大的緩衝作用，所以椎體中大部分的應力，都會集中在兩側的椎間關節，腰痛和頸痛大多表現在脊柱對應節段的兩側，椎間關節附近的骨質增生也會壓迫到附近的神經根，造成手麻、腳麻等神經放射症狀。

圖7　椎間盤的「關節三聯體」結構

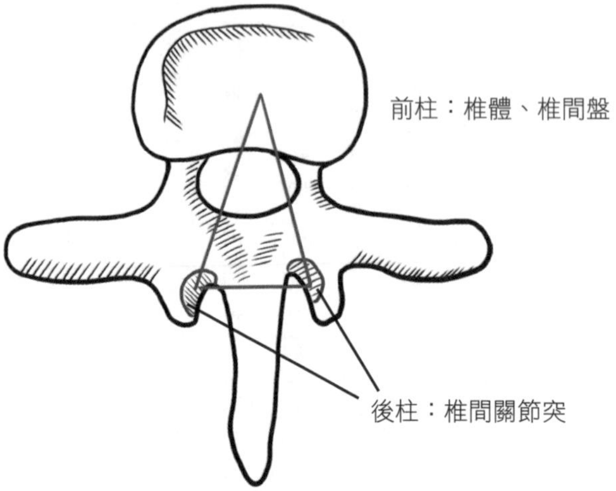
前柱：椎體、椎間盤
後柱：椎間關節突

圖8　頸椎和腰椎活動範圍比較

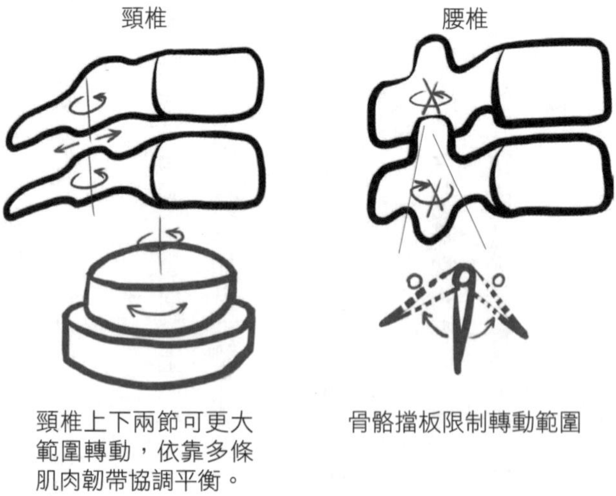
頸椎
腰椎
頸椎上下兩節可更大範圍轉動，依靠多條肌肉韌帶協調平衡。
骨骼擋板限制轉動範圍

02

肌肉和韌帶，讓脖子有限度的靈活運作

堅固整齊的頸椎椎體，和飽滿彈性的椎間盤，組成了一個剛柔並濟的頸椎活動單位，而穿插其間，滲透在這些結構各個區域的肌肉和韌帶，組成了動態平衡系統，全方位加固強化，使頸椎在承重的同時，還能保持足夠的穩定。

各司其職的肌肉部隊

在靜力系統以外，還有三支「肌肉部隊」為頸椎在穩定的基礎上，帶來更大的活力。它們各司其職，在穩定、機動和防禦等方面，三組肌群構成了完善整體的頸部動力系統。

● **負責穩定的椎間小肌群部隊**（見第六十六至六十七頁圖 9）

深層肌肉的體積不大，它們無法進行大幅度運動，更適合做一些支撐性以及穩定脊柱的持續性動作。

頸部的深層肌群能夠支撐頭部，正是得益於這類脊柱深層肌群的運動。

兵種：長肌群、短肌群等小肌群。

駐紮區域：按功能不同，跨域頸椎椎體之間，分管節段各有不同。

職責：頸椎深層肌群在各節頸椎上多點分布，且感覺敏銳，當椎體長時間處於不穩定的傾斜位置，或頸椎最佳曲度正在消失時，這些分布複雜的小肌群會在第一時間感知到，透過精密的分工協調配合，把頸椎各節段維持回正確的位置和曲度上。

弱點：頸椎深層肌群普遍細小嬌嫩，它們更擅長團隊作戰，當需要它們獨當一面時，就顯得有些心有餘而力不足了。遇到比較嚴重的不穩定狀況，或是與周圍隊友配合出現問題時，小肌群的穩定作用會受到很大影響，有時候過度疲勞甚至會造成局部拉傷，使不穩定的事態更加嚴重。

維持頸部穩定的工作既精密，又耗費體力，因此頸部深層肌群中形成了分工，短肌群屬於「技術流」，長肌群都是「力量型」。

短肌群有橫突棘肌、半棘肌、多裂肌、迴旋肌、棘間肌、橫突間肌等。因為長度都較短，所以只跨越相鄰兩節椎體，負責在近距離維持左右的平衡。

頸部深層的長肌群包括頸長肌和頸夾肌。長肌群通常跨越三節或四節椎體，負責維持更多節段椎體間的協調和平衡。

頸部深層肌群直接附著在椎體外的不同區域上，因此這些肌群的方向和角度都不盡相同。當它們其中一部分肌群按照不同的組合發生收縮時，由椎體構成的頸椎就會做出轉動、側屈、後仰和前伸等活動姿勢，就和提線木偶的原理一樣。

頸部深層肌群維持頸部穩定的分工合作關鍵點，在於持久一致的發力，和左右肌力對稱。該層肌群所表現的單側收縮和雙側收縮，會產生不同的活動姿態。

頸椎後側的深層肌群主要負責抬頭，當兩側肌群完全收縮時，頸椎各節段會被拉扯而引起後伸，從而做出抬頭向後的姿勢；當單側肌群收縮而另一側保持中立位置時，頸椎在後伸的情況下，還能向肌群收縮的一側轉向，做出仰頭向一側轉動的姿勢。

頸椎前側的深層肌群主要負責低頭，當兩側肌群完全收縮時，頸椎各節段會被拉拽而引起前屈，從而做出低頭前屈的姿勢；當單側肌群收縮而另一側保持中立位置時，頸椎在前屈的情況下，還能向肌群收縮的一側轉向，做出低頭並向一側轉動的姿勢。

由此可見，除了肌群發力左右對稱情況會帶來不同姿勢以外，分布於頸椎前後的頸部深層肌群，同樣也依賴於肌力之間的平衡協調。

長期低頭姿勢發力不當，就會導致頸椎後側肌群長期被拉長，時間久了容易造成疲勞，從而引起肌肉痙攣。因為頸椎後側的深層肌群大多和頭骨的後下方相連，該區域分布著大量通往大腦的神經束，頸部後側深層肌群痙攣，會透過牽動頭部後側的肌肉附著點，刺激神經引起肌肉緊張性頭痛，這也是頸椎病頭痛的主要原因之一。

● 靈活機動的頸外側肌肉部隊（見第七十頁圖10）

兵種：胸鎖乳突肌、斜角肌。

駐紮區域：在頸椎前外側，大範圍橫跨頸部前後。

職責：在限制活動過度的基礎上，使頸椎做出更大範圍的轉動，以及前屈後伸等綜合協調活動，同時限制過度的活動範圍。

弱點：因為跨越頸部範圍較大，因此這些肌群普遍薄而狹長，單側活動力量過大時，容易造成拉傷。

胸鎖乳突肌，顧名思義，就是從鎖骨、胸骨，一直連接到同側下巴外側「乳突」的長條肌群。

當單側肌群收縮時，頭部就會向這塊肌肉的一側轉動；當兩側肌群同時收縮拉伸時，就可以做出仰頭、低頭的姿勢。

在日常活動中，胸鎖乳突肌也是非常重要、從兩側維持頭部穩定的肌群。當胸鎖乳突肌過度勞損或突然拉傷時，肌群痙攣會難以勝任支撐頭部的重任，便出現頸部歪斜、頻繁點頭、頸部疼痛、活動範圍受限的症狀。

斜角肌群在胸鎖乳突肌的裡面一層，頸部的兩邊外側還有三條互相糾纏的肌群作為輔助，和胸鎖乳突肌一起維持頸部前外側的平衡。

根據位置分布的排列，它們從前到後依次為前斜角肌、中斜角肌和後斜角肌。因為處在頸部外側的深層區域，斜角肌和脖子後側的短肌群一樣，穿行在頸椎附近各自複雜的神經血管之間，發力特徵偏重「技術流」，力量較小但肌力持久。

斜角肌和第一根肋骨圍成的三角形空隙，稱為「斜角肌三角」，神經和動脈從胸部出發，穿過這個通道進入頸部，所以這個三角又被稱為「胸廓出口」。

當斜角肌緊張時，斜角肌三角這個出口通道會被收緊，使從中穿行而過的神經及血管受到牽拉刺激，從而引發一系列頭暈、血壓波動、頸部刺痛等症狀，這被稱為「斜角肌症候群」。

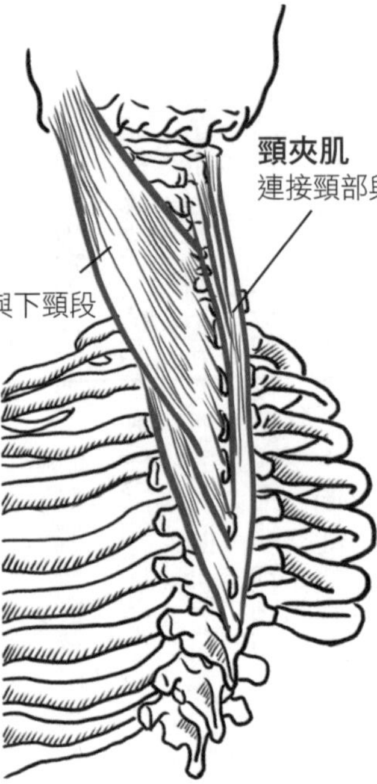
頸夾肌
連接頸部與下頸段
頭夾肌
連接頭部與下頸段

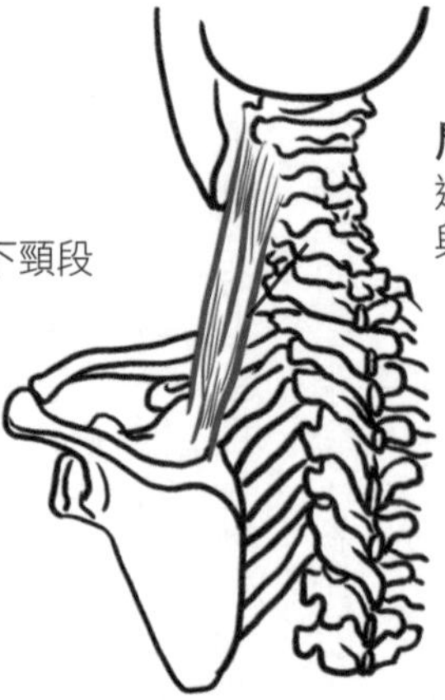
肩胛提肌
連接上頸段
與肩胛骨

若只一側收縮：頸部在後伸（仰頭）的基礎上，會做出側屈和回旋動作。
若兩側收縮：頸部可充分後伸（仰頭）。

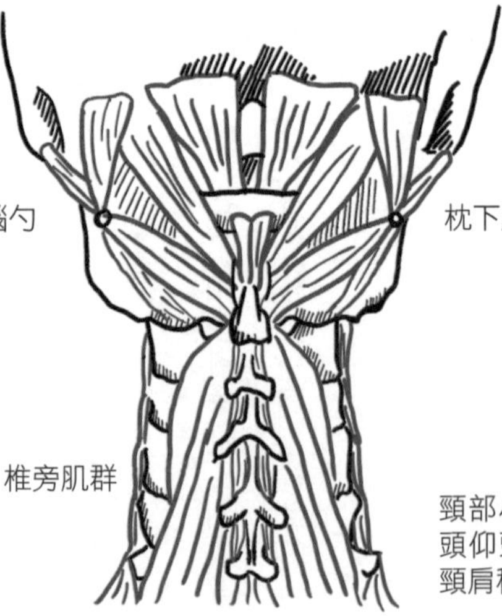
後腦勺
枕下肌
椎旁肌群

頸部小肌群在低頭仰頭時，維持頸肩穩定。

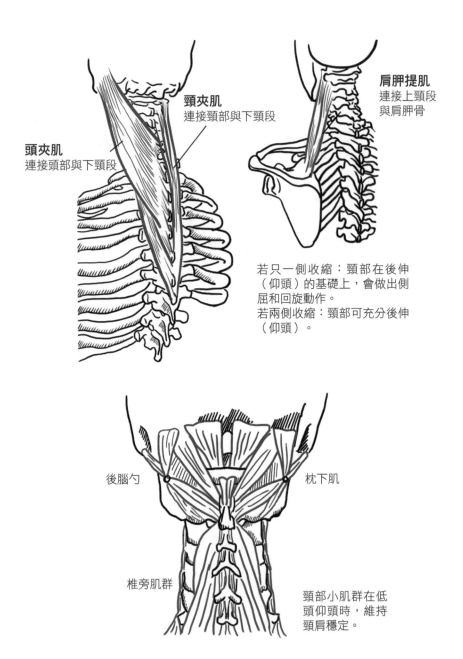

圖9　負責穩定的椎間小肌群及運作方式

頭半棘肌
從頭部後側和頸椎各節相連

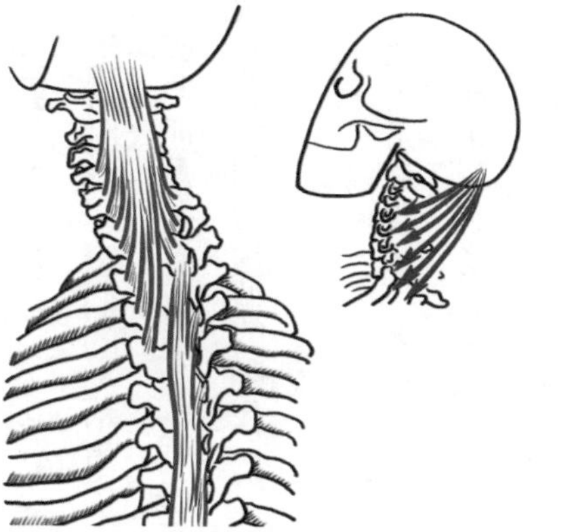

若只一側收縮：頸部在後伸（仰頭）的基礎上，會做出側屈和回旋動作。
若兩側收縮：頸部可充分後伸（仰頭）。

頭後小直肌

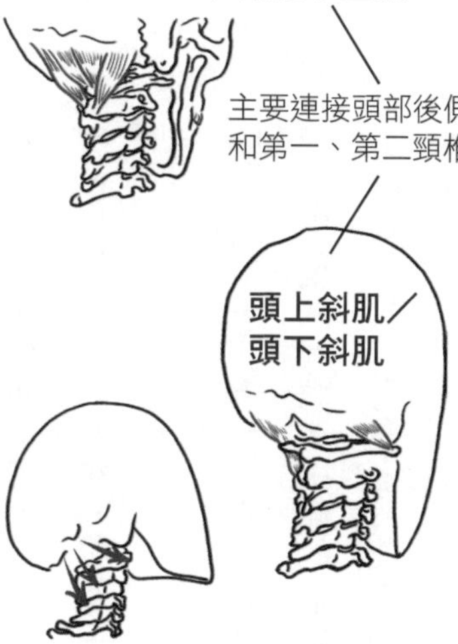
主要連接頭部後側
和第一、第二頸椎
頭上斜肌／
頭下斜肌

三塊肌肉左右對稱分布，如果兩側同時收縮，頭部就會做伸的姿勢。

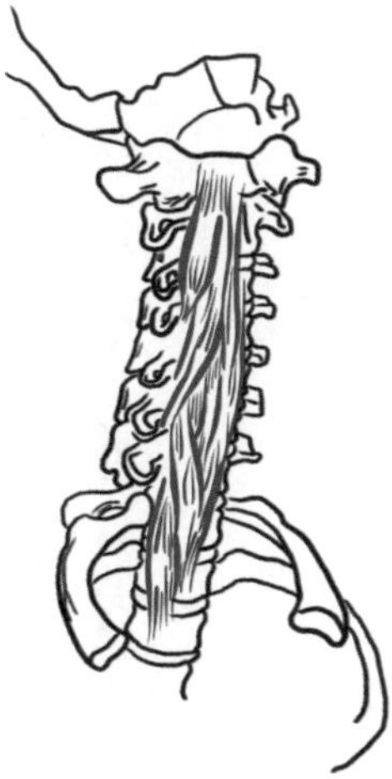

頸長肌
頸椎前側，從上頸段（第二節至第三節）連接下頸段（第四節至第七節）。

僅單側收縮：頸椎前屈（低頭）的基礎上側屈和轉動。
兩側同時收縮：頸椎充分前屈（低頭）。

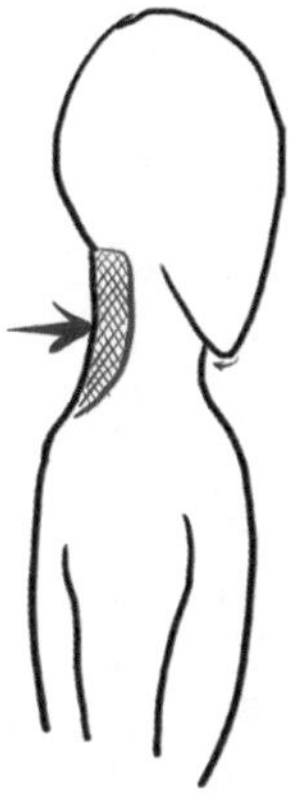

● 專注外層防禦的頸後側肌群（見第七十一頁圖11、圖12）

皮膚下層的淺層肌群，它們的體積更大、更長、更寬，跨越更遠的距離，因此不擅長完成精細動作。因為肌群跨越距離較大，它們擁有較大的槓桿力量，所以通常具有較大的肌力，更適合做間歇性和力量型的動作。

兵種：斜方肌、肩胛提肌、菱形肌。
駐紮區域：頸部後側和肩背部上方。
職責：保護背部，協調頸部與軀幹的活動。
弱點：範圍太大，張力也較大，即使相對分布在表層，若是用力過度，還是會破壞力量較弱的深層肌群所構成的內部平衡。一般而言，頸椎附近深層肌群力量越弱，外部肌群用力過度的情況就會越加嚴重，從外觀體態上也會更明顯。

肩頸部的「防禦肌群」主要分布在頸背後側的淺層。從肌肉面積來看，斜方肌是這一層肌群的主力，當它出現問題時，引起的症狀也很強烈。游泳選手特別引人注目的背部肌群線條感，就是來自斜方肌，它是上背部最表層、最大的一組肌肉，根據肌纖維的走向和連接部位，可以分成上、中、下三部分，因為整塊肌肉形態是方形，而肌纖維呈斜行，所以稱之為「斜方肌」。

相對於人類，四腳著地行走動物的斜方肌更加發達，這一組肌群一端連接在頸椎中間凸起的棘突上，另一端與上肢或肋骨相連。主要作用是在爬行姿態下，透過軀體牽拉頸部來支撐頭部的重量，儘管直立行走的人類這部分肌群退化明顯，但是游泳選手因為姿勢的需要，重新強化了這組肌群。

對於大部分人而言，脖子有了前兩支部隊的支撐和保持穩定，不需要再依靠斜方肌來做額外支撐，斜方肌的功能主要發揮在協調頸部和上半身軀體的活動，與利用廣闊的覆蓋面積來保護背部這兩個方面。

斜方肌上束的肌纖維受到頸部影響最大，它直接連接在後頸韌帶之上，因為受到第三頸神經及第四頸神經支配，當頸部這部分的神經受到壓迫（最常見）時，就會造成斜方肌上束痠痛麻木，甚至萎縮。

另一方面，伏案工作時，頭往前探或過度低頭等這些不良姿勢，都會帶給斜方肌額外的承重負擔，久而久之，當斜方肌使用過度出現勞損，運動中頭部、頸部和背部難以維持協調，就會給深層的兩支部隊帶來更大的穩定壓力，造成長期持久的問題。

頸椎後側分居左右的兩條肩胛提肌和菱形肌，它們就在斜方肌下方，像兩根彈簧一樣，把第三節及第四節頸椎橫突和肩胛骨的上半部分連接起來，而第三節及第四節頸椎的

圖10　頸外側肌肉部隊及運作方式

胸鎖乳突肌
頭部轉向一側時，頸部前側凸起的長條肌肉就是胸鎖乳突肌。

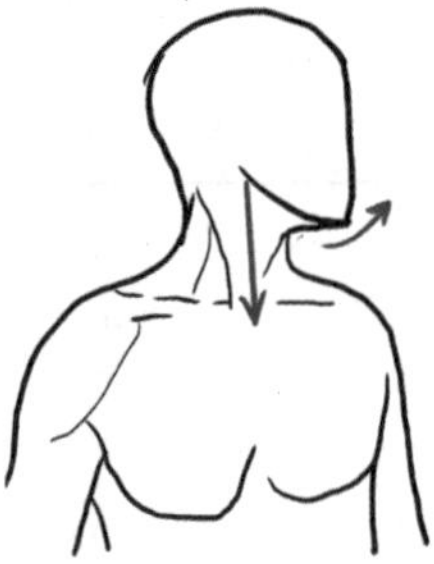

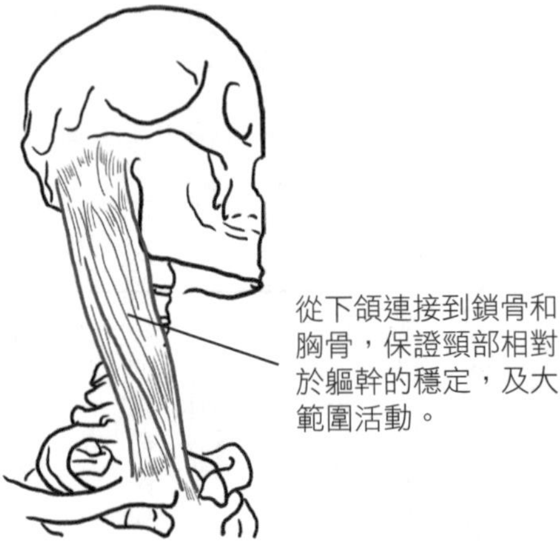
從下頜連接到鎖骨和胸骨，保證頸部相對於軀幹的穩定，及大範圍活動。

斜角肌三角
頸神經和頸動脈從中穿行

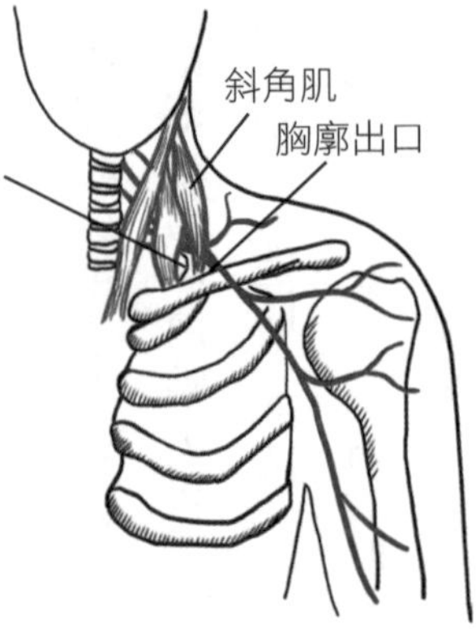
斜角肌
胸廓出口

斜角肌
前斜角肌
中斜角肌
後斜角肌

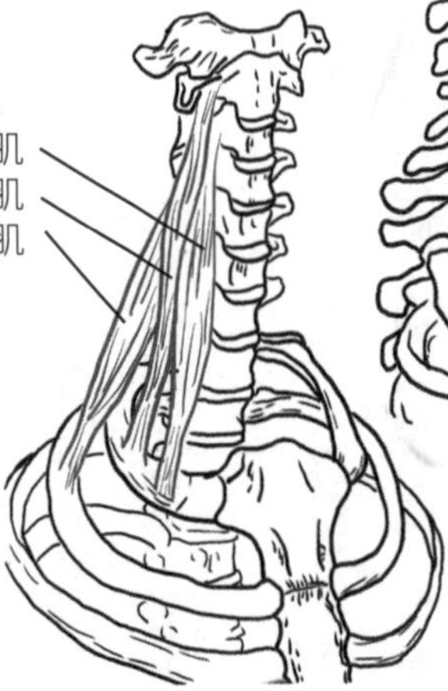

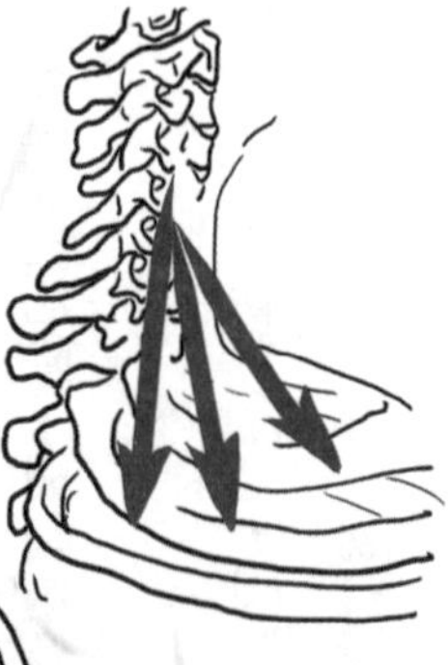

從側面可以看出三塊肌肉的走向各異：前斜角肌和中斜角肌向前下側延伸，連接到第一肋骨；後斜角肌直接往下延伸，連接到第二肋骨。

圖11　頸後側肌群

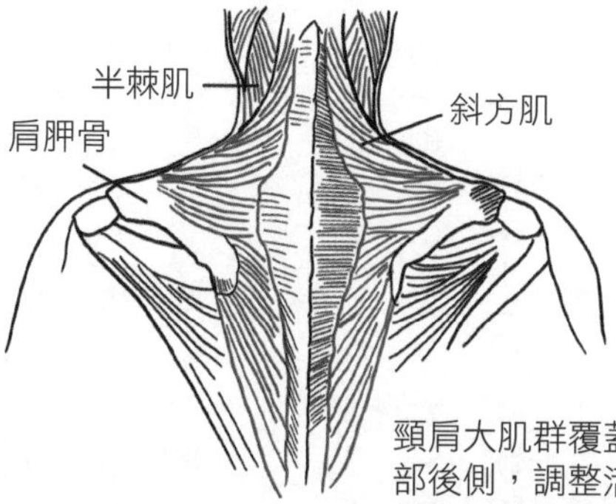
半棘肌
肩胛骨
斜方肌

頸肩大肌群覆蓋在上背部後側，調整活動時頭部和軀體的協調性。

把頸背部肌群解剖開來看，其實每個人都是「鋼鐵人」。

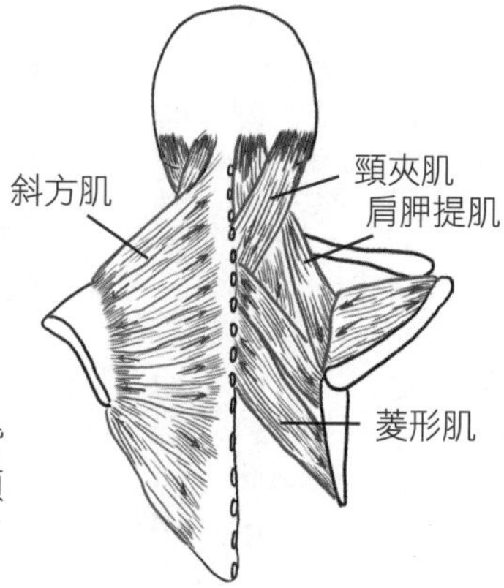
斜方肌
頸夾肌
肩胛提肌
菱形肌

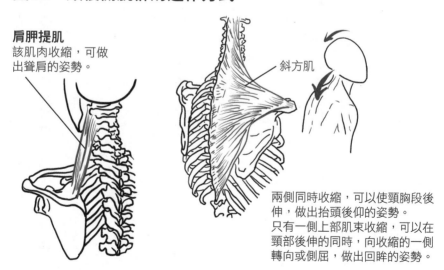

圖12　頸後側肌群的運作方式

肩胛提肌
該肌肉收縮，可做出聳肩的姿勢。

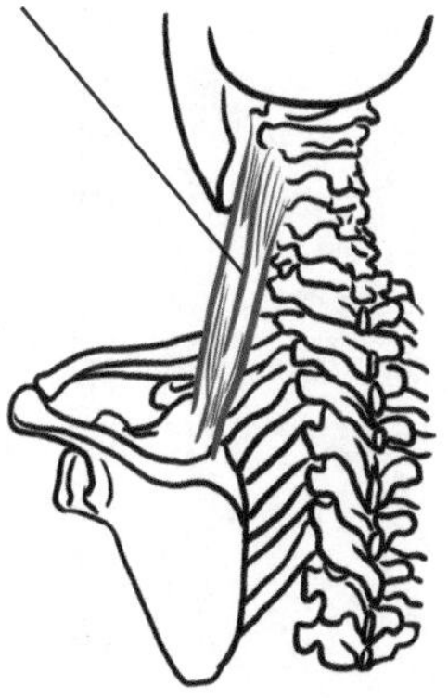

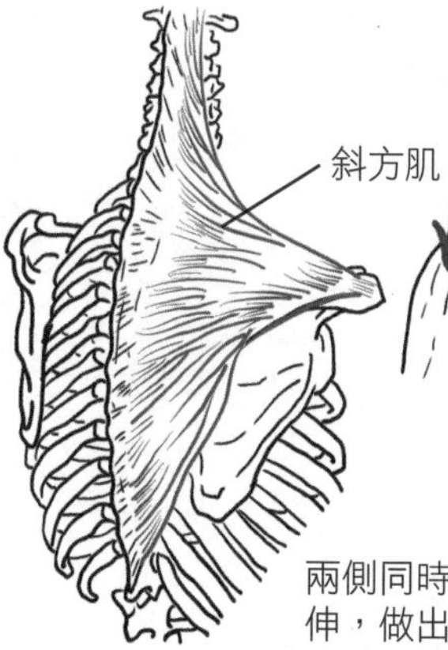
斜方肌

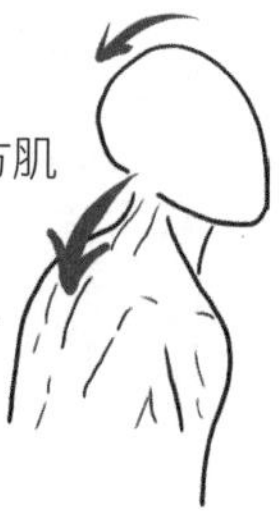

兩側同時收縮，可以使頸胸段後伸，做出抬頭後仰的姿勢。
只有一側上部肌束收縮，可以在頸部後伸的同時，向收縮的一側轉向或側屈，做出回眸的姿勢。

橫突更像是一個掛栓，給肌肉一側提供足夠的固定。在肩胛提肌的邊上還緊密排列著菱形肌，它們在胸椎和肩胛骨之間，當兩側的菱形肌一起收縮時，肩胛骨就會向中間的脊柱靠攏，微微靠攏的肩胛骨讓斜方肌收縮，拉伸頭部時可以更省力，肌力可以更持久的在仰頭時保持頭部穩定。

當低頭伏案時間過久，讓頸背部的防禦部隊過度承擔負重，及保持穩定的職責之後，除了斜方肌會出現疲勞以外，在深層的肩胛提肌和菱形肌，也會出現不適的症狀，主要表現在肩背部僵硬，按下去有條索狀的硬結，同時在運動中除了脖子疼痛外，背部還會有明顯的壓迫感。

不良姿勢時的頸椎受力

頸部的正確姿勢應該是保持脖子平直，微微收下巴，頭頂稍後移。由於人們日常生活、工作、學習中，往往不注意保持正確姿勢，久而久之，逐漸形成了不良姿勢，也就成為頸椎病的誘發因素。

正常人在立正時，頸椎受力並不是絕對平衡和靜止的，頭部的微微活動，所引起的每一次重力偏移，都會產生相應的彎矩，因此需要頸部各肌群隨時感知平衡穩定的失衡，並及時做出回饋，透過協調活動來重建平衡穩定。

當頭部往前伸看電腦螢幕，或低頭看手機時，為了維持頭部的重力，各肌群會更頻繁的協調運動。在這個姿勢下，光靠椎體前側與後側的「機動肌群」和「穩定肌群」出力，不足以支撐長久的時間。為了保證頭部不往下掉，同時頸部還能保持足夠的穩定，斜方肌也來增援。

斜方肌的收縮可以很大程度的「拉住」頭部，為頸部的承重和保持穩定減輕負擔。然而，斜方肌的出力只是一時權宜之計，人類從爬行到直立，斜方肌拉住頭部的功能已經快要退化掉了，所以低頭伸脖子的姿勢，很容易造成斜方肌疲勞。

「增援火力」下降之後，頸部兩側前側的「機動肌群」和後側的「穩定肌群」也撐不了太久，先後「繳械投降」。為了適應這樣的姿勢和外力，頸椎椎體就不得不改造一下結構，骨質增生、椎間盤突出就是這個狀態下的產物。

書包過重，頸椎病元凶之一

隨著課業加重，越來越多孩子放學回家後，都會抱怨肩頸背部痠痛。如果仔細觀察他們平時背書包的樣子，就不難理解引起痠痛的原因了。在背很重的書包時，為了維持平衡，頭部到頸部就會微微前傾，達到平衡作用。背的書包越重，頭部往前傾的距離就會越大。

近期研究表明，國小六年級的孩子書包重量約在六公斤至十公斤之間，裡面塞滿了課本、筆記本、零食和文具等。當這個重量被脊柱發育還不健全的小朋友單肩背著時，書包的重力就會把小朋友一邊的身體往後拉。這時為了讓身體維持平衡，保持站立和行走的功能，脊柱側彎就是最常見的一種、「幫倒忙」的自我調節。

長期背負超重的書包，容易使頸椎在青春期就形成頸椎曲度變直的結構，未來更容易發展成頸椎病。

同時因為兩邊肩膀要藉由肩帶拉住過重的書包，就會用力過猛，也容易形成「圓肩」的不良體態。從側面看去，肩膀兩側的最邊緣，甚至會在身體側面重心線的前方，長此以往，會形成駝背。

從單肩背書包的姿勢可以發現，為了不讓肩帶滑

圖13　負重與頸椎曲度變直之間的關係

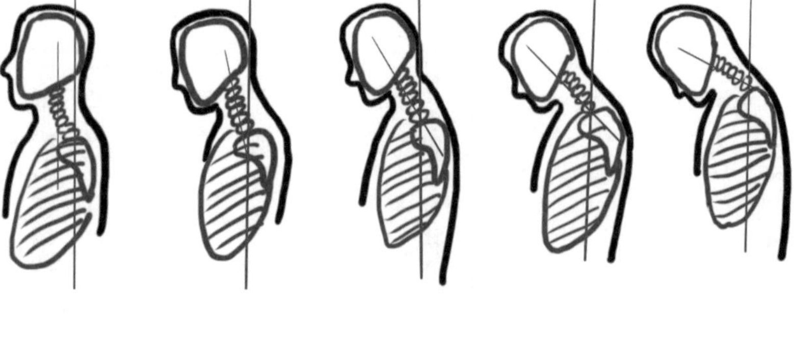
0°
4～5公斤
15°
12公斤
30°
18公斤
45°
23公斤
60°
28公斤

圖15　正確的背書包姿勢

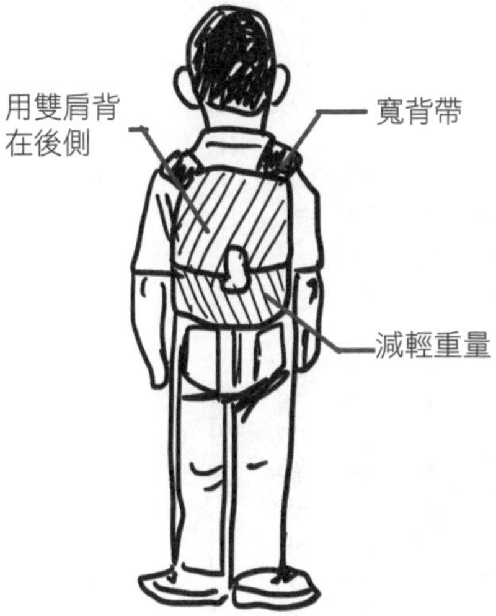
用雙肩背
在後側
寬背帶
減輕重量

圖14　頸椎前傾圓肩

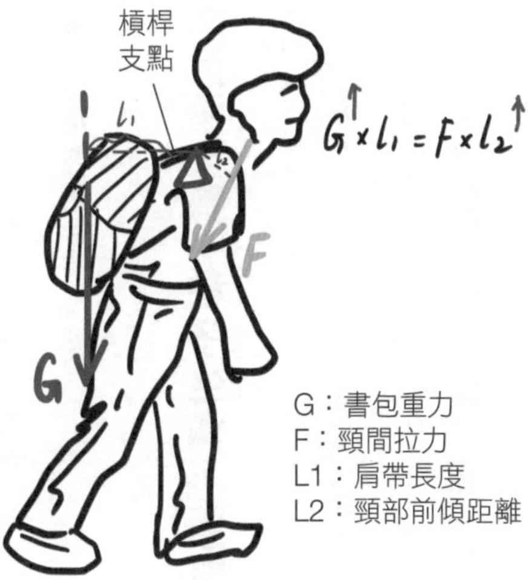
槓桿
支點
$G \times l_1 = F \times l_2$
F
G
G：書包重力
F：頸間拉力
L1：肩帶長度
L2：頸部前傾距離

圖16　脊柱側彎

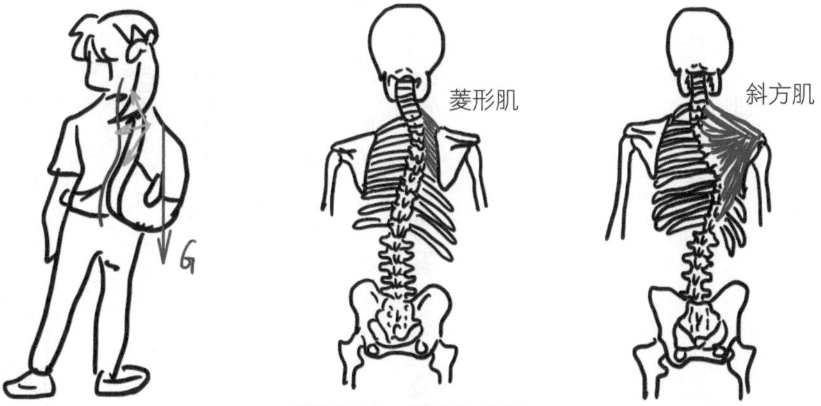
G
菱形肌
斜方肌

肩膀傾斜，透過單側背肌群引發脊柱側彎。

落肩膀，脊柱會調整曲度，使背肩帶那一側的肩部略高於另一側，這時候背部兩塊大肌群已經出力不對稱了，而這種肌肉出力不對稱，因為平時的站姿已經變得歪斜，所以身體很難意識到。

為了矯正不良姿勢，需要對著一面鏡子，盡力站直，用身體去體會哪部分的哪一側肌群覺得疲勞，那就是日常生活中缺乏出力的弱側肌群，需要專門強化它們。

肩膀姿勢和脊柱曲度密切相關，隨著脊柱發育過程中，不良的背書包姿勢形成習慣，小朋友就會開始抱怨肩頸不適，久而久之便發展成畸形，甚至需要手術矯正。所以，青少年脊柱側彎目前的對應策略，仍然是及早發現、及早治療、及早預防。

即使姿勢還沒有變形得很嚴重，也應一直注意背書包的姿勢：**肩帶要寬、書包要輕，以及要用雙肩背書包！**

上班族最適姿勢：椅子坐滿、站著打電腦

講到頸椎病的好發族群，首先想到的就是學生、上班族及司機這些群體，學生和上班族需要常常低頭伏案念書或工作，長途車司機也會長時間保持同一個姿勢。不良的坐姿讓頸椎長時間保持屈曲，使得椎體之間的應力增高，而肌肉韌帶因為長時間拉伸，更容易勞

損或拉傷，這些不好的姿勢長期累積，就會引起頸椎進一步損傷，最後成為頸椎病。

錯誤但「舒適」的坐姿，會讓人不知不覺持續過長時間，而正確但「局促」的坐姿，會帶來更好的幫助。雖說坐姿端正會讓人感覺有些局促，但仍要確保座椅能夠支撐住身體，尤其是腰部。正確的坐姿，一般分為三步完成：

首先，讓臀部完全坐在座椅的坐墊上，使腰背部碰到椅背的底部。

然後，確保後背曲線被椅背曲線或靠墊支撐住，此時骨盆和膝關節的夾角應該約為九十度。

最後，調整肩部和手肘的位置，在上半身坐直的情況下，放鬆肩膀，使手肘在自然高度下恰好搭在扶手上，或辦公桌的桌沿上（見第七十八頁圖 17）。

根據這個標準的坐姿步驟來看，在辦公桌邊站著使用電腦，似乎更容易保持正確的姿勢。扶著辦公桌站著時，身體很少會過度前傾或後仰，因此無須考慮腰背部缺乏支撐的肌群勞損。另外，站姿時和桌子的高度差，往往可以讓肩部自然而然的放鬆，手肘恰好扶在桌沿。因此如果有條件，站著使用電腦會是一個不錯的選擇（見第七十八頁圖 18）。

● 辦公桌的人體工學

辦公桌是伏案工作中最重要的工具，為了減少持續工作帶來肩頸疼痛的風險，需要根

圖17 正確的坐姿 3 步驟

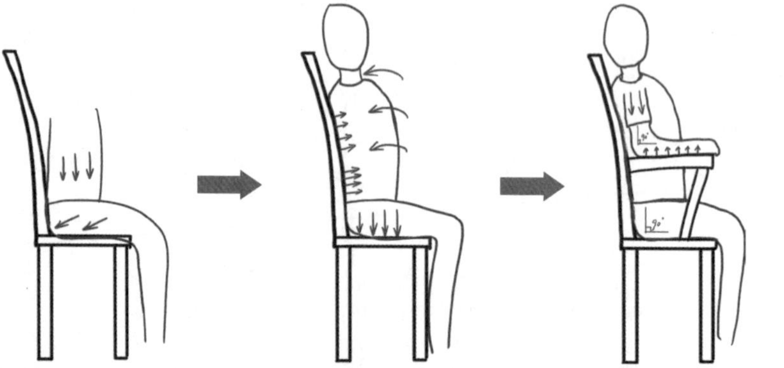

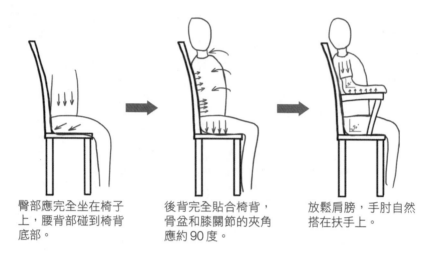

臀部應完全坐在椅子上，腰背部碰到椅背底部。

後背完全貼合椅背，骨盆和膝關節的夾角應約 90 度。

放鬆肩膀，手肘自然搭在扶手上。

圖18 站姿辦公示意圖

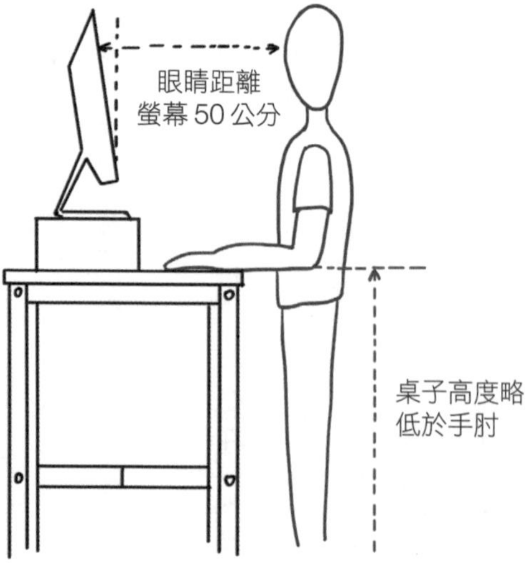

據身材和姿勢適當的調整辦公桌。

若是桌子過高，伏案寫字和使用鍵盤時，都會不由自主的聳起肩膀，因為這樣才能讓前臂、手腕和手抬到合適的高度，但這樣很容易使肩頸部肌群疲勞，開始痙攣。當肩頸部肌群變得緊繃一段時間後，這種緊張感通常會影響到頭骨底部嬌小的枕下肌，這也是引起頭痛的主要來源，後腦勺脹痛會加重放射到額頭。

若是桌子過低，身體會被迫駝背、伸頸、低頭，來使用鍵盤和看螢幕，這種前傾姿勢會直接拉扯枕下肌，肌肉痙攣就會引起頸部後側痠痛和頭痛。

當桌面高度合適時，肩部放鬆，手臂自然放在桌面上，此時手肘彎曲形成的角度約為九十度，這就說明桌子的高度正好。除了要求桌子的高度之外，桌面也應盡量大一些，清理掉桌上過多的雜物，這樣可以騰出足夠的空間擺放螢幕，使眼睛保持距離螢幕至少五十公分，以防眼睛疲勞時，頭部不由自主的前傾湊向螢幕（見第八十二頁圖 19）。

● 電腦螢幕的位置

長期使用電腦，電腦螢幕的位置也是導致肩頸疼痛的另一大原因。電腦螢幕高度應該稍低於眼睛的水平高度，這樣略微低頭的姿勢，可以讓頸椎達到最佳的中立位置。

外接的電腦螢幕可以按個人需求調節，但是筆電的螢幕幾乎不可調整高度，長期使用筆電，會比使用桌上型電腦更容易出現肩頸疲勞的症狀。

對於筆電的使用者，會有一個很矛盾的狀況：如果藉由桌架把筆電墊高，以獲得舒適的螢幕高度，那麼鍵盤的位置就勢必會讓肩膀聳起才能搆到；而如果以肩膀放鬆的姿勢使用鍵盤為考量，比如把筆電放在腿上，那麼螢幕的高度就會造成過度低頭和前傾的姿勢。

遇到這種情況，建議同時配置一個外接螢幕和外接鍵盤，這樣就能讓肩部、頸部、手肘和眼睛的姿勢調節，都獲得更大的靈活性和舒適度，而犧牲的僅僅是筆電的便攜性。

● 座椅的人體工學

除了桌子、螢幕以外，合適的座椅也很重要。無論工作與否，大部分時間我們都是坐在椅子上，市面上的椅子有各種不同款式，但它們都有共同的目標——適合正確坐姿的人體工學及靈活調節的性能。

一把好的辦公椅，首先需要有一個完整的椅背，提供人體背部完整的支撐，尤其是腰部後側的支撐，因此許多座椅的後背，都設計成貼合人體曲線的造型。如果你的座椅後背沒有合適的曲線來貼合腰部，可以加一個靠墊來彌補；如果座椅後背是老式的鏤空設計，那麼我建議你換一把椅子。

除了有曲線的椅背以外，符合人體工學的座椅，還需要高度合適的兩側扶手，用來支撐手肘的自然位置。手肘過高或過低，都會引起肩頸背部肌群的姿勢性緊張。目前市面上，幾乎所有辦公椅的扶手都可以靈活調節高度。同時也要確保椅子和桌子之間的高度是否匹配，因為即便椅子的扶手高度恰當，但若桌子高度不當，也會影響坐姿。

● 拖延的工作習慣

辦公室桌椅、電腦的人體工學細節，都是引起工作疲勞的「看得見」的外部因素，而不良的工作習慣和人體自我調節的本能，是「看不見」的內部誘因。

肌群疲勞會使我們在不知不覺中姿勢變形，比如枕下肌感到痠脹並伴隨頭痛時，人們會下意識的前傾和低頭，藉由減少這些肌群的出力來緩解疼痛，然而這種代償的姿勢調整，往往會帶來更嚴重及更廣泛的肌肉痙攣和緊張。因此，肌肉痠痛是向我們傳達疲勞的信號，感到痠痛後，就應該立刻放下工作休息一下，而不要用挑戰肌肉「底線」的方式來為難自己。

除此之外，我們還應當重視調整工作節奏和方式。雖然大家常說：「Deadline（截止日期）是第一生產力。」但這樣做事很有問題。相較於循序漸進的推進專案，一氣呵成的工作方式，往往會耗費更大的能量，也會帶來更高的出錯率。

因此，相對於改變工作姿勢，糾正拖延症及抱佛腳的工作方式更加重要。接到任務

圖19　辦公桌的人體工學

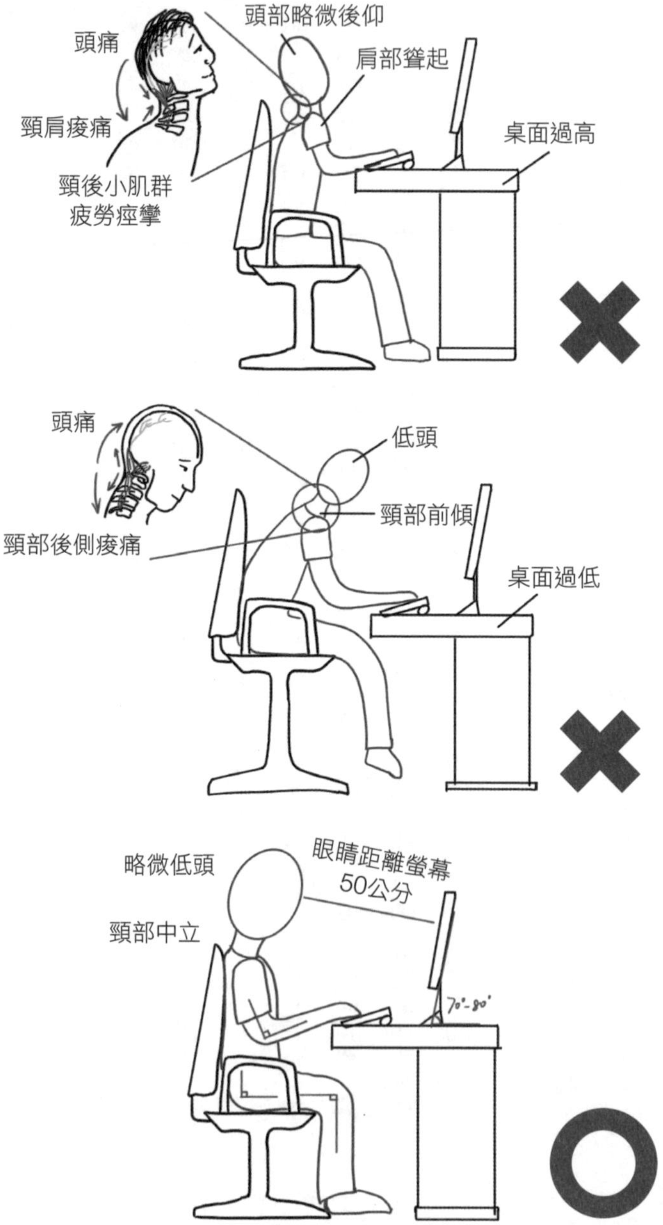

後，如果難度很高且工作量巨大，那就在開始執行前，把專案分解成數個更小、易於操作的子任務，這樣除了可以緩解心理壓力，還能在「伏案持久戰」中為肩頸肌群減負，順便把拖延症一起治好。

● 老司機們好好開車

如今，開車的人口越來越多，那些因為開車時的不良坐姿，而產生的頸部問題也變得普遍。關於開車姿勢，也有兩個細節尤其需要我們注意。

大部分情況下，駕駛們在開車時都有身體前傾的習慣，這種前傾姿勢和探頭看電腦螢幕的結果一樣，都會讓頸椎處於過度緊張狀態，時間久了就會造成頸椎損害。同樣的，如果駕駛座的椅子高度距離

圖20　開車姿勢

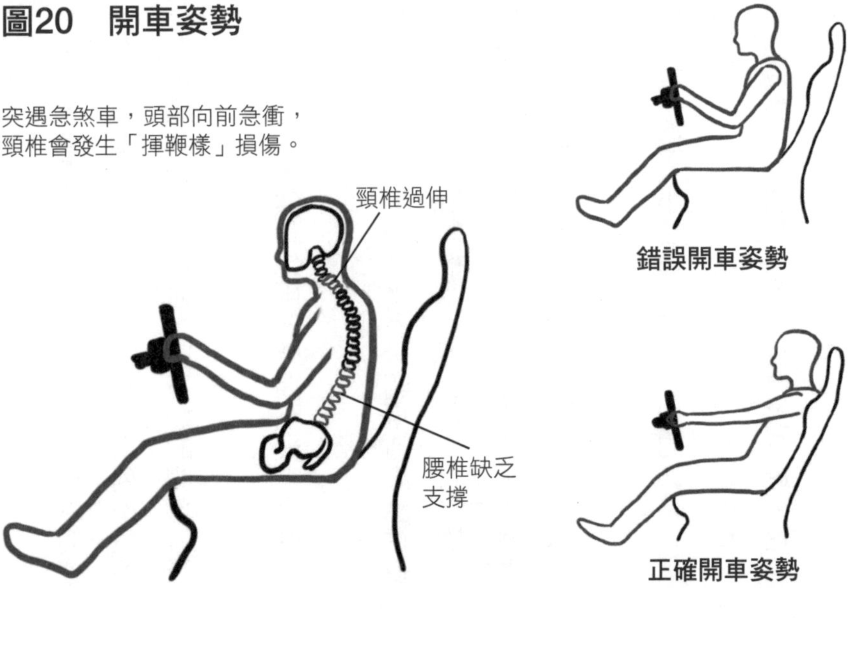
突遇急煞車，頭部向前急衝，
頸椎會發生「揮鞭樣」損傷。
頸椎過伸
腰椎缺乏
支撐
錯誤開車姿勢
正確開車姿勢

調節不當，也會在駕車時讓頸椎長時間處在錯誤的姿勢。

我剛開始在美國開車時非常緊張，喜歡把座椅位置調得很高，行進時還會無意識的把頭往前探，開車一個小時下來，每次下車時都會有點頭暈。其實這就是因為一系列不良姿勢在長時間下，不知不覺中加大了頸椎的負荷，刺激到我的大腦供血，因不好的開車習慣引起頸椎病，也是最常見的情況。

如果說長時間開車時的勞損屬於慢性病變，那麼起步和煞車這兩個時間點最容易帶給我們的，就是頸椎急性損傷。

在市區開車，常常會因為塞車而頻繁起步和煞車，從某種角度來看，開車造成急性損傷的機率也頗大。起步和煞車這種突然加速或減速的行為，對頸椎非常不友好，因為慣性作用，駕駛的頸椎會隨著加速或減速朝相反方向甩動，就像甩鞭子一樣。在臨床上，我們把這種前後方向的被動運動稱為「揮鞭樣動作」，這種動作最容易引起頸椎間盤、脊髓的損傷。

為了降低這種損傷的風險，在駕駛座的靠背上放一個大小合適、軟硬適中的靠墊，讓頸椎隨時處在舒適的狀態，能給頸椎帶來更好的保護。

最後，和伏案工作一樣，即使我們在各方面都做到了預防和保護，也要盡量避免連續開車一小時以上。

03 枕頭高度很講究，太高太低都傷頸

枕頭的形狀和頸部的生理曲度息息相關。一個合適的枕頭，可以有效防止頸椎退化性病變的發生和加重，判斷枕頭是否合適的一個簡單方法，就是每天睡醒起床時感受一下，頸部症狀是緩解了？還是加重了？

現在市面上的枕頭大多是扁平形狀，這樣的枕頭很難貼合頸椎正常的生理曲度，當後腦勺被墊住之後，頸部後側因為前凸曲度，會出現一個很大的「空檔」，這裡是頸部著涼和受力不穩的好發位置，同時肩部也會因為在睡眠中長時間缺乏支撐，而出現肌肉疲勞症狀，所以長期使用這樣的枕頭，並不能放鬆肩頸部。

市面上還有一些專門治療頸部不適的枕頭，採用記憶材質塑形出貼合頸椎前凸曲度的「馬鞍形」形狀，試圖以此提供頸部足夠的支撐。但這些枕頭因為固定性太強，迫使我們一整夜保持同一個姿勢，無法自由翻身調整。這種在睡眠中將頸椎固定在某個相對安全的位置的方法，同樣對於預防或治療頸椎病沒有幫助。

從醫學角度來講，高枕並非無憂，枕頭過高會讓頭頸部過度前屈，頸椎後方肌群韌帶長時間被拉得過長，而缺血甚至勞損，脊髓前移而被前方的椎體壓迫。如果枕頭過低，也會使頭頸部長期處於後仰狀態，使得前凸角度增大，頸部前側肌群和前縱韌帶因張力過大而慢性勞損，椎管因頸椎過伸牽拉而容積變小，脊髓和神經根相應變短，加之椎間盤突出、骨質增生或韌帶肥厚骨化，都可能因為壓迫而出現症狀（見左頁圖21）。

如何選擇和調節枕頭的高度？

無論枕頭過低還是過高，都會對頸椎關節、韌帶、肌群、脊髓、神經根造成不利的影響，長期作用之下，更是會加速頸椎的退化性病變。所以需要掌握枕頭支撐的原則，靈活調整枕頭高低，在仰躺狀態下，枕頭需要同時支撐住頭部、頸部和肩背部後側，而習慣側臥的人，枕頭高度應該略高於自己的肩寬為適宜。

如果已經被診斷出了頸椎病，那麼枕頭的選用就需要考慮更多方面了。

當頸椎病伴隨明顯的活動障礙時，有可能是頸椎間盤的突出壓迫到了脊髓，這時枕頭需要稍微低一些，睡覺時頭部略微向後仰，可以在一定程度上緩解頸椎間盤後部對脊髓的壓力，和椎體後緣的張力。

圖21　高枕或低枕都會傷害頸椎

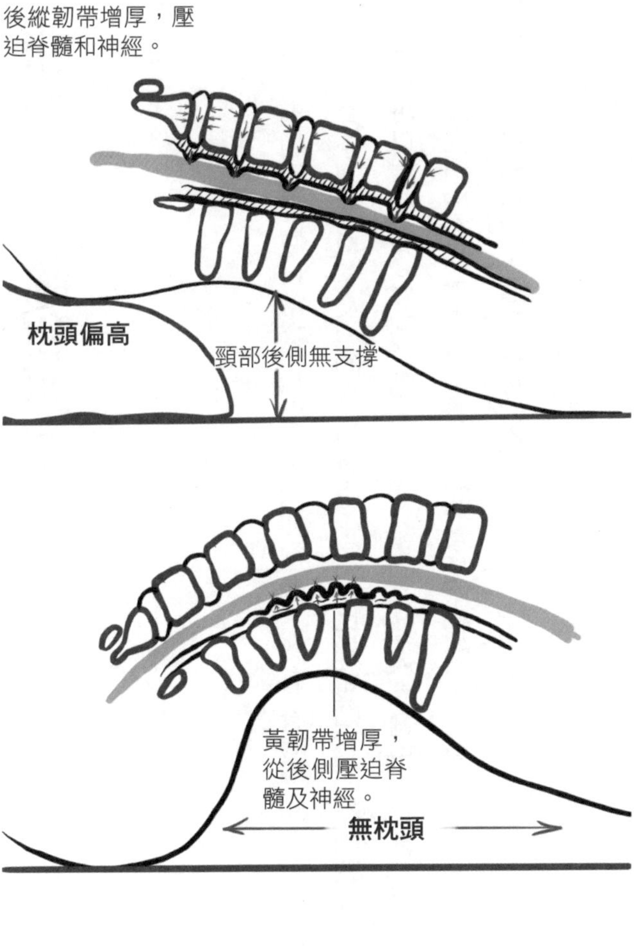
後縱韌帶增厚，壓
迫脊髓和神經。
枕頭偏高
頸部後側無支撐
黃韌帶增厚，
從後側壓迫脊
髓及神經。
無枕頭

當頸椎病主要表現為手臂發麻、頸部疼痛時，可能是椎管後方的黃韌帶骨化肥厚，對脊髓後方形成了壓迫，這時枕頭可以稍微高一點，睡覺時略微向前低頭，頸椎相對屈曲的角度可以使相應節段的椎管容積增大，減少脊髓壓迫程度。

04 頸托、頸圍和頸環

目前市面上的頸椎病日常矯正治療器械非常多，各有各的優點，它們對於固定、制動（按：限制脖子的活動程度）的作用各不相同，比如頸圍只能限制頸椎正常活動的三〇%，而頸托可以限制七〇%的活動。頸托、頸圍並非人人適用，正常人戴久了會減弱頸部肌群力量，頸椎病患者如果沒有選對合適的頸托、頸圍，也會達不到有效的治療作用，所以需要結合自己的情況，選擇適合的產品。

頸圍、頸托不宜久戴

在頸椎病患者的防治過程中，頸部固定和制動很重要。醫生常常使用支架、頸圍等體外限制脖子活動的支具，來穩定頸椎而達到治療目的。

一般常用的是頸圍，神經根型頸椎病或椎動脈型頸椎病，表現出比較嚴重的疼痛、麻木或頭暈症狀的病人，或是頸部外傷後頸椎骨折、椎體滑脫等情況的病人，都需要使用頸圍來固定頸部位置、維持頸椎穩定。

大部分頸椎病都和不良姿勢有關，低頭前屈時，椎間隙內壓力增大，而後側黃韌帶鬆弛後，又會在抬頭時引起向前壓迫脊髓。因此，頸圍可以使頸椎保持前後平衡的中立位置，並加以固定和制動，有利於頸椎病的恢復。

對於外傷後需要手術的病人，頸圍可以在手術前為手術創造條件，減輕創傷局部及鄰近部位的創傷反應，限制脖子活動，避免軟組織之間過度沾黏。

目前市面上的頸托主要分成三類：軟質型、充氣型和硬質型。比起頸圍，頸托的支撐力量更大一些，所以僅限於病情較重的人使用，不建議正常人當作預防措施來佩戴。

與頸圍僅能讓脖子保持中立位置不同，頸托可以根據治療要求，讓患者的頭頸部保持輕度屈曲，這種體位可以讓頸椎後部小關節稍稍打開，藉由增大椎間孔來緩解神經根的壓力。而因為頸托的造型設計，在屈曲位對於前側的支撐力量也是足夠的。

因為頸托的支撐力過大，長期佩戴會引起肩頸背部的肌肉力量下降、關節僵硬，所以無論病情有多嚴重，都不建議佩戴太長時間，在症狀逐漸減輕後，就應當及時除去頸托。

一般手術病人使用時間為一個月至三個月，手術後需要到醫院複診，在醫生做出專業的評估後，再決定是否可以停止使用頸托。

圖22　頸托

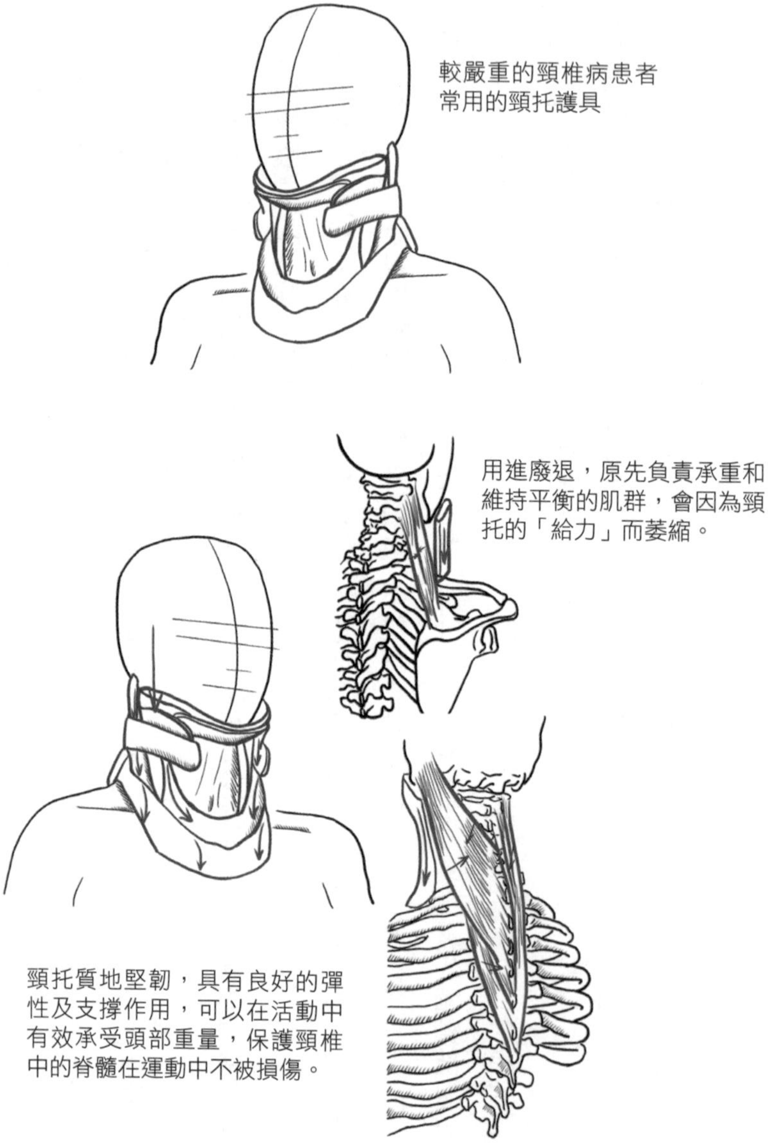
較嚴重的頸椎病患者
常用的頸托護具
用進廢退，原先負責承重和
維持平衡的肌群，會因為頸
托的「給力」而萎縮。
頸托質地堅韌，具有良好的彈
性及支撐作用，可以在活動中
有效承受頭部重量，保護頸椎
中的脊髓在運動中不被損傷。

戴鈦圈治頸椎病？沒有醫學根據

近年來，許多人會戴鈦製的項圈，根據廣告所述，這條鈦項圈可以預防頸椎病，還可以降低血脂。從專業角度來看，鈦輔助治療頸椎病並沒有任何科學依據。

商家試圖從人體電流角度解釋鈦項圈的治療原理，宣稱鈦金屬獨特的電流性能，可以調節紊亂的人體電流，尤其是頸部，但事實是鈦項圈根本就不導電，自身也不帶電，是個絕緣體，更不存在磁場，因此沒有任何科學原理能說明，它可以調節人體紊亂的電流。

目前，沒有任何醫學文獻表明，鈦項圈對防治頸椎病具有明確療效。鈦項圈不可能緩解肩頸部疲勞，更不可能治療頸椎病。

05

頸椎病的日常保護

頸椎病的日常注意事項和護理方法很簡單，只要堅持保養就好。對於頸椎病患者而言，在戶外跑步、散步、跳廣場舞、做保健操時，需要更加小心，在這部分最後就和各位分享一些頸椎病患者的日常注意事項。

避免風、寒、溼

寒冷、潮溼等刺激因素，會降低身體對疼痛的耐受力，雖然不會直接引起頸椎病，但是對於頸椎病患者而言，風、寒、溼會透過自律神經系統，導致皮膚、皮下組織、肌肉等結構內的血管舒縮功能出問題，發生血管痙攣、缺血、局部組織供血不足、淋巴液回流受阻、組織水腫、代謝產物積蓄、纖維蛋白沉積、沾黏等一系列變化。頸椎病患者頸部著涼後，就容易出現痠脹不適、肌肉僵硬、關節活動受限、局部疼痛等症狀。這些情況在驟然降溫、陰雨天氣時更為明顯，因此頸椎病患者應該格外注意保暖、避風寒，避免在潮溼陰冷的環境中工作或居住。

跑步不要過度低頭或抬頭

大家都知道，跑步、散步有利於健康，但對於頸椎病患者而言，如何在跑步散步時保護好頸椎更加重要，不正確的跑步方式不但對頸椎病不利，還會導致頸椎部分骨骼和肌肉受傷。

在跑步前，要做好充分的準備，先從慢走到快走，同時開始甩臂，十分鐘後才可以起跑，跑步後也不要立即停下來，要繼續散步，以散步的方式休息片刻後才能停止。在跑步時要避免受涼，配合深呼吸、上下肢活動和全身伸展。

在跑步時，頸椎病患者要格外注意姿勢，避免過度低頭或抬頭，雙眼注視前方，這樣的中立位置在跑步時不會對頸椎造成傷害。同時，髖部和腰部的左右扭動幅度不要過大，因為幅度太大會讓脊柱不穩，增加頸椎受傷的機率。跑步時盡量使後背挺直放鬆，雖然身體前傾能使前腳掌著地，從而減少膝關節受傷，但對於頸椎病患者而言，還是建議挺直上半身跑步，讓後背肌群得到鍛鍊。

頸椎病患者要更加避免腳跟著地的跑姿，或是選擇一雙腳後跟有足夠減震性能的跑鞋，著地時也要讓膝關節順勢微微彎曲，輕快的落地可以減輕地面反作用力給骨骼造成的負擔。跑步時雙肩要放鬆，避免聳肩或彎腰駝背，這些不良的姿勢都更容易使人疲勞，尤其是肩頸部更容易僵直不適。

健身操有助於復健，但術後初期先別跳

健身操對拉伸肌群和增強力量具有顯著的效果，在頸椎病的預防、治療、康復過程中，有重要的作用。需要注意的是，在頸椎病發作期，各項運動都應該緩慢漸進的完成。脊髓型頸椎病患者、頸部活動容易出現眩暈者，以及手臂放射麻木者，如果運動後症狀加重，就應該減少動作幅度或強度，甚至停止運動。

對於手術患者而言，術後未癒期應該佩戴頸托限制活動，可以做一些小範圍的頸部肌力運動，但不建議做健身操。在照過X光，確定術後恢復良好後，才能開始做頸部關節的運動。

第3章
85％的頸椎問題，免手術就能解決

頸部結構精密，神經、血管、肌肉、韌帶穿行在頸椎之間，只要一個小問題，就有可能牽一髮而動全身。

檢查頸椎有諸多方法，從活動程度到神經反射，從壓痛到頭暈，對照各種頸椎影像，有經驗的醫生能夠大致了解頸椎內部發生了什麼，然後有的放矢的去解決問題。

本章就和大家分享一些常用的頸部診療方法，以及這些方法背後的原理。

01

三種自我檢查方法

頸椎病的症狀錯綜複雜，當出現這些症狀時，我們如何判斷出自己是否得了頸椎病？在拍X光或做磁振造影這些影像學檢查之前，我們可以先做一些簡單的自查，幫助初步判斷頸椎是不是出問題了。

壓這裡會痛，就是頸椎有問題

頸椎病的壓痛點都有一定的區域，按照肌群和神經的分布，主要分為三個壓痛區域（見左頁圖1）。

第一個區域在上下棘突之間凹陷處，這對於醫生定位頸椎病發生在哪些節段很有幫助，尤其是頸椎病早期，往往壓痛點和出問題的節段一致。頸椎病後期，因為椎間關節周圍韌帶鈣化、骨質增生，所以壓痛會變得不明顯。

圖1　頸椎病的壓痛點區域

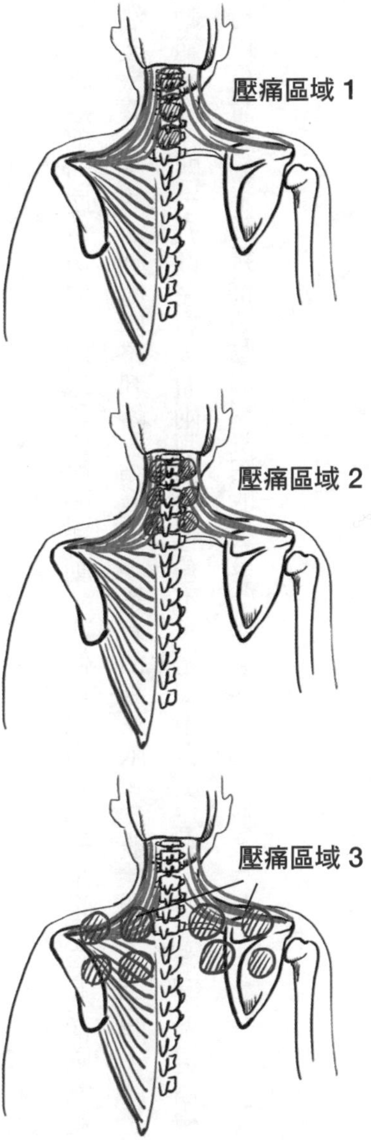

圖2　頸部活動範圍測量

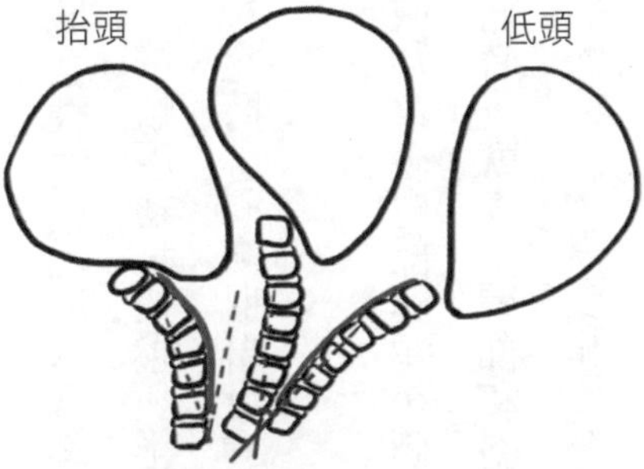

前縱韌帶、後縱韌帶分別限制頸部過伸及過屈。

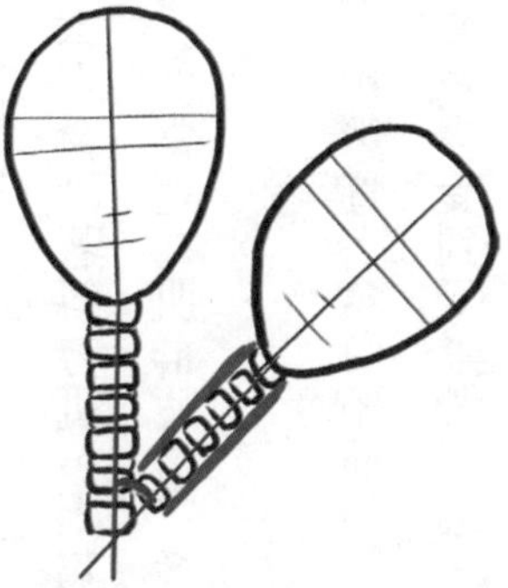

橫突間韌帶限制頸部側屈範圍

第二個區域為棘突兩側一公分到一．五公分有壓痛。檢查時，沿著棘突兩側由上到下、由內到外，按順序逐點按壓。椎旁壓痛點基本上會沿著斜方肌，因為當頸部深層肌群無法支撐頸部穩定時，斜方肌群就會一起來幫忙，而當這些肌群疲勞之後，就很容易按壓會痛。

第三個區域為背後肩部與頸後側的交界區域，和鎖骨上窩與頸部前側的交界區域，當這片區域被壓痛時，就表示肩部和斜方肌群都或多或少受到了影響。臨床上我們還可以把它稱為「肩頸症候群」，需要和肩關節問題引起的疼痛區別開來。

脖子可以轉到哪裡才到位？

藉由讓頭部前屈、後伸、旋轉和側屈的活動，我們可以用量角器來量化這些活動的範圍，然後根據正常的活動範圍來判斷，頸部是不是有活動受限。一般抬頭、低頭時，脖子的活動範圍都在四十五度左右，而兩側側屈也差不多是四十五度左右。對著鏡子做這個檢查，可以更量化的了解頸椎活動出現受限的程度（見第九十七頁圖２）。

02 骨科醫生怎麼檢查脖子？

上一節已經講了如何自我檢查，這裡再介紹門診骨科醫生常做的三個進階物理檢查。因為關係到力度和角度，所以不建議大家在家裡自己嘗試，介紹的主要目的，是讓大家了解在醫院看病時，醫生的每一個檢查比畫在做些什麼。

● **椎間孔擠壓試驗**（見第一〇一頁圖 3）

又稱為壓頭試驗。具體方法是，患者把頭略微向患側傾斜，醫生雙手交叉，放在患者的頭頂，緩慢均勻的施力往下按壓。

如果神經根有損傷，就會因為椎間孔狹小受到壓力，而出現肢體放射疼痛或麻木的感覺，這就是陽性，說明神經在椎體之間椎間關節的地方被壓迫到了，這也是神經根型頸椎病的一個重要表現。

● **椎間孔分離試驗**（見左頁圖4）

又稱引頸試驗，方法和椎間孔擠壓試驗正好相反。先讓病人端坐，醫生兩手分別托住病人的下巴，用胸部或腹部頂住病人的後腦勺，緩慢均勻的施力，向上牽引頸椎，來擴大椎間孔空間。如果在做檢查時麻木疼痛都減輕了，那就是陽性。

● **臂叢牽拉試驗**（見左頁圖5）

病人端坐，頭微微前屈，同時向頸部沒有症狀的一側傾斜。醫生站在病人的患側，一隻手抵住病人頭頂，把頭往頸部沒有症狀的一側推，另一隻手握住病人的手腕，往相反的方向拉，如果病人上肢出現麻木或放射痛，那就是陽性，表示有神經根型頸椎病的可能。

除了這些物理檢查方法以外，臨床醫生還會對病人的肌肉張力（按：肌肉在放鬆狀態下的緊繃程度）、肌力、神經的生理反射和病理反射，分別做全面的檢查，來確定頸椎病的病程、病變位置和嚴重程度。

以上所有檢查方法都不能真正確診頸椎病，還需要做影像學檢查，包括X光、電腦斷層攝影（Computed Tomography，簡稱CT）和磁振造影。

圖4　椎間孔分離試驗（引頸試驗）

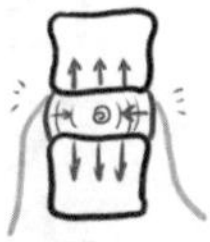

檢查手法為減輕原有病灶對椎間孔中神經根的壓迫力道，讓神經放射痛消失。

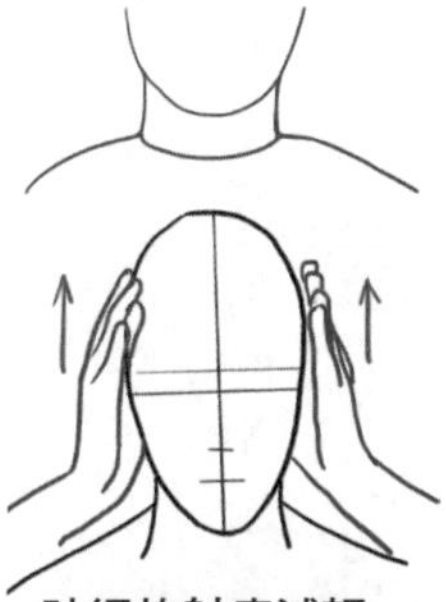

神經放射痛減輕，檢查結果即是陽性（＋）。

圖3　椎間孔擠壓試驗（壓頭試驗）

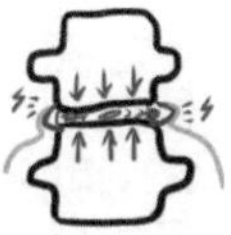

檢查手法為加重原有病灶對椎間孔中神經根的壓迫，藉以引起神經放射痛。

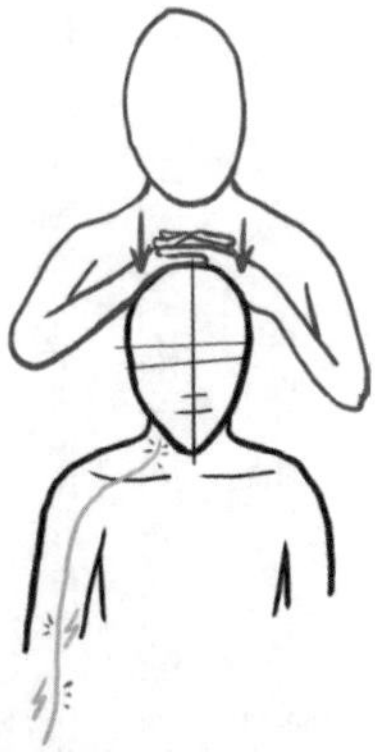

神經放射痛，檢查結果即是陽性（＋）。

圖5　臂叢牽拉試驗

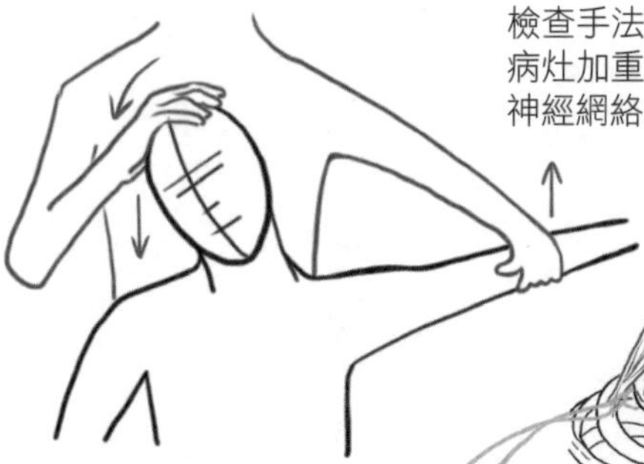

檢查手法為，使原有病灶加重頸肩處臂叢神經網絡的壓迫。

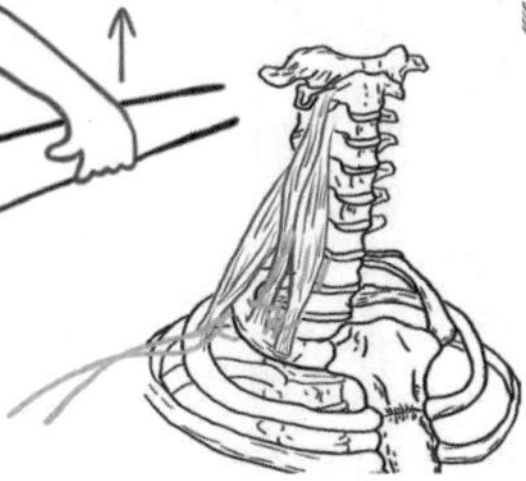

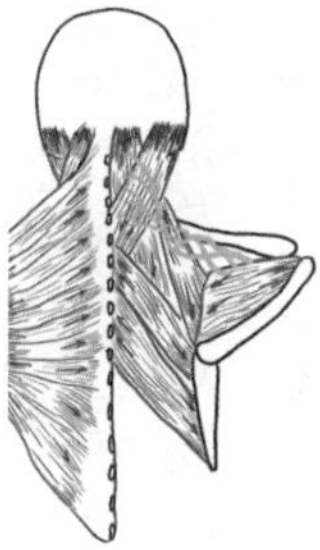

手臂到手指出現麻木、放電感，檢查結果即是陽性（＋）。

03 從X光看出頸椎病程度

通常藉由頸椎側位X光，就可以很清楚的確診頸椎是否增生、生理曲度是否異常。根據頸椎病變的位置，X光可以從四種角度分別「取景」。

● **頸椎正位片**（見第一〇四頁圖6）

顧名思義，就是從患者的正前方拍攝，主要觀察頸椎左右對不對稱、椎體鉤突有沒有骨質增生、棘突有沒有向某一邊偏斜（單節椎體發生扭轉）。如果想要更清楚看到頸椎最上面兩節特殊的椎體聯合體（按：第一、二、七節頸椎因形狀較不同，為特殊頸椎），在拍正位片時會讓患者張開嘴巴，因為嘴巴張開少了牙齒的遮擋，就能直接看到寰樞關節（按：第一、二節頸椎之間的關節）。這類X光片也被稱為「正位開口片」，從這個半俯視的視角，可以清楚的確定寰樞關節有沒有脫位、之間的連接齒突有沒有骨折等。

●頸椎自然側位片（見第一〇四頁圖 7）

從側面拍頸椎，可以很清楚看到生理曲度、椎間隙高度、椎體骨質增生，除了一目瞭然的定性發現，我們甚至能直接測量任何想知道的尺寸。在脊柱研究中，很多團隊都在針對各種影像上的測量參數，進一步細化診斷分型，更精確的指導臨床醫生的策略。比如：椎管被壓迫多少，可以認為脊髓可能出現病變；椎間隙變得多窄，可以認為椎間盤突出；頸椎曲度多大可以確診為頸椎病等。

頸椎病患者的側位片上，常常會看到三種主要的改變。首先最直接的資訊就是頸椎曲度，正常向前突的生理曲度、頸椎生理曲度變直或向後反方向凸起（頸椎生理曲度反弓）。只需要一把直尺，我們就能知道頸椎曲度的變化趨勢。當頸椎曲度不再往前突，逐漸消失變直甚至反弓時，無論骨質有沒有增生、椎間隙高度怎麼變化，光是曲度的改變就已經顯示頸部的急性損傷了，這也是頸型頸椎病或神經根型頸椎病早期的影像學改變。

看完頸椎曲度之後，需要觀察的是椎間隙。這裡我們還是要用到尺，來測量椎體和椎體之間的垂直距離，正常的頸椎前緣椎間隙大小約為四公厘，後緣椎間隙大小約為兩公厘。當椎間盤含水量變少時，椎間盤的高度會逐漸萎縮，在 X 光上反映出來的，就是椎體之間距離更近，也就是椎間隙變窄。

觀察完整體曲度和各節椎間隙高度之後，最後才回到頸椎椎體，要一節一節觀察椎體各部分的骨質增生，特別是椎體邊緣更有可能產生骨質增生和韌帶鈣化。因為骨質增生和應力分布有很大關聯，所以在頸椎下半部分的第四節到第七節椎體比較常見。在X光片上，那些白色不規則的椎體邊緣，都是骨質增生的表現。

● 頸椎過屈位和過伸位

從側面觀察頸椎，除了要拍自然姿勢以外，有時醫生還會讓病人在低頭或抬頭兩個姿勢下，再分別拍兩張X光片，這種側位片被稱為「頸椎動力性側位片」。

病人分別做出頸椎過屈或過伸的姿勢之後，椎間盤退變造成的椎間隙鬆動更容易顯現出來，所以，頸椎動力性側位片對於頸椎病的早期診斷，幫助更大。

根據椎體解剖，我們知道椎體兩側的關節突，和椎體後側緣的鉤狀突連在一起，成為非常重要的鉤椎關節承重

圖6　正位開口片

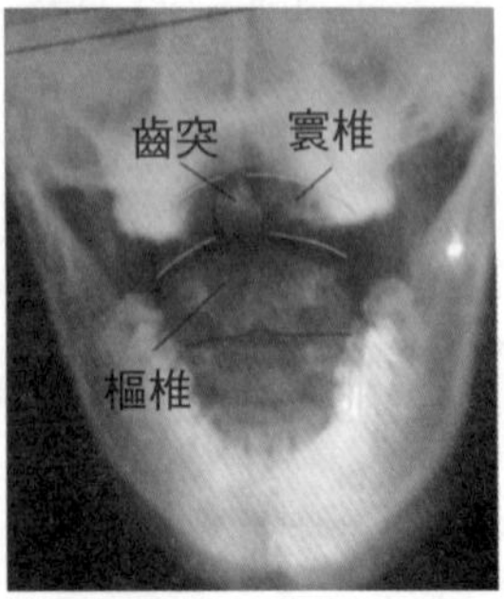

圖7　頸椎自然側位片

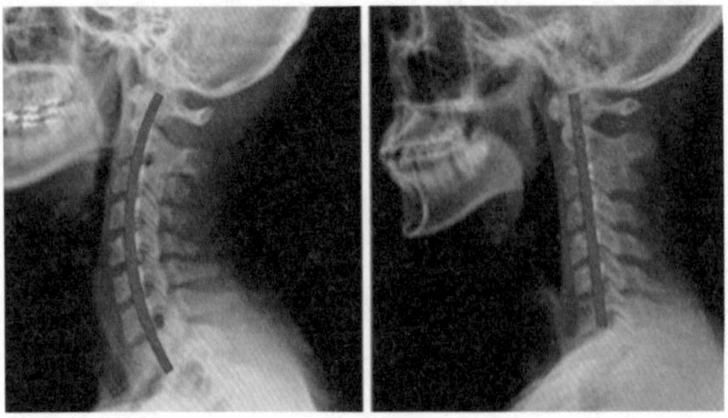

結構，這部分結構的骨質增生或脫位，都會壓迫到椎動脈，引發大腦供血不足。然而這個位置太深，無論是X光的正位片還是側位片，在影像輪廓中都看不清具體的關節結構。

● **頸椎斜位片**（見圖8）

對於這部分重要結構，X光會採用第三種角度，分別從頸部斜後側向中間拍攝，這樣可以更完整暴露出椎間孔和鉤椎關節的輪廓，從這個方向可以看清，椎動脈進入大腦附近椎體骨質增生的情況。這個角度稱為「頸椎斜位片」，在頸椎不適伴有頭暈的病人中，常常會採用這個角度，來檢查椎動脈有沒有被增生的鉤椎關節壓迫。

圖8　頸椎側位片及斜位片

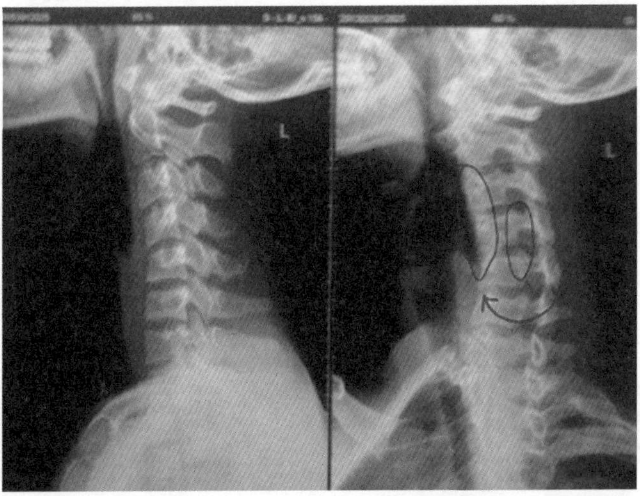

側位片　　斜位片

相對於體檢，X光檢查可以直接看到頸部結構的具體變化，是疾病診斷的一項黃金標準（按：當前臨床醫學界公認的診斷疾病最可靠方法），但因為X光本身存在一定的放射線風險，所以不要輕易去照X光。

對於頸椎曲度變直這類「初級」病理結構改變，並不一定要拍X光才能發現，有時觀察生活細節，也能發現這些問題。站立時，正常人從側面看，耳朵、肩膀到髖關節應該呈直線；如果頸椎退化，頸椎位置就會前傾，耳朵的垂直位置會在肩線的前側（見圖9）。

圖9　從耳朵位置看頸椎曲度變化

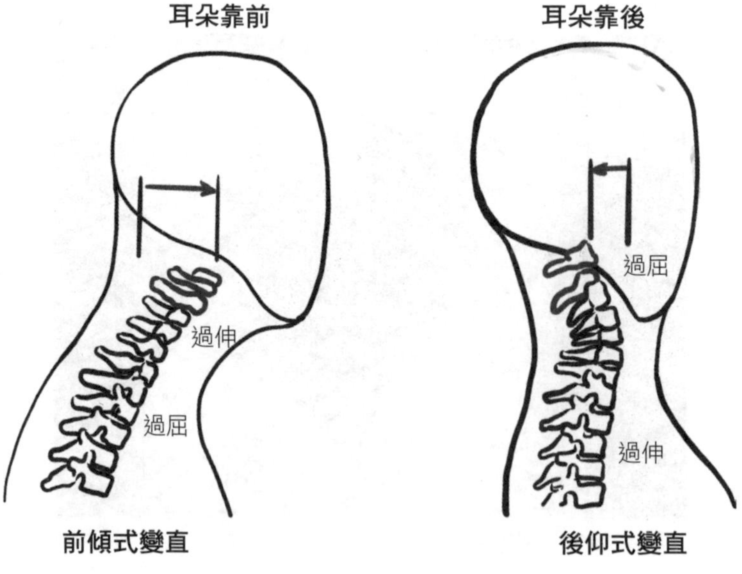
耳朵靠前
過伸
過屈
前傾式變直
耳朵靠後
過屈
過伸
後仰式變直

04 磁振造影看椎間盤

在磁振造影裡，當看到椎間盤顏色和其他椎間盤不一樣時，通常是發黑，往往顯示這幾節椎間盤的纖維環出現了變性。磁振造影成像的原理，就是水的共振效應，椎間盤因為沒有辦法吸收足夠的水分，含水量會大幅降低，看到的顏色層次，會因為含水量下降而顏色變深，根據灰度深淺不同，我們就能大致讀出椎間盤的「年齡」。

椎間盤從二十歲就開始退化

雖然骨質疏鬆、骨關節病變這些身體「生鏽」的慢性筋骨病，大多在中年時候發生，但是椎間盤因為結構和材質的關係，它們的年齡週期只有二十年的健康壽命。椎間盤退化性病變通常從我們二十歲時就開始了。

椎間盤變性的資訊，在顯微鏡下要豐富得多，在含水量變化的背後，還有各種組織結構的降解和斷裂。椎間盤的三大組成部分（纖維環、髓核和軟骨終板）都有各自不同的「變性」特點，相輔相成，因為降低整個椎間盤的力學特性和抗壓能力，會增加椎間盤受到損傷的風險。

椎間盤變性是自然衰老的規律，對於我們日常生活及工作原本並沒有影響，但是因椎間盤變性而無法適應外界環境和壓力造成的「二次損傷」，才是引起頸椎病、腰椎病最重要的原因。

椎間盤的生命源泉——膠原蛋白和多醣體

因為椎間盤的纖維環裡沒有血管，不能透過血液有效率的往裡面輸送營養，所以纖維環是最容易出現變性的部分。在磁振造影上看到的椎間盤，往往是周圍發黑而中心泛白，這就表示椎間盤周邊的纖維環率先變性，含水量下降，而位於中心的髓核仍正常。

一般從二十歲開始，椎間盤的纖維環就會開始變性。本來排列整齊的膠原纖維，因為膠原蛋白的降解和重組，一部分纖維會縮成一團，有的纖維會逐漸增粗，使得整個纖維環的纖維排列出現紊亂。原本合理簡約的排列被打亂之後，纖維環的承重能力越來越差，有些比較脆弱的纖維就會因為承受不了重壓而斷裂。

髓核原本是充滿水分的，因為裡面有非常多的多醣體。隨著年齡的增長，多醣體的覆蓋率越來越少，使得髓核含水量逐漸降低（從八〇%降到七〇%）。

椎間盤髓核含水能力的多寡，決定了整個椎間盤的抗壓能力。髓核通常從二十五歲就開始乾旱了，隨著水分的下降，整個髓核會出現一些崩解現象。而且因為含水量小，髓核越來越難以吸收來自周圍的壓力，會順著纖維環的裂縫，一點一點的從中間被擠出去（見圖10）。

椎間盤的營養來源──軟骨終板

在椎間盤和椎體的邊界上，都隔著一道「軟骨終板」，軟骨終板可以提供微乎其微的支撐作用，但它們的主要功能，還是作為輸送營養的管道，和

圖10　椎間盤髓核的狀態

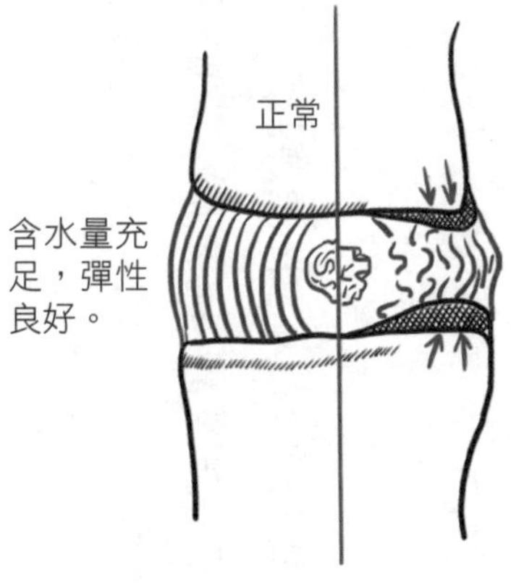

圖11　軟骨終板的退變

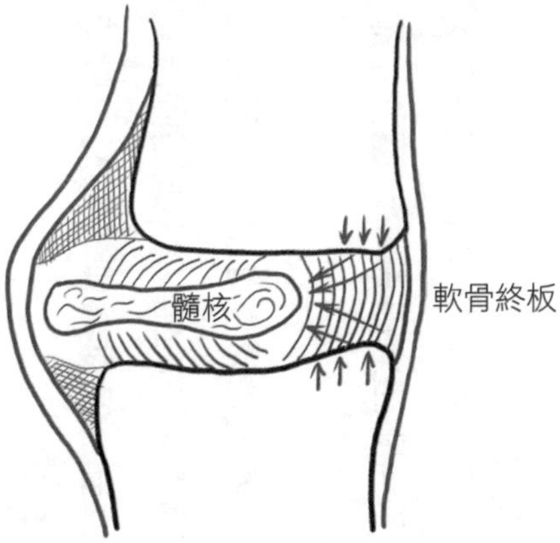

過濾有害發炎物質的濾網。

軟骨終板會隨著年齡增長而變薄、變疏鬆，在受到過大的壓力之後，就會塌陷，而且因為軟骨終板內部骨小梁（按：骨骼內部成網狀的組織）之間的空隙增大，使得原先的濾網通透性加大，一些有害的發炎因子順著這些通道「倒灌」回椎間盤，也會加快椎間盤的退化性病變（見第一〇九頁圖11）。

椎間盤變性會表現在纖維環、髓核、軟骨終板等方面，是一個隨著年齡增長而全面降解、退化的過程，它們之間的退變也會互相促進，因彼此的變性而加快各自的退變進程。

膨出、突出和脫出

常見的椎間盤損傷有三種：椎間盤膨出、椎間盤突出和椎間盤脫出。雖然這三種損傷翻譯成中文的名稱只有一字之差，但嚴重程度上卻大相徑庭。根據嚴重程度從輕到重排序的話，依次是脫出最嚴重，突出次之，膨出最輕微。而它們之間在病理上的直接區別，可以用第一一二頁圖12概括。

● 椎間盤膨出（圖 12 左）

通常是對健康的椎間盤施加過度的外力所導致。液體的滲透壓大小和體積成反比，健康的椎間盤纖維環排列整齊，含水量充足，當外力施加在椎間盤時，它們會被壓得很扁，此時內部的體積不斷縮小，所含的水分越來越擠，所反映的液壓也會越來越大。

椎間盤膨出其實就是椎間盤吸收過大衝擊的過程，由於肌肉緊張，無法為椎體分擔外力，使得椎間盤負擔過大。一般椎間盤膨出，都會伴有對應區域的肌肉痠脹和僵硬。

● 椎間盤突出（圖 12 中）

多半發生在椎間盤纖維環變性之後。纖維環變性通常會表現在膠原纖維變脆、變纖細，加上頻繁的外力作用，非常容易撕裂。當纖維環裡的膠原纖維撕裂出一條縫隙，加上外力持續擠壓，髓核就會不由自主的「越獄」了。

雖然髓核此時逃出了纖維環「囚室」，跑到外面，卻被「監獄圍牆」後縱韌帶攔住，成了「越獄未遂」的狀態，就是椎間盤突出。說是「未遂」，其實已經造成很壞的影響，因為髓核流出物通常量很大，從纖維環裡流出來後，很難一下子被後縱韌帶完全攔住，而是會帶著後縱韌帶一起向後方突出一點，這個完整的過程，就是椎間盤突出。

此時突出的病變已經離開正常的椎間盤區域，勢必對周圍的神經根和脊髓造成壓迫或刺激，而出現疼痛或放射麻木。當打噴嚏、改變體位、負重過度時，椎間盤內部壓力陡然增大，就會使突出變得更大，受壓迫的程度更重，造成症狀加重。

● 椎間盤脫出（圖12右）

一般發生在後縱韌帶受損嚴重的情況後。髓核的「越獄」大計終於成功，因為裡應外合，最後一道後縱韌帶「圍牆」被過分的外力拉傷撕裂，髓核被徹底從椎間盤裡擠出來，掉進椎管裡。

椎間盤突出至少還有一層具有彈性的韌帶「包」著，相較而言，椎間盤脫出就徹底得多，不僅脫落的椎間盤在椎管裡影響很大，而且很難透過調整體位來緩解這些症狀。當敲擊這些區域時，疼痛很劇烈，肌肉也非常痠痛僵硬，在磁振造影檢查中，可以清楚看到脫落的椎間盤的蹤跡，這個時候手術是最好的選擇。

圖12　椎間盤損傷的三種形態

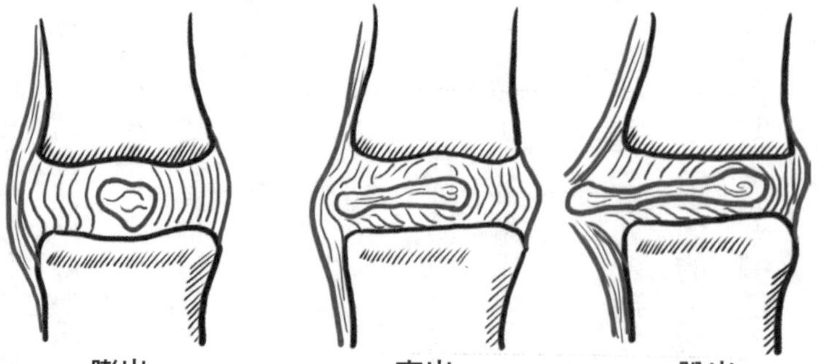

以上三種椎間盤的病變，都發生在椎間盤變性的基礎上，相對而言，膨出的椎間盤本身變性程度並不大，所以只有椎間盤膨出可以透過積極預防和治療來恢復。椎間盤突出和椎間盤脫出根據具體的情況，需要採取更有針對性的治療，但即便如此，這節椎間盤也不可能恢復到過去的承重功能水準了。

頸椎間盤突出

結合椎間盤突出壓迫周圍組織所產生的臨床表現，和相應的影像檢查結果，在多數情況下，很容易對該病做出診斷。

臨床上，椎間盤突出的發病情況可以分為三類：

第一類是急性頸椎間盤突出。急性指的是發病時間短暫，一般一週到三週的時間，患者感到頸部出現疼痛不適，還伴有一些手麻的症狀，磁振造影檢查也證實椎

圖13　椎間盤脫出的磁振造影

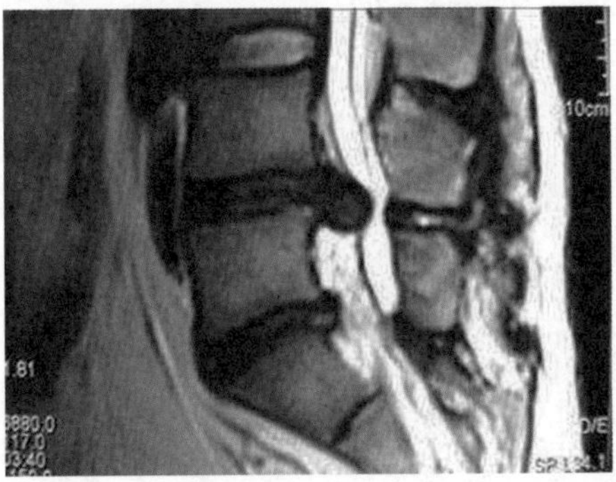

該頸椎磁振造影中，椎間盤中的大部分被擠壓進椎管，壓迫到椎管內的神經，即是「椎間盤脫出」。

間盤有突出，並且有壓迫到周圍脊髓或神經根的跡象。這種類型在臨床上比較多見，及時診斷並早期積極治療，九〇%以上病例可痊癒。

第二類是外傷性的頸椎間盤突出。在急性表現以外，還有明確的頭頸部外傷史，原因可能是運動時被撞後摔倒，也可能是緊急煞車的慣性導致頭頸往前衝，這些意外的外傷都可能導致頸椎間盤外層的纖維環撕裂，髓核向外突出。

一般年輕人椎間盤的外層纖維環較脆弱，因此更容易出現外傷性的椎間盤突出。藉由磁振造影，可以看到椎間盤有明顯的突出或脫出，但多半沒有椎間盤脫水變性發黑的早期病理改變。磁振造影同時還需要進一步觀察，是否伴有頸椎骨折或脫位，因為外傷性頸椎間盤突出程度往往較重，大約一半以上會同時牽涉到韌帶拉傷，伴隨椎管狹窄症。

第三類是慢性頸椎間盤突出。它和急性的最大區別，就是發病時間和反覆發作的情況。慢性頸椎間盤突出大多發生在連續加班勞累多天之後，在長期伏案的上班族和學生中尤其多見。臨床症狀主要表現為：頸椎相應節段局部壓痛和神經受壓的根性症狀，磁振造影也能證實，壓迫局部組織的只有突出的椎間盤，沒有韌帶、骨刺等其他致壓物。

因為發病情況來自病人口述，對於分型的判斷仍然不夠客觀。而醫生在診治時，需要更多客觀指標來支持自己的判斷，因此椎間盤突出的位置和壓迫程度，就是一個更加理想的指標，大部分醫生也更傾向於從突出物部位及症狀來分型。臨床上一般可以分成「壓到中間」和「壓到兩側」兩個類型。

椎間盤突出壓迫到椎管中間的稱為「中央型」，臨床症狀主要表現為椎管中央脊髓受壓，引起的四肢肌力減弱或感覺障礙的症狀。磁振造影等影像學檢查顯示椎間盤突出，並壓迫到硬脊膜中央或脊髓，大多同時伴有椎管狹窄症。

而椎間盤向側方突出的情況稱為「側型」，臨床症狀以根性痛（按：或稱放射痛）為主要表現，磁振造影檢查可以看到椎間盤突出壓到椎管兩側。該區域分布神經背根節，相當於周圍神經系統的中樞轉接站，此處受壓就會向遠端的周圍神經放射出各種麻木、刺痛等異常感覺。

X光、電腦斷層、磁振造影，都能診斷頸椎間盤突出

X光常常採用頸椎正位、側位、動力位三種拍攝方位。頸椎生理前凸減少或消失、椎間隙變窄，都可以推測出局部椎間盤出現問題，但很難判斷在活動狀態時的嚴重程度。頸椎動力位側位片就能發現頸椎在任何姿勢下的情況，透過患者在低頭和抬頭兩個姿勢下的影像，就能看到相應節段不穩定的狀態。

正常姿勢加上低頭和抬頭，醫生就能全面掌握局部節段突出的椎間盤或增厚的韌帶，

會在什麼狀態下對周圍組織帶來壓迫或刺激，以及壓迫的嚴重程度到底有多大。

電腦斷層檢查對於診斷頸椎病有一定的幫助，但往往無法確診，因為頸椎結構較精細，而電腦斷層的解析度小，因此高解析度、高辨識度的磁振造影技術更有利於診斷。

頸椎磁振造影檢查對頸椎間盤突出症的診斷具有重要價值。在磁振造影上，可以直接觀察到，椎間盤向後突入椎管內、椎間盤突出的成分和殘餘髓核的信號強度基本一致，證實僅髓核突出。在中央型突出型中可見到，

圖14　頸椎電腦斷層與磁振造影

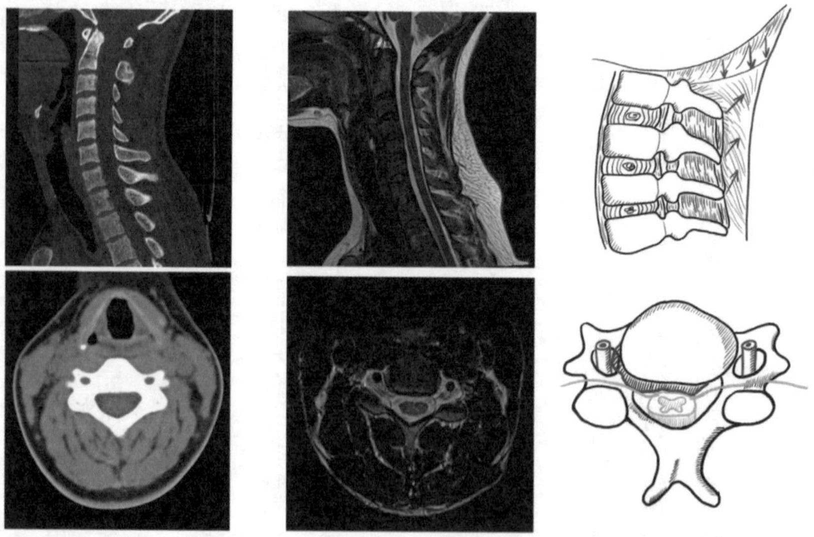

頸椎電腦斷層（CT）

透過電腦斷層，可以觀察到骨骼結構的輪廓。

頸椎磁振造影

透過磁振造影，可以觀察到軟組織的分布。

各結構手繪圖示

突出的椎間盤明顯壓迫脊髓，脊髓局部被壓迫變形，脊髓受壓後也會產生炎症，使該區域信號發生異常。側方型突出型中可見，突出的椎間盤壓迫兩側的神經根，受壓變形產生炎症，也會出現信號改變，同時因為壓迫和牽拉的作用，局部神經根會發生移位，左右會出現不對稱。

椎間盤突出有多糟？

雖然椎間盤從膨出到變性、從突出到脫出，我們都已經很清楚了，不過，即使是同樣的椎間盤突出的診斷，每個人的情況也不盡相同，會有不同的突出形狀、壓迫位置及症狀，實際的判斷還要看運氣。

纖維環裡膠原纖維的斷裂完全是隨機的，一百個人會有一百種斷裂形態組合。不同的斷裂構成不同的「越獄」通道，有的通向正後方，有的通向側後方，有的通道寬敞，擠出來的髓核突出物粗大，而有的通道窄，漏出來的

圖15　髓核突出形態不同，壓迫到的部位也不同

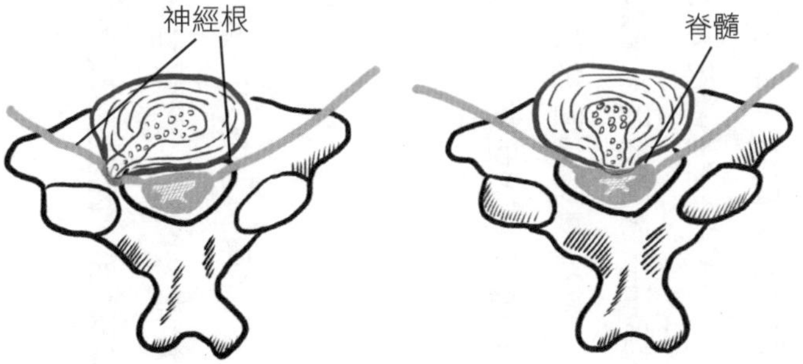

髓核突出物就細小。突出物的位置、大小和壓迫到的部位，關係非常密切。

被擠出來的髓核突進椎管或者椎間孔，如果偏向側邊，就可能壓迫到附近相鄰的神經根；如果突出物集中在中間，就容易壓迫到在椎管裡的脊髓。

平時的手麻、腳麻以及其他放射症狀，都是因為神經根被壓迫或刺激所引起，而當椎間盤集中在中間突出時，壓迫到脊髓有可能會出現更嚴重的感覺和運動障礙，主要表現為對冷熱感覺不敏感、走路像踩在棉花上一樣、握筆拿筷子時手指不太靈活、握力下降等。

椎間盤的含水量，讓人剛起床時身高最高

當椎體不受力時，椎間盤周圍的水會因為中心髓核的負壓，而被吸進椎間盤，當椎間盤吸飽水，就會變得飽滿而膨脹，為之後承受軸向壓力做足準備。椎體軸向受到壓力後，椎間盤會被壓扁，水慢慢從周圍滲出來，但仍有很多水被椎間盤纖維環上的多醣體牢牢抓住。這些水分有一定的滲透壓，且滲透壓的大小決定椎間盤承受外力時被壓扁到多少。

這個原理同樣可以解釋我們每天的身高變化。我們平均每晚睡八小時，在這八個小時裡，因為平躺的姿勢，所以椎間盤幾乎不受壓力，大量的液體趁這段時間匯入椎間盤，為白天的承重準備好足夠的液壓。隨著液體的流入，椎間盤的體積會逐漸膨脹，椎間盤的高

度也會慢慢增加（見第一二〇頁圖16）。

與之相反，在我們起床之後，一天大約有十六個小時都在直立運動，這時椎間盤的軸向會受到壓力，會由椎間盤內部的液壓慢慢吸收，與此同時，一部分水分也會被逐漸擠出椎間盤。當椎間盤含水量下降後，椎間盤的體積就會變小，高度也會下降。

人體一共有二十三個椎間盤，總厚度相當於整個脊柱的四分之一，當這些椎間盤厚度都在下降時，人的身高變化就會很明顯。

如果突然身高變矮了，首先檢查一下自己有沒有駝背或脊柱側彎。如果都沒有，那麼你的椎間盤很可能已經開始退變，並且高度萎縮了。

頸椎的韌帶護衛群

為了延緩椎間盤中水分的流失，使頸椎椎體之間的連結更穩定，在椎體和椎間盤的周圍有七種韌帶互相配合，逐層防護頸椎穩定。

● 限制椎間盤的前、後縱韌帶

前縱韌帶是椎體前方的第一道「鐵閘」，它身形修長，是一條縱行的長韌帶，是人體最長的韌帶，憑一己之力跨越了七節頸椎椎體（見左頁圖17）。

為了能支撐住整個頸椎，前縱韌帶擁有三層並列縱行的纖維結構，內層纖維還「滲透」進椎間盤的前側邊緣，和椎間盤的外層纖維交錯相連。前縱韌帶不僅長，而且在寬度上能完美包住脊柱的前側面，能在脖子後仰時，有效限制脊柱過度後伸及椎間盤向前突出。

當長期低頭造成頸椎曲度變直時，這條韌帶會出現褶皺並略微增厚，隨之逐漸開始骨化，從而其守衛椎體前方穩定的功能被削弱。

和前縱韌帶前後呼應的，是後縱韌帶。相比於前縱韌帶，它又窄又薄，只有兩層並列的纖維結構，內層的用來加固強化，外層的用來覆蓋保護，採用「八」字走向跨越椎間盤與椎體的後側。因為深層的結構起伏過大，這條韌

圖16　人體一天的身高變化

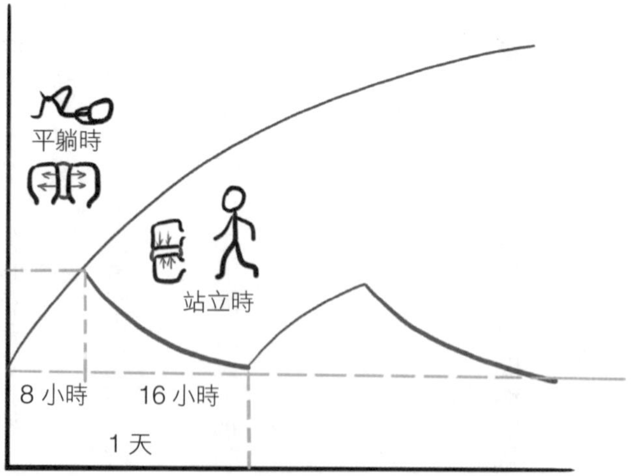

帶作為「保護帶」，光滑平整的鋪在頸椎後方的椎管孔邊緣（見圖18）。

脊髓貫穿於椎管，頸神經根順著椎體之間的椎間孔，一節一節伸出，神經穿行的區域只要有任何局部被輕微壓迫，都會「牽一髮而動全身」。

主要用於限制低頭時脊柱過度前屈的後縱韌帶，實在是太窄太薄，當頸椎長期低頭，應力積累過度，就會使椎間盤向後被擠出。雖然一時不會壓壞後縱韌帶，但被擠出的椎間盤中的髓核組織，會連帶後縱韌帶一起壓迫到椎管中的脊髓，這也是常見的「椎間盤突出」的病理表現。

● 維持頭頸部挺直的黃韌帶

在頸椎椎管後側，首先是黃韌帶。為什

圖17　前縱韌帶

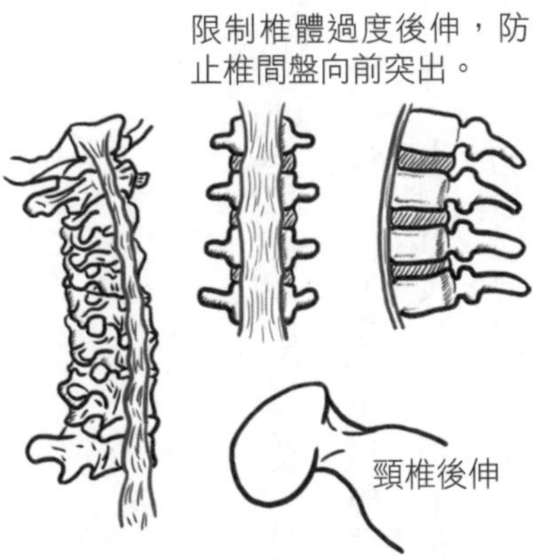
限制椎體過度後伸，防止椎間盤向前突出。
頸椎後伸

前縱韌帶貫穿整個脊柱椎體前側

圖18　後縱韌帶

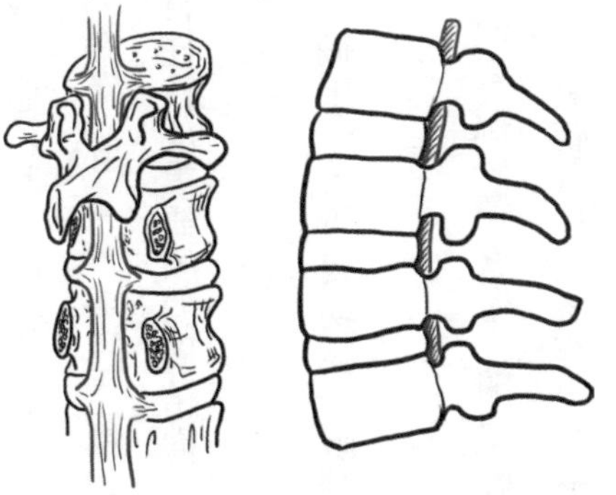

「八」字結構加固性能更強

限制椎體過度前屈，防止椎間盤向前突出。

麼稱為「黃」韌帶？因為它主要由顏色偏黃的彈力纖維構成。憑藉其自身較大的強度和彈性，以及所管轄位置的重要性，黃韌帶成了頸椎裡最重要的韌帶（見第一二四頁圖19）。

黃韌帶在椎體的後側壁，恰好位於椎板之間，這裡是脊柱後部重要的力學結構。黃韌帶分成左右兩半，上方附著在上一個椎板的前下方，下方附著在下一個椎板的上緣，因為這片區域活動範圍較大，黃韌帶就像椎體後側棘突之間的「橋梁」，主要功能是限制低頭時脊柱過度前屈，還能協助頸部肌肉維持頭頸部挺直。

脖子過分活動，會造成頸椎後方的椎弓活動度過大，而牽拉到黃韌帶。所以脖子頻繁扭傷拉傷，就有可能造成黃韌帶的纖維化增生。向前增厚的黃韌帶和向後突出的椎間盤一樣，都有可能從後方向前突入椎管，壓迫到脊髓，嚴重時會引起脊髓型頸椎病（見第一二四頁圖20）。

● 左右護法的棘間韌帶和棘上韌帶

和黃韌帶在一起的，還有一對「保鏢」——棘間韌帶和棘上韌帶。它們就像一對雙胞胎，互相依附，協同配合，分布在相鄰兩節頸椎後側的椎弓之間，因為這個區域離活動中軸遠一些，所以活動範圍比較大，維持平衡所需要付出的外力也會更大一些。為了減輕黃韌帶的負擔，這兩條韌帶就來到了黃韌帶的後側，相互合作，加強限制頸椎過度前屈，在頸椎活動中提供更強有力的輔助，維持椎體後側的穩定（見第一二五頁圖21）。

因為這兩段韌帶只有協助黃韌帶的輔助作用，所以無論在形態還是彈性上，都比較柔弱，很容易被拉傷。尤其是當黃韌帶增厚骨化，失去足夠彈性之後，整個椎弓穩定的重任壓在它們兩個身上時，就非常容易連帶發生一連串韌帶拉傷問題。

● 橫突間韌帶、項韌帶保護神經血管

橫突間韌帶比較短小，一左一右在頸椎椎體的兩側，負責維持脊柱不會過度側彎。因為脊柱前後屈伸的受力較大，而左右側屈的情況很少，受力也相對小，所以橫突間韌帶更像是一層厚厚的窗簾，覆蓋在一節節橫突之間，保護神經血管不會被椎體外側邊緣磨損。

在整個頸椎棘突的最後側，還覆蓋著面積最大的項韌帶。倒三角形狀的項韌帶，就像是一張三角形的彈力纖維風帆。為什麼是三角形的？因為三角形是一個穩定的幾何形狀，三角形的韌帶可以更有效限制脖子在各個方向上的活動，從而有效防止頸椎在屈伸範圍內發生過度旋轉、移位的結構異常。

同時，項韌帶也是連接椎體和肌肉的重要樞紐。許多頸部肌肉都附著在項韌帶雙層纖維組織上，彈性、致密性很高的項韌帶和肌腱相連，在肌肉收縮時可以更牢固拉緊椎體，還能對附近的血管神經產生一定的支撐作用（見第一二五頁圖22）。

圖19　黃韌帶

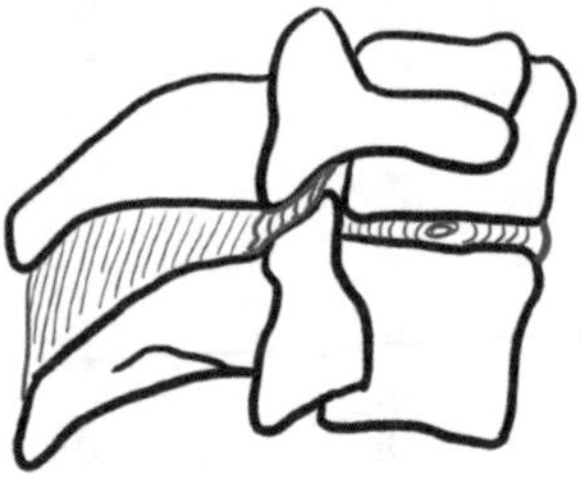

限制椎體過度前屈，維
持頸部及頭部挺直。

黃韌帶增厚
是從後方壓
迫脊髓的主
要原因

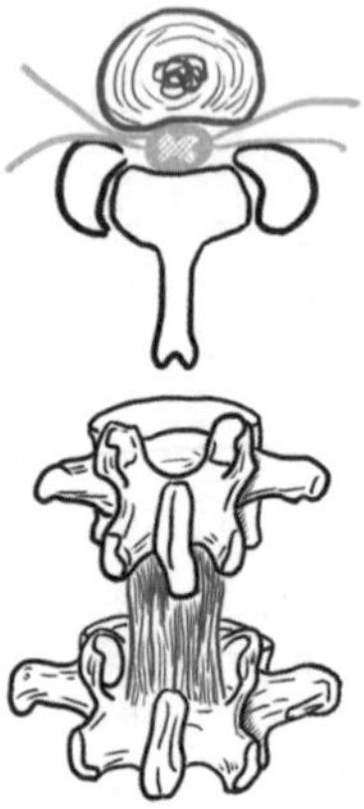

圖20　椎間盤及韌帶病變，夾擊脊髓

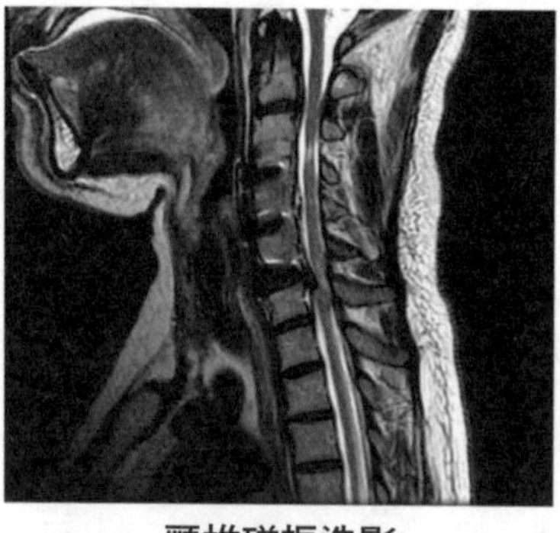

頸椎磁振造影

椎間盤突出從前側壓迫脊髓，韌
帶增厚從後側頂住脊髓，脊髓受
到夾擊，產生水腫。

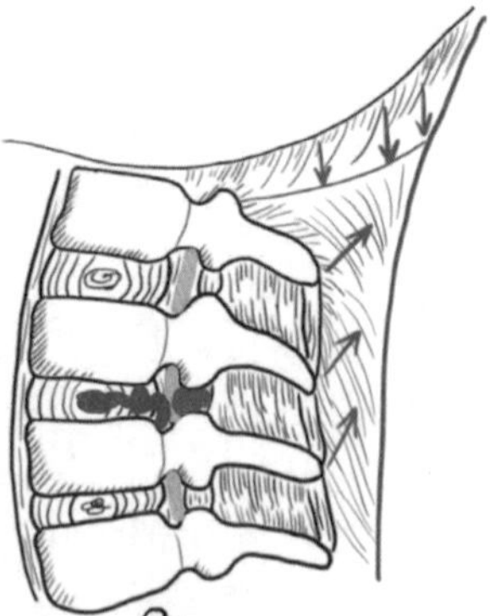

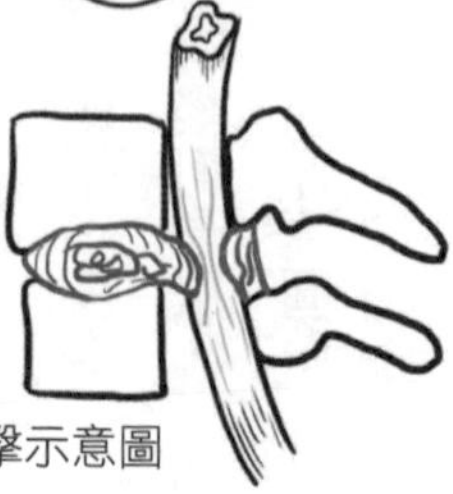

脊髓「腹背受敵」夾擊示意圖

圖21　棘間韌帶和棘上韌帶的相互合作

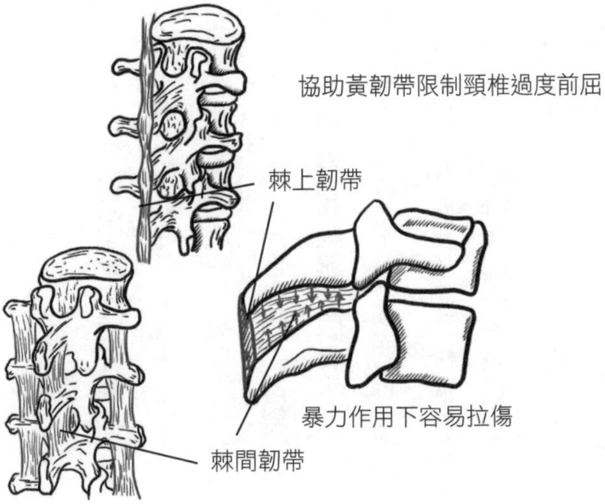
協助黃韌帶限制頸椎過度前屈
棘上韌帶
暴力作用下容易拉傷
棘間韌帶

圖22　橫突間韌帶和項韌帶的作用

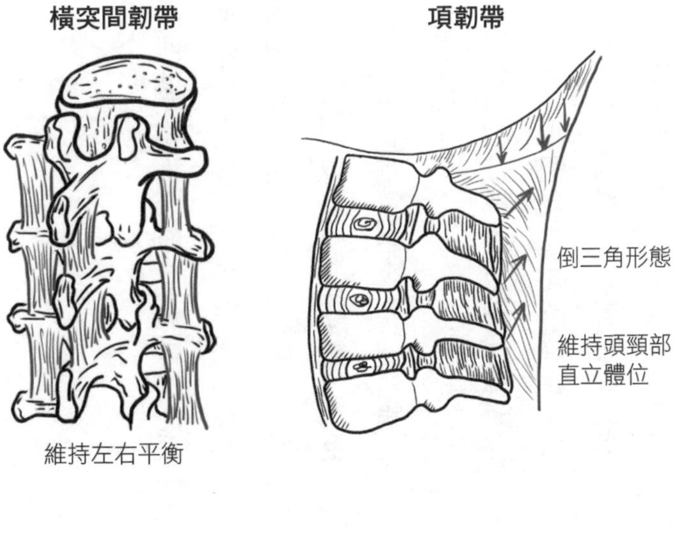
橫突間韌帶
項韌帶
倒三角形態
維持頭頸部
直立體位
維持左右平衡

05 肌群左右不對稱，就會脊柱側彎

為了在各種活動中維持頸椎的穩定，光靠椎體形成的曲度，和椎間盤的「液壓緩衝系統」遠遠不夠。人們在站姿或坐姿中立位置時，頸椎只要藉由韌帶收緊，就能僅透過椎體和椎間盤的「靜力系統」，發揮支撐頭部、維持頸部平衡的功能。因為在這個姿態中，肌肉無須額外做功施力，這樣的「自鎖」機制非常經濟節能，我們的肩關節、膝關節，甚至單腳站立的白鷺鷥和紅鶴的腿骨，都是採用這種自鎖機制。所以正常情況下，我們無論是坐著或站著，只要是中立位置的正確姿勢，都可以保持很長時間。

在活動時，頸椎椎體會不斷調整活動角度，光靠力量有限的韌帶群，無法隨時調節力度並維持平衡，這時頸部的各個肌群合作就發揮作用了。透過互相配合，頸部肌群在任何體位和運動情況下，都可以及時很協調的控制脊柱運動，維持脊柱的穩定。沒有肌群的參與和協調，頸椎就不可能維持穩定的平衡狀態。當頸椎運動範圍很大時，維持脊柱穩定主要是依賴周圍肌群，而不是韌帶。

頸部肌群的施力和各個椎體的位置、結構都有關係。從正面來看，兩側肌群的收縮拉伸不一致時，脊柱兩側受到的力也不一樣，就容易出現側彎。

從側面看，頸椎的生理彎曲，同樣也依賴於頸部維持穩定和啟動運動的兩部分肌群之間的配合程度。它們分布在頸椎的前側和後側，當前後兩部分肌群出力不一致時，頸椎將出現曲度異常（反曲或變直）。

在這個過程中，肌肉是主動出力的角色，透過協同收縮和伸展，讓頸部活動達到預期的範圍；而韌帶擔任監察督導的角色，限制各節椎體的活動範圍。

變硬的韌帶沒彈性

頸椎後縱韌帶是椎間盤和椎管之間的一道屏障，但有時椎間盤還沒壓迫到後側椎管內的脊髓，這道屏障本身卻先增厚硬化，隨即壓迫到後側椎管裡的脊髓。

頸椎後縱韌帶骨化，通常是由擠壓、降低穩定性或摩擦三種方式，造成周圍脊髓或神經根的損傷。根據磁振造影，可以看到各種後縱韌帶骨化的形態，有連接兩個相鄰節段的「孤立型」，有分別處在單一節段的「節段型」，有跨越多節段的「連續型」，以及表現豐富的「混合型」（見第一二八頁圖 24）。

圖23　前屈、後伸、側屈、旋轉時的韌帶變化

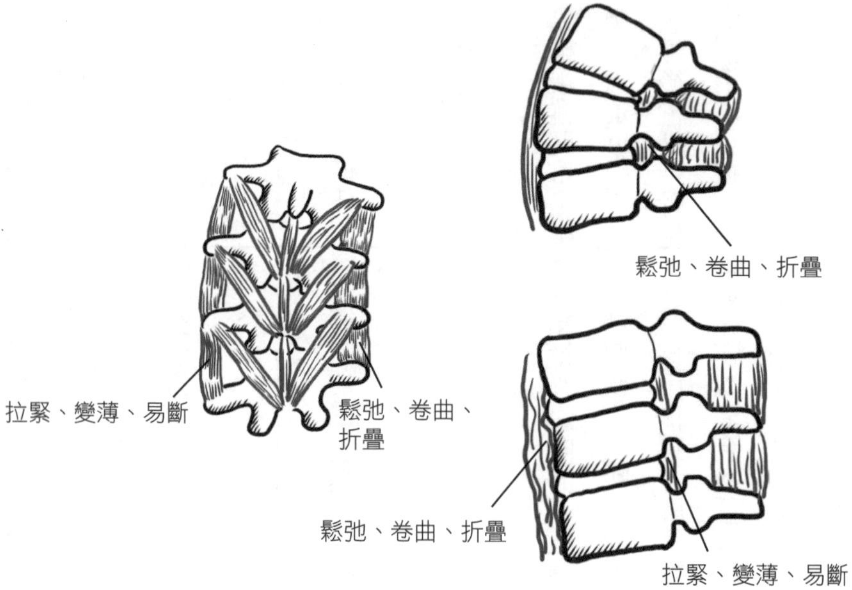
拉緊、變薄、易斷
鬆弛、卷曲、折疊
鬆弛、卷曲、折疊
鬆弛、卷曲、折疊
拉緊、變薄、易斷

圖24　後縱韌帶骨化的不同形態

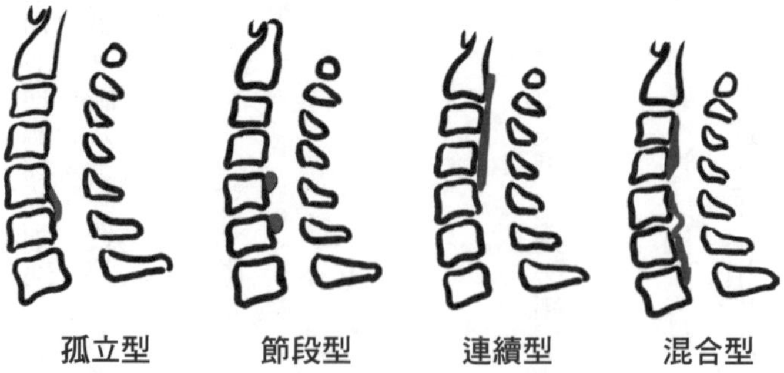
孤立型
節段型
連續型
混合型

如果患者有脊髓或神經根壓迫的表現，那麼磁振造影就是很重要的診斷依據，用於鑑別壓迫到底來自椎間盤突出，還是後縱韌帶增厚骨化。只要比較突出物和鄰近椎間盤中心髓核的信號是否一致，就可以簡單判斷。而根據以上所述的後縱韌帶骨化不同形態，可以大致推測出活動狀態下，增厚硬化的後縱韌帶是如何影響鄰近脊髓或神經根。

後縱韌帶骨化提高癱瘓機率

與椎間盤突出不同，臨床上頸椎後縱韌帶骨化症患者，脊髓被侵占五〇%以上都還不會出現症狀，常會和易出現症狀的脊髓型頸椎病混淆，因為韌帶骨化的進展比椎間盤突出緩慢，因此脊髓對其具有一定的耐受度。

不過，耐受不代表不會出現問題，有部分後縱韌帶骨化壓迫嚴重的患者，脊髓受壓的耐受力達到了極限，使脊髓長期處於缺血狀態，在此情況下，任何頸部外傷都會嚴重損傷脊髓，而不容易自發性修復緩解，從而容易導致高位癱瘓。

06 夏天治療效果好，切忌「喬一下」

頸椎病的治療方法，主要分為手術和非手術兩大類。通常只有一五%的頸椎病患者需要手術治療，其他八五%的患者多半只需要採用非手術方法，就能解除症狀。

無論哪一類型的頸椎病，基本的治療原則都是先非手術治療，沒有效果之後才考慮手術治療。

而一般正規的非手術治療，持續三週至四週都會看到效果，方法主要包括口服藥物、外用藥物、徒手治療（Manipulation）、針灸、物理治療、牽引。每種方法都會有一定的效果，通常需要**兩、三種方法配合使用，才能得到比較好的治療成效**。

對於單純椎間盤突出導致的神經根型疼痛，或是刺激到椎動脈造成眩暈的人，應該首先採取非手術治療。方法主要有適當靜養、臥床休息、調整合適的枕頭、頸部物理治療、牽引治療，這些方法都可以放鬆肌肉，緩解椎體應力分布。用藥方面，比較常用脫水藥、止痛藥和神經營養藥，來消炎止痛，保護神經。

對於年齡增長引起的頸椎退變而不穩的情況，治療目的是讓脊柱被破壞的節段，在理想的功能位置上加固，這樣可以防止神經脊髓組織受到進一步的損傷，並讓原本損傷的神經組織盡可能的恢復功能，防止頸椎在原有畸形之外，再加重出現新的變形。

如果是退變不穩的早期，在X光和一般檢查中沒有發現非常嚴重的問題時，通常會優先採用非手術治療方法處理，包括頸椎保健操、按摩、物理治療，同時糾正不良的工作學習姿勢，避免單一體位，尤其是不要低頭時間過長。

如果不穩定的時間較長，在影像中顯示出一些明顯的退變結構時，可以在之前的那些治療基礎上，再配合牽引療法。

圖25　頸椎坐位牽引

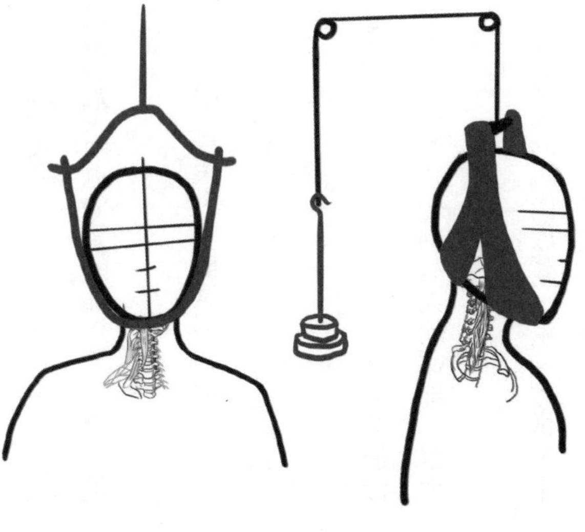

牽引治療有局限，加強肌力會更好

因為椎體和椎間盤隨著年齡增長的退變很難阻止，所以保守治療主要側重在肌肉和韌帶兩部分。它們是脊柱抵禦外力衝擊的兩層防護和支撐，經過姿勢矯正、靜養、輕度運動，略微拉伸一下韌帶，藉由加強肌肉的力量，增加肌肉韌帶附近血管的通透性，來促進發炎物質的排放，緩解因為椎間盤突出壓迫而引起的疼痛。

舉例來說，讓一個穿著厚重衣服的孩子站起來，有兩個方法：一種是用力把他拉起來，另一種是鼓勵他自己站起來。前者就是以牽引為主的「被動療法」，而後者是以糾正姿勢和運動鍛鍊為主的「主動療法」。

根據第一三一頁圖25來看，作為保守治療，牽引療法似乎是可以替代手術減壓的最優方案。以頸部牽引為例，它不會引起創傷，只需要用一根彈性布條托起病人的頭部，根據具體病情，調節力線角度和牽引重量。

透過這樣的治療裝置，希望可以用簡單的物理方法讓緊張的肌肉放鬆，恢復頸椎外平衡，糾正頸椎椎體關節之間不正的力線。同時，隨著椎間關節和椎間隙被牽開，被突出或膨出壓迫到的神經根、血管慢慢被鬆開，使局部疼痛得到緩解。這就是牽引治療的主要原理和預期療效。

但是，牽引真的有那麼神奇嗎？

想像一下，當我們想辦法抱起一個穿得很厚重的孩子時，是不是要很費力才能抱起孩子的「本體」？

牽引同樣也面臨這個問題，透過外部結構（頭部、皮膚）作為「抓手」來做牽引的載入，很難讓內部的骨骼結構跟著達到有效的幅度。很有可能是，費了很大勁，沒有把小孩抱起來，反而把他的衣服從身上脫下來了。

因為這個局限，在治療時需要病人完全配合，肌肉一點都不要出力，哪怕肌肉的一點點收縮，都會對牽引的方向造成對抗，導致牽引效果蕩然無存。所以，牽引治療的外力可能連椎體都傳不進去，更別提能讓椎間盤突出「縮回去」了。

當病理上周邊的纖維環破裂，內容物已經突出纖維環範圍之外時，想要透過保守治療，將軟的「餡」通過「硬殼」塞回去，是不太可能的。而且這種類型的患者進行牽引治療有風險，因為牽引會造成新的失衡狀態，當鬆開牽引裝置之後，頸部恢復到自然狀態，有可能反而加重局部的壓迫。

所以，對於頸椎病的保守治療，採取有側重的運動鍛鍊、糾正不良姿勢這些主動治療，透過加強肌肉的力量，增加肌肉韌帶附近血管的通透性，來促進發炎物質的排放，或許可以收到更好的效果。

徒手治療很多種，關鍵在於治療師

徒手治療是頸椎病治療的重要手段之一，只有充分熟悉頸椎關節的解剖和生物力學原理，才能像「庖丁解牛」一樣做好徒手治療。針對椎體骨質增生、椎間盤突出、韌帶肥厚這些病理改變，醫生會採用推動、牽拉、旋轉這些恰當的手法，來調整頸椎的解剖和生物力學關係，同時對頸椎周圍肌群、軟組織進行鬆弛、理順，達到改善關節功能、緩解痙攣、減輕疼痛的目的。

徒手治療不光只有中醫的推拿，也分中式和西式。中式主要是傳統的按摩、推拿，一般包括骨關節復位的「正骨」和局部鬆弛的軟組織「按摩」。西式常用的有麥肯基物理療法（McKenzie method）、Maitland 關節鬆動術、美式整脊等。

在對各型頸椎病的診療中，很多時候並不是單一原因引起的症狀，所以往往需要多種治療方法同步進行，才能徹底消除，在正骨、整脊、理筋等方式上，並沒有優劣之分。中醫正骨，正的是骨，這個骨代表全身所有的骨關節、筋槽；美式整脊重點在脊，也就是脊柱。側重點不一樣，理論方向與手法自然也不一樣。

傳統中醫正骨，將各種慢性筋骨退變的病機概括為「骨錯縫、筋出槽」，治療原則講究「骨正筋柔」。而美式整脊的理論體系與之不同，根據解剖和運動醫學的觀點，對於手法細節有許多的量化、標準，每個部分、每個關節都有相應的名稱來指揮手法。

在頸椎病中，往往會因為脊柱長期勞損造成關節應力積累，軟組織過於緊張，小關節紊亂或脊柱生理曲度變形等原因，引起椎間隙變窄、關節壓力增大，繼而造成椎間盤受壓迫出現膨出、突出，從而引起神經壓迫。針對不同階段的病理改變，主要的治療方法還是對症施治，目的是緩解肌肉的僵直狀態和疼痛，讓頸椎和椎間盤慢慢回到正常的位置，從而解除神經根的壓迫。常見的治療方法是熱敷、推拿、貼活血膏藥，目的是讓緊張的肌肉放鬆下來。這些方法其實收效不大，因為神經根還被壓迫著，缺血加發炎的頸部周圍環境，使得肌肉難以充分放鬆。

正骨和整脊就屬於推拿的一種，藉由分筋理筋的手法，鬆弛脊旁軟組織及腰骶部肌肉，從而達到減輕關節壓力的作用，然後在鬆弛軟組織的基礎上，透過正骨或整脊調整錯位紊亂的關節，使關節間隙鬆解，突出的椎間盤可以部分或全部回納，達到消除神經壓迫的作用。

雖然徒手治療的原理可靠、理論可循，但決定療效的根本，還是一個有經驗且技術純熟的治療師。在脊柱疾病和關節紊亂的診療中，必須要有完善的體檢，這樣根據臨床診斷操作正骨，就算有一定機率出現軟組織損傷，也是在可控的範圍之內。

而大部分因正骨或徒手治療出現損傷的患者，往往是因為在操作前沒有先仔細體檢過，治療師在不夠了解患者情況之下貿然正骨，就會出現問題。如果忽視老年性的骨質疏鬆等原發性骨病，則很容易造成筋骨損傷。同時，不專業的治療師推拿正骨手法過重或角度過大，也會造成軟組織損傷，局部發炎水腫，或加重誘發小關節錯位。

需要注意的是，有部分患者正骨後，卻沒有配合適當的功能運動，過於依賴徒手治療。正骨對於椎體的頻繁牽動，可能會降低其穩定性，從而出現韌帶鬆弛、關節穩定性下降的情況，所以即使是在正規治療中心，無論哪種形式的正骨，都不宜長期進行，需同時配合積極的運動鍛鍊，來加強維持骨與關節穩定的肌群。

推拿只能緩解症狀，無法根治病源

推拿是中醫學的重要項目之一。治療頸椎病時不用吃藥和打針，只靠推拿醫生的雙手和簡單的器械，在身體一定的部位和穴位，沿著經絡循行的路線、氣血運行的方向，施以不同的手法，就能達到治療頸椎病的目的。

頸椎病的症狀不光集中在頸部，肩部和上肢同樣也會有一系列的反應。不同部位、不同層次的肌肉和椎體，所需要的手法力量、角度和接觸面積，都不一樣。

按摩、推拿可以快速有效的治療頸椎病，治療原理是舒筋活血、理筋整復。基本手法主要有推、按、揉、捏、拔伸、拿、搓、擦等，主要作用是擴大椎間隙和椎間孔，恢復頸椎正常的生理曲線，緩解對神經根的刺激和壓迫，消除腫脹，分離沾黏，解除肌肉、血管的痙攣，改善血液循環，增加局部的血液供應，促進病變組織修復。根據作用機制，我們可以知道，推拿對於神經根型頸椎病的效果更加明顯，對椎動脈型和交感神經型頸椎病的效果則一般。

從這個層面來看，正確的推拿可以緩解局部肌肉痙攣，改善脖子局部的血液和淋巴迴圈，藉由促進代謝和提供營養，來調節頸部內部的生理環境，讓椎體、椎間盤、韌帶、肌肉健健康康的各司其職，來加強頸椎的穩定性。但是這些綜合調節的方法，仍然無法消除引發頸椎病的病因，所以，任何推拿按摩都只能緩解一些症狀，不能根治頸椎病。

推拿作為中國傳統保健醫療方法，也被西方醫學認定為「替代醫學」。在臨床選用上的技術「門檻」似乎不高，使得各種養生會所搶占先機，拚命吹捧舒筋通絡、活血散瘀、消腫止痛、滑利關節這些功效，並透過各種行銷手段，打造成針對大部分亞健康人群的「萬能治療」，被廣泛應用在「保健」這個臨床的邊緣領域。

那麼，是不是所有頸椎病患者都適合做徒手治療？

結合按摩治療的原理，徒手治療主要對急性神經疼痛和肌肉痙攣僵硬有效果，當頸椎的椎間盤、椎體和韌帶的病變，對中央的脊髓產生了較大的壓迫之後，用外力施加於頸椎局部的做法就有百害而無一利了。脊髓受壓後的牽拉，會造成脊髓再次損傷，所以脊髓型頸椎病患者絕對不能做推拿治療，否則很容易加重症狀，甚至導致癱瘓。

脊髓型頸椎病是致殘率最高的頸椎病，病人輕微的動作都可能引起非常嚴重的後果，曾經有一位脊髓型頸椎病患者刮鬍子時抬頭，結果導致下半身癱瘓。所以，沒有明確診斷就盲目按摩，後果不堪設想。在做按摩徒手治療之前，應該先去正規醫院做有系統的臨床檢查和影像學檢查，在排除明確的脊髓壓迫等神經組織病變的危險後，才可以做一些放鬆肌肉的按摩。

另外，推拿、按摩的力量大小因人而異，並不是越用力越好。根據病情不同，有針對性的採用手法，配合牽引治療、運動療法、物理治療等多種措施，進行綜合治療，效果會更好。

「喬一下」就好？輕則加大損傷，重則頸椎骨折

在武俠劇中，大俠刺客隱匿在黑暗中，悄無聲息的摸到放哨士兵背後，一手摸額頭，一手扶肩膀，反向一施力，只聽「卡」的一聲，士兵連慘叫都來不及，就頹然倒地，簡直就是〇〇七手持消音手槍潛入的古代版啊！

圖26　「喬一下」與姿位放鬆技術

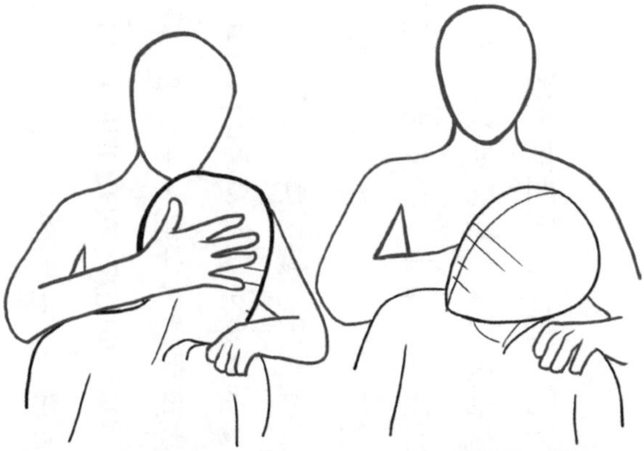

喬一下
瞬間復位手法

姿位放鬆技術
持續溫和施力

圖27　不同復位手法的施力與形變關係

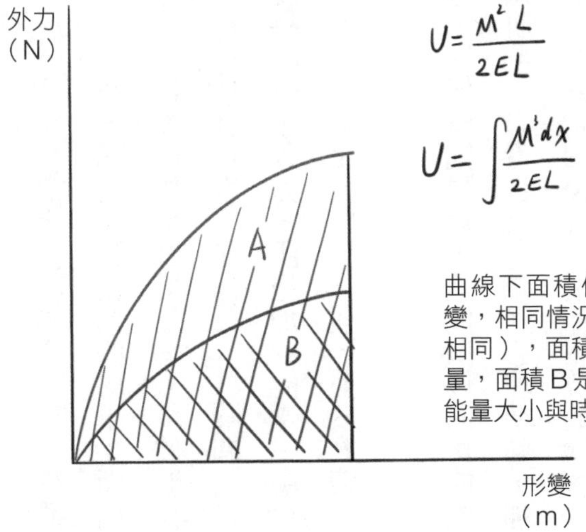
外力
（N）
$U=\frac{M^2 L}{2EL}$
$U=\int\frac{M^3 dx}{2EL}$
A
B
形變
（m）

曲線下面積代表「應變能」最終形變，相同情況下（「喬一下」的範圍相同），面積 A 是較大外力帶來的能量，面積 B 是較小外力帶來的能量，能量大小與時間無關。

驚嘆之餘，很多人對「扳脖子」產生了本能的畏懼感。

無論中西方，推拿中用於復位的扳脖子，都屬於很常見的操作。傳統醫學的一些推拿治療中，很擅長快、狠、準的「喬一下」，透過巧勁，在一瞬間達到復位的效果；而西方醫學的各種徒手治療中，則是更喜歡綿長悠遠的方式，這種操作也被稱為「姿位放鬆技術」（Positional Release Technique），輕輕讓頸部擺在特定活動角度，並保持一段時間。

從力學分析，相比於短時間較大的外力，長時間持續較小外力，所施加的能量「應變能（Strain Energy）」（按：指物體發生形變時儲存在內的能量）會小一些，對於韌帶、肌腱、關節囊等軟組織也會更安全。

傳統醫學手法中，扳脖子用的力氣相對更大一些，即使時間再短，造成損傷的可能性仍然極高。如果在「喬」之前沒有充分放鬆頸椎周圍肌群，患者也沒有做好心理準備，那麼來自患者本能的抵抗（肌肉拮抗），會加大局部肌肉、韌帶損傷及小關節脫位的機率，甚至引起頸椎椎間關節骨折、韌帶撕裂等嚴重後果，隨之出現的發炎和水腫會進一步加重疼痛。

因此，「喬一下」是很危險的行為，所帶來的收益卻只是讓頸椎小關節暫時復位，治療的「性價比」非常低。即使是很厲害的師傅，極力建議你可以試一試他的扳法，你也應該謹慎選用，畢竟再厲害的大師也有失誤的時候。推拿手法的人為差異太大，這也是這個治療方式最明顯的不足。

三種安全的頸部按摩手法

想在家裡幫家人做安全的頸部按摩和放鬆，最核心的要點就是採用躺姿。躺下的姿勢，頸椎可以自然而然的卸去承受頭部重量的出力，頸部肌群可以很快放鬆下來，在這樣的狀態下按摩，手指感受到的頸肌反抗力很小，以較方便的放鬆各部位、各層次的肌群。

以下介紹三個安全、有效、簡單的指揉方法，可以充分放鬆肌肉緊張所引起的頸部僵硬不適。

手法一：放鬆脖子和頭部交界處肌群，緩解偏頭痛（見第一四二頁圖28）

患者平躺在床上，按摩者坐在患者頭頂的方向，雙手輕輕平穩的托起患者後腦勺，雙手四指所接觸到的區域，正好是脖子和頭部交界的位置，輕輕用指尖按壓即可放鬆。

這部分小肌群和骨骼連接的區域，分布著進入大腦的大量神經，放鬆這部分肌群，還可緩解這些肌群痙攣所引起的偏頭痛。

手法二：放鬆頸部更深層次肌群，緩解頸部僵硬

（見左頁圖29）

患者保持仰臥，按摩者一隻手扶住患者額頭，穩定頭部活動範圍，另一隻手從後腦輕輕握住脖子，四指輕輕搭住，僅大拇指施力，沿著頸後部一側，從上往下指壓。之後左右手互換，用另一隻手的大拇指按壓另一側。

該手法以更大的力量和更集中的接觸點，使指壓的力度能夠進入更深層次的肌群，可以放鬆長肌群，緩解長期伏案低頭引起的頸部僵硬不適感。

手法三：理順頸部肌肉纖維，改善脖子活動功能

（見左頁圖30）

患者採俯臥姿勢，按摩者雙手自然放在患者的脖子兩側。用大拇指自上而下在頸部做指壓和推法數次，以理順肌肉纖維。接著，用大拇指揉按頸部的壓痛點數次，來消散肌纖維中的沾黏筋結。

圖28　手法一：放鬆脖子和頭部交界處肌群

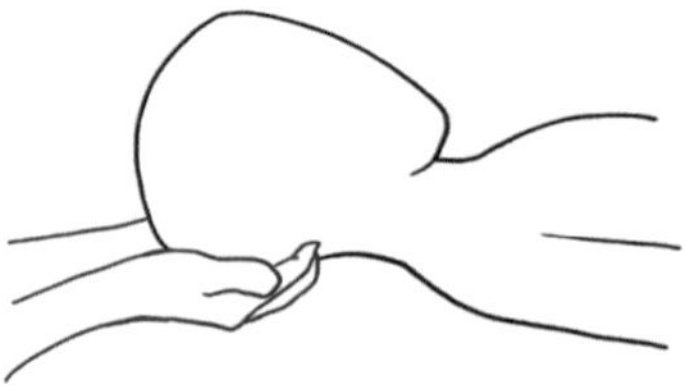

患者平躺在床上，按摩者雙手托住患者後腦勺，四指指尖直接在接觸的區域按壓。

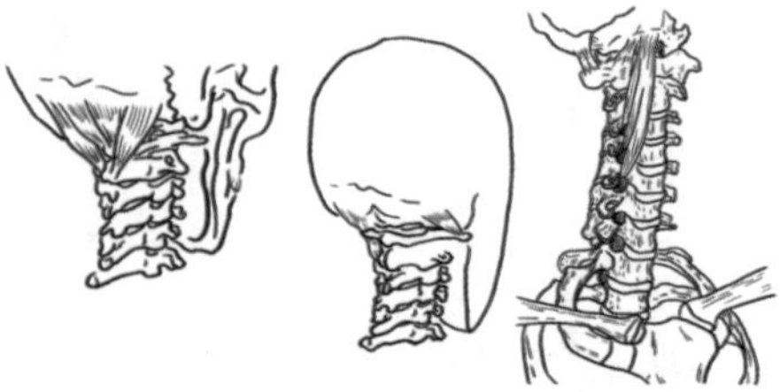

這裡是頭部和頸部相接的小肌群，輕輕按壓可緩解偏頭痛。

圖29　手法二：放鬆頸部更深層次肌群

按摩者一手扶住患者額頭，一手捏住後頸，四指扶住頸部，僅大拇指施力進行指壓，左右手交換，指揉另一側。

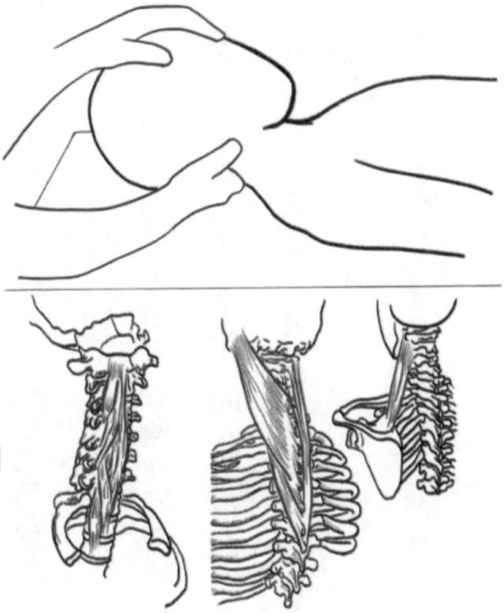

更大的指壓力道，可作用到更深層的長肌群。

圖30　手法三：理順頸部肌肉纖維

患者俯臥，按摩者雙手放在患者頸部兩側，充分放鬆頸肩背肌群，用大拇指及大魚際（按：拇指下方隆起的肌群）大範圍按壓斜方肌群。

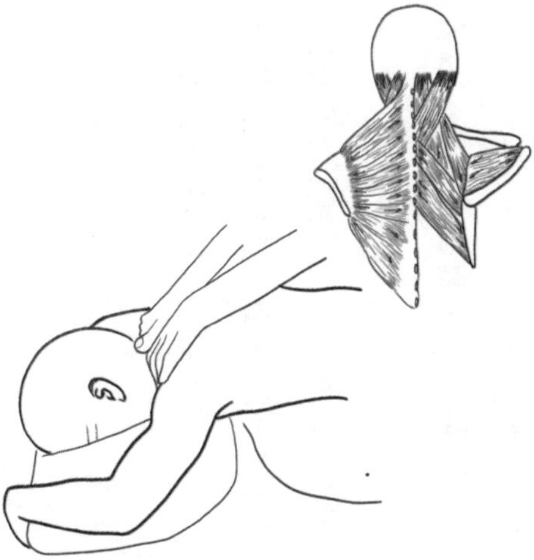

著重按摩疼痛痠脹的區域。

最後，按摩者一隻手按住痛點，另一隻手扶住患者頭頂，做頸部的前屈後伸、旋轉活動。該手法增加施力範圍和力量大小，更適用於肌肉相對厚實的肩背肌群，對疼痛僵硬的部位著重按摩，隨著按摩範圍加大，可有效改善脖子的活動功能。

用上述手法為肩頸不適的患者進行正確按摩後，可以快速充分放鬆疲勞痙攣的各層次肩頸部肌群。但要注意力量，不要一味為了追求「痠爽」而下重手。

頸椎病冬天易發作，夏天治療最好

答案當然是儘早！但對於慢性反覆的頸椎病症狀，日常預防也可以依季節進行。

很多頸椎病患者在夏天時不覺得脖子有什麼不舒服，往往因此對頸椎病放任不管，直到冬天頸椎病發作了，才想到要去治療。其實，這種臨時抱佛腳的做法，可能會導致錯失根治頸椎病的最佳時機。

冬天氣候寒冷，會造成頸椎關節僵硬，肌肉、韌帶痙攣，血液循環減慢這些問題，這些狀態不但會加重頸椎病症狀，也會降低治療的效率。病人在治療時感覺不到改善，也會降低信心，難以堅持下去。

夏天天氣炎熱，頸部血液循環加快，頸椎關節、韌帶、肌肉都會逐漸舒展開，神經功能相對活躍，這個時候正是治療頸椎病的最好時機。

因為血液循環加快，能更有效率的把引起肌肉疲勞、軟組織水腫的發炎物質排出體外。而溫度使關節、韌帶、肌肉都變得舒展，更有利於椎間盤復位。椎間孔變大，神經受壓緩解，更有利於消除疼痛和麻木。

此外，夏天時脖子痠脹、僵硬、疼痛這些症狀會自行緩解甚至消失，治療時，病人可以很明顯的感覺到病情好轉，也就更容易堅持治療。所以，在天熱時進行頸椎病一系列的積極治療，往往會得到更好、更持久的療效。

07

三種頸椎病常用藥物

頸椎病作為退化性病變，單純靠藥物遏制其發展的可能性非常小，但是透過藥物治療可以緩解疼痛，使緊張的肌肉鬆弛，來減輕肌肉對局部病灶部位的牽拉，有助於修復局部損傷。所以，在頸椎病整個康復治療措施中，藥物治療是一種不可忽視的方法。

頸椎病常用的口服藥物主要有三：非類固醇抗發炎藥、肌肉鬆弛劑和神經營養素。

非類固醇抗發炎藥物是使用最多的止痛藥，它們具有消炎鎮痛作用，特別是對外周性的鈍痛有效。但頸椎局部壓迫引起的疼痛，往往屬於發炎引發的慢性神經源性疼痛，短效的止痛藥物只能緩解症狀，卻無法解決病因。隨著身體對非類固醇抗發炎藥物的愈加依賴，劑量也會「水漲船高」，因此服用止痛藥需謹慎。

鹽酸乙哌立松（按：Eperisone）有時會和消炎鎮痛藥物結合使用。它是一類肌肉鬆弛劑，透過作用於中樞神經系統，放鬆骨骼肌，增強血液循環，從而抑制中樞神經對疼痛的反射。根據作用原理，肌肉鬆弛劑可以明顯減輕肌強直（按：肌肉收縮後不易放鬆的現象）和痙攣，而有助於肌肉活動，可有效緩解與腦血管和頸肌痙攣有關的頭暈或耳鳴。

維生素 B 群常常被用於反覆頸腰痛，這個大家族的主要功能都是提供神經營養，但也各有各的側重，維生素 B_1 能促進神經組織的能量供應，改善神經組織的代謝和功能，一般採用口服和肌肉注射。維生素 B_6 是維生素 B 衍生出來，用於合成多種轉氨酶的輔酶，它對免疫的維持有一定作用，可以調節自律神經的功能，維持心律、血壓等生理指標。維生素 B_{12} 是最常用的一類，它是細胞生長分裂和維持神經組織完整所必需的營養。

口服藥物需要被身體吸收代謝後才能產生藥效，因此在藥效時間和作用部位上都有一定的效率損耗。如果把藥物直接注射到局部，藥效會不會更直接？於是「封閉治療」就成為骨科常用的藥物治療手段。

局部封閉治療主要用於肌肉痙攣引起的局部壓痛，包括頸部急性扭傷或頸部外傷等情況，透過在壓痛區域局部注射止痛藥物，可快速緩解該區域肌群痙攣，從而消除疼痛、改善血液循環，並恢復正常的功能狀態。

然而，封閉治療對於真正因為椎管內病變引起的神經根或脊髓受壓，所致的神經源性疼痛，就很難得到明顯的效果。所以，如果局部封閉的療效一般，那就需要進一步考慮神經或脊髓是否受壓了。此外，因為封閉治療的操作技術要求比較高，而且存在一定的風險，還是要慎重選用。

08

四種訓練，預防頸椎病加重

運動不僅可以促進氣血流通，讓人體筋骨強健，肌肉壯實，臟腑功能旺盛，強化體質，還能調節人的精神情志活動。預防頸椎病的運動，要注重頸背肌群的和平衡運動的鍛鍊。藉由促進脊柱和周圍組織的血液循環和代謝，加強局部發炎反應和發炎產物的及時排除，保證頸部正常的生理功能。

未病先防，固然是最理想而積極的措施，但有時候患病在所難免。所以罹病之後，仍然應該採取積極的態度，儘早診斷、儘早治療，阻止疾病加重。如果病症逐漸恢復，也要注意癒後防護，以鞏固已經得到的療效。

頸椎病的早期診斷，無論是對於臨床療效還是預防，都非常重要。病程和療效之間有著密切關係，病程越短，療效越好。病程長的原因大多分為兩種，一是病人沒有及時就醫，二是就診時醫生沒有及時明確診斷，以至於誤診。因為誤診，很多頸椎病患者錯過了治療的最佳時機。

頸椎病處於髓核突出的初期時，可以透過休息靜養、推拿這些治療方法，讓突出物回納到原來的位置。同時，及時治療可以消除損傷性發炎反應，改善局部血液循環，改變神經根受壓的狀態，從而減輕臨床症狀。如果錯過治療時機，就有可能使突出的髓核和椎管裡的韌帶、神經根發生沾黏，形成纖維化和鈣化，這時就很難改變突出物的方向，或讓它回到正常位置，治療效果會大打折扣。

當發現椎間盤退變時，不要太緊張，及時對椎體的穩定機制進行防護性治療，不僅可以預防椎體不穩，還能截斷椎間盤退變和椎體不穩之間的惡性循環，遏制或減緩椎間盤的退變進程。

無論是頸椎病患者，還是容易罹患頸椎病的族群，預防都比治療更重要，可以從以下幾個方面著手。

首先，要在生活中糾正不良姿勢，避免頸椎長時間保持在一個固定的姿勢，半坐半躺尤其不宜，應該一個小時左右調整一下姿勢，或做一些簡單的頸部活動。睡覺時應使胸部、腰部保持自然曲度，雙髖、雙膝微微彎曲，放鬆全身肌群。木板為底的軟彈簧床對於保持脊柱平衡效果最好。

其次，要注意避免脖子受涼，溫度過低容易引起頸部肌肉僵硬，影響頸部活動時肌群的動態穩定。人體的姿勢、體位和脊柱的活動密切相關，長期的不良姿勢和體位容易引起肌群力量失調，破壞脊柱的力學平衡，進而引起脊柱的結構改變。從生物力學角度看，不良姿勢在增加頸部勞損和椎間盤內部壓力的同時，也會增加頸椎病的發生率。而正確的姿勢可以緩解頸部的疲勞，有利於頸椎病的預防。

「慎避外邪」是中醫預防養生學中一項重要的原則，因為發生頸椎病的重要原因是邪氣入侵或外傷所致，所以「虛邪賊風，避之有時」，注意避風寒和做好防護、避免外傷，都是預防頸椎病的重要措施。

四種頸部日常鍛鍊

「導引」的產生，據《呂氏春秋．古樂》記載：「昔陶唐氏之時，陰多滯伏而湛積，水道壅塞，不行其源，民氣鬱閼而滯著，筋骨瑟縮不達，故作舞以宣導之。」這種宣導之舞就是導引術的萌芽。「舞以導之」與現代西方醫學提到的舞蹈療法（Dance Therapy）有相通之處。導引在慢性退變性筋骨病的防治中，發揮著積極的作用，具有很好的保健及輔助治療效果。

現代醫學認為，鍛鍊療法可以改善頸部的血液循環，鬆弛沾黏和痙攣的軟組織，有不少動作對頸椎病有獨特療效，對沒有頸椎病的人也有預防作用。適當的運動鍛鍊，可以透過增進脊柱內外肌群韌帶的活力，減少頸部的疲勞，從而加強脊柱的內外穩定性，有效防止頸椎病的發生。

做頸部導引運動時，站立和端坐的姿勢均可，雙腳分開與肩部同寬，兩臂自然下垂，全身放鬆，兩眼平視前方，呼吸均勻。在本部分的最後，就列舉一些常用的鍛鍊方法，供讀者日常練習參考。

「收下巴」訓練（見圖35）

如果做這個動作能看到「雙下巴」，那就說明姿勢到位了。用手指輕輕頂住下巴，給頸部活動一個阻力，然後控制頸椎輕輕對抗手指，做出抬頭的動作。

這個訓練有助於放鬆頭部和頸部之間的枕下肌群，如果放鬆過度容易造成頸椎

圖35 「收下巴」訓練

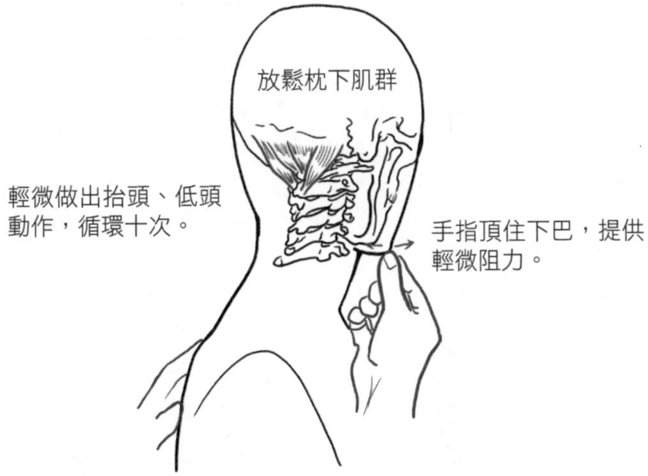
放鬆枕下肌群
輕微做出抬頭、低頭動作，循環十次。
手指頂住下巴，提供輕微阻力。

曲度變直，因此除非頭痛或後腦勺發悶的症狀嚴重，不然盡量不要持續訓練六週。

平躺頸部活動度訓練（見第一五四頁圖36）

頸部活動度訓練常常採用仰躺姿勢進行，充分放鬆過勞的肌群，有助於讓頸椎安全的在更大範圍（不會感到疼痛的範圍）內嘗試活動。

在這個基礎上，還可以準備小毛巾卷或小網球，墊在頸部後側頭骨和脖子交界的區域，使用頭部的重力讓它輕輕壓在枕下肌下。躺在這個位置，集中注意力，深呼吸五分鐘至十分鐘，加快頸部活動度恢復的速度。

「貼牆」頸部姿勢強化訓練（見第一五五頁圖37）

第一個動作是背對牆壁，後腦勺貼牆，保持上半身正直，坐姿、站姿均可。想要增加鍛鍊強度，還可以在後腦勺和牆之間加一個有彈性的小球，在保持上身穩定的情況下，增加一些手臂的活動。

每天訓練一次至兩次，每次持續十分鐘，堅持一個月左右，就可以達到養成良好姿勢的目的。

第二個動作是面對牆壁，用額頭隔著彈性小球靠緊牆壁。這種保持一定姿勢、讓肌肉持續出力的方式，稱為「等張訓練」，可以在安全的範圍內，持續充分加強平時不良姿勢下不太使用的肌群。

針對頸部姿勢的訓練不僅可以矯正不良姿勢，還可以應用於頸椎外傷或手術後的復健，經常做這種訓練，還可以預防頸椎外傷後頸椎病的發生。

對線訓練

頸部良好姿勢的形成，是以整個身體處於良好的列線狀態為基礎。正常的中立位置應該會呈現良好的對線，它可以適應各種活動，只要讓最少的肌肉參與活動，就能保持良好姿勢，從而最有效的建立穩定。

訓練時可以穿上淺色衣服，在有明顯垂直線的牆壁前，背貼牆站立，面前放一面鏡子作為視覺回饋。在此基礎上，直立或彎腰，控制身體的正中線與牆壁的垂直線進行參考，保持平行，以訓練自己保持直立位置。

圖36　平躺頸部活動度訓練

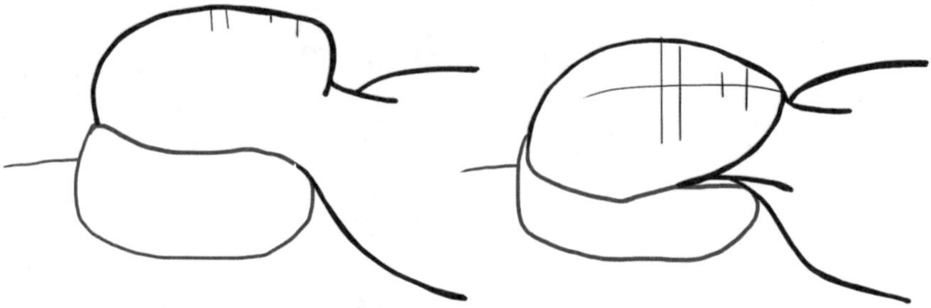

頸部在不引起疼痛的範圍內充分活動

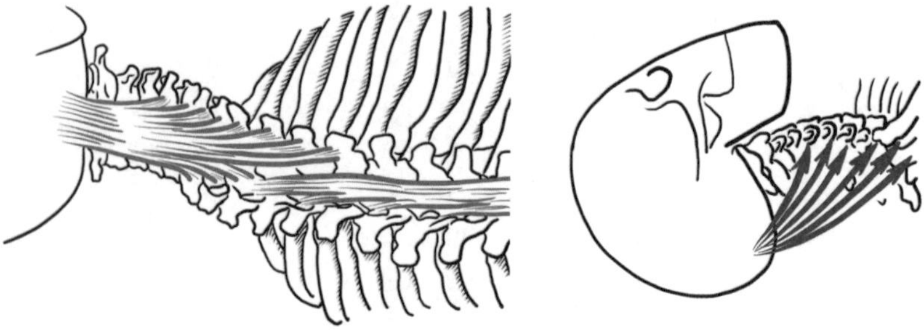

平躺可以放鬆頸部肌群，使主動鍛鍊更安全。

平躺，深呼吸，保持 5～10 分鐘。

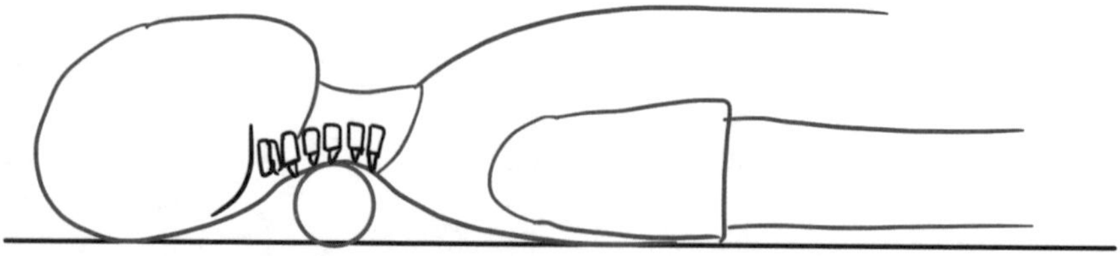

枕在網球上，用頭部重力按壓枕下肌。

圖37　「貼牆」頸部姿勢強化訓練

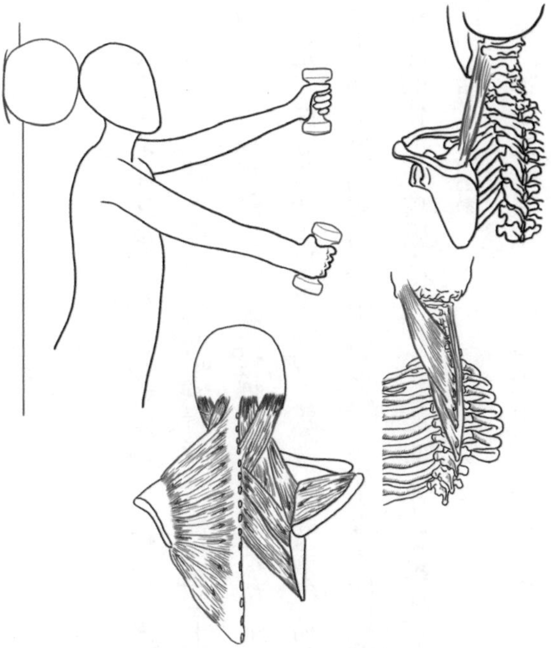

貼牆訓練，強化頸部姿勢。

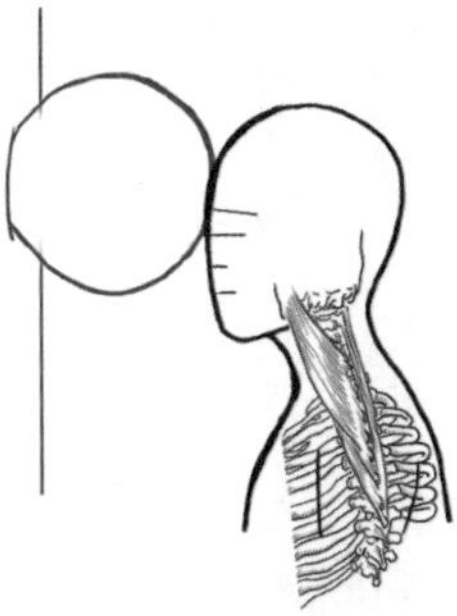

起始姿勢

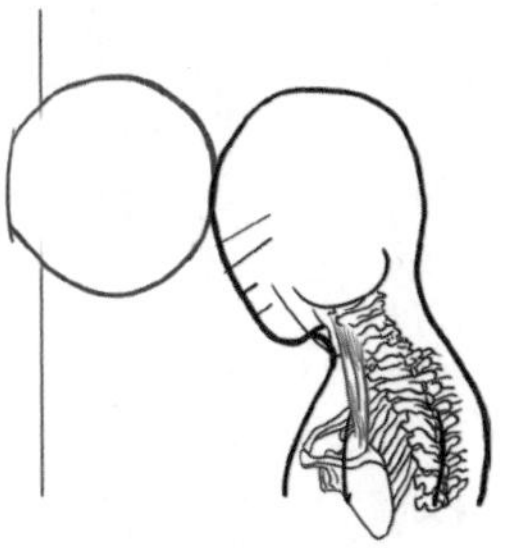

穩定訓練姿勢

09 頸椎手術已成熟，但也各有局限

在很多人心中，開刀與否始終是個需要慎重考慮的問題。對於慢性筋骨疾患，反覆發作的同時慢慢調養，即使是溫水煮青蛙，也好過開上一刀傷了元氣。所以很多頸腰椎疾病嚴重的病人，聽到醫生的手術建議時，心裡都很抗拒。

但是，保守療法不是萬能的，該動刀時還是得動刀。

手術通常是治療方法中的最後一道防線，所以門檻比較高，直接而且顯著的療效背後，相應的代價也會隨之增加。一般而言，頸椎病需要手術治療的人群主要有四類，都是有明顯的器質性損傷。

第一種是比較嚴重的椎間盤突出，嚴重程度的鑑別要點，就是保守治療一段時間後看看是否有效。如果長時間治療後，根型疼痛一直沒有緩解，甚至繼續加重，影響到正常生活，那就要考慮進行手術。

第二種是脊髓受壓迫的情況。之前我們講到，椎體骨質增生、韌帶肥厚和椎間盤突出，都有可能壓迫或刺激到脊髓，影像檢查通常會更早發現脊髓受壓的情況。因為脊髓有很強的生命力和適應性，即使被壓迫到只剩下三分之一的空間，它也有可能可以保持生理功能。所以，脊髓壓迫症狀的出現往往是滯後的，如果影像上發現脊髓壓迫非常嚴重，但症狀還沒有很明顯，不要心存僥倖，也不要猶豫，趕緊手術來緩解脊髓受壓的問題。

第三種是癱瘓，這個症狀是頸椎病最嚴重的後果之一，一般表現為肢體突然抽搐不能靈活運動，醫學上稱為「痙攣性癱瘓」。遇到這種情況，病人往往都是以救護車送醫，等症狀穩定之後，醫生也是會建議第一時間進行手術。

第四種情況是發生在血管，因為大腦供血突然中斷，就會頻繁出現頭暈、暈厥或摔倒的症狀，稱為「頸性眩暈」，一般優先進行非手術的保守治療。如果治療沒有效果，症狀仍是反反覆覆，這時就必須考慮手術了。

除了適合手術的患者類別，還要知道哪些人不能進行手術。這兩種族群主要可以概括成兩個詞——未雨綢繆和為時已晚。

一般來說，頸椎手術不受年齡限制，但必須考慮全身狀況，這就是考量手術前的未雨綢繆。如果有嚴重的心、肝、腎功能不良，不能承受手術和麻醉，或是有皮膚感染、癒合能力不佳，通常都不建議做手術。

另外是頸椎病拖了太久，脊髓被壓迫到已經完全進入變性階段，四肢都出現萎縮，這種脊髓損害無法恢復的病人，也不建議再做手術，因為為時已晚。手術做得再好，變性損害的脊髓也都還是那樣了。

絕大多數頸椎病患者，透過保守治療都能緩解症狀，不需要走到手術這一步，只有少部分——大約五%的病人，保守治療無效才需要採取手術治療。如果保守治療和觀察太久，有可能會延誤病情，錯過手術的最好時機，所以保守治療到手術治療之間的策略改變一定要當機立斷，不要猶豫不決。

做不做手術主要考量的要點是，頸部疼痛反覆發作，近期逐漸加重開始影響到工作和生活，或因為不當的施力扭傷，讓症狀突然發作，疼痛劇烈。碰到這兩類情況，尤其要儘早考慮手術治療。

手術三目的——減壓、恢復椎間盤高度、恢復椎管容積

椎間盤突出物嚴重壓到周邊神經、脊髓，為了不讓壓迫產生更嚴重的後果，開刀直接處理感覺是個「一勞永逸」的解決方案。頸椎病的手術目的很直接，就是圍繞椎間盤解決三個主要問題：為被椎間盤突出壓迫的脊髓或神經根減壓、恢復椎間盤的高度、恢復椎管的容積。

為了解決這三個問題，椎間盤手術分三個步驟，首先挖掉突出的椎間盤，來緩解神經組織的壓力（減壓術）；然後用其他部位的骨頭「填」進被挖掉的地方（融合術）；最後用支架鋼釘這些器械，固定一下相應的階段（內固定術）。

減壓手術搭配融合技術是最常用手法

減壓術目的是減輕脊髓和神經根受到的壓迫，直接把突出的椎間盤、增生的骨贅和增厚的韌帶這些多餘組織整個切除，就能達到目的。根據突出的位置，有時候要「從正面上」，有時候又要「從後面進」。「前路」或「後路」孰優孰劣，現在仍然存在爭議。

前路在手術時，可以避開椎體後方的脊髓神經這些重要組織，而且因為脊柱前方是承重區域，手術後在這裡做好加固，對脊柱術後穩定的重建幫助更大。但前路因為視野有限，會有切除不夠徹底、減壓不夠完全的問題（見第一六一頁圖31）。

和前路相反，後路可以直接看到神經組織，所以可以完全切除所有造成壓迫的突出物，但在後側很難加固頸椎，使頸椎術後保持良好的穩定性（見第一六四頁圖32）。

在減壓術切除椎間盤之後，兩節椎體之間會有一小段騰空的區域。為了確保力量的傳遞，這個空缺一定要加固。現在最常用的方法是，切下一點點骨盆髂骨上部的骨頭作為材料，塞進空缺。因為把自己的骨骼「種」到自己身上，相容性會更好，兩節椎體也會更容易融合，雖然難以避免會減少靈活性，但術後的主要目的還是增強穩定性。

融合術往裡面塞了支撐物，如果穩定性還不夠，那就只能從外部再加支架來保護了。這個方法也被稱為「內固定術」。一般手術會用螺釘和鋼板作為支架，跨過椎體，在應力的傳遞中一起分擔受力。

根據之前的理論，一旦形成椎間盤突出，依照形成突出的過程，突出物沒有任何辦法被收回去，即使微創手術可以消融突出物，把纖維環修復完整，但還是缺少這一塊椎間盤裡的髓核。即使手術水準再高超的醫生，也無法讓第一層防護纖維環的結構完全恢復成原狀，更無法在髓核內補充足夠的多醣體。手術後的椎間盤承重能力也肯定大不如前，甚至比不上變性的椎間盤。

因此，手術的目的只是減壓，並不能恢復椎間盤正常的承重功能。再加上植入自體骨的方法，讓去除椎間盤的兩節椎體融合在一起，這樣固定的節段椎體之間就失去了活動的功能，最終兩節椎體長成一個整體，所以這個手術被稱為「融合技術」。頸椎前路融合內固定術，是治療頸椎退變性疾病最常用的手術方法。

圖31　頸椎病前路手術

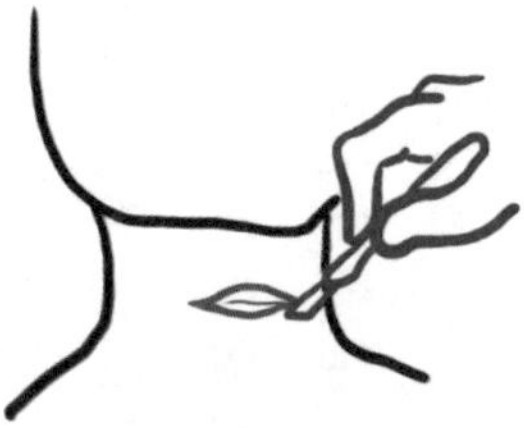

前路手術——
從頸部前方切開切口

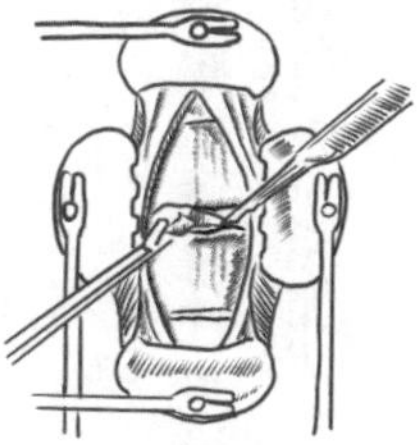

把有問題的椎間盤
全部挖出來

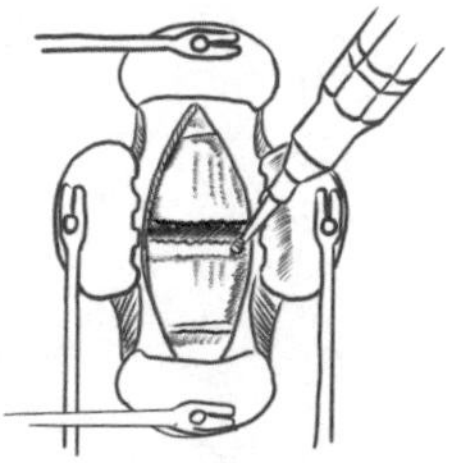

把相鄰的邊緣
磨平整

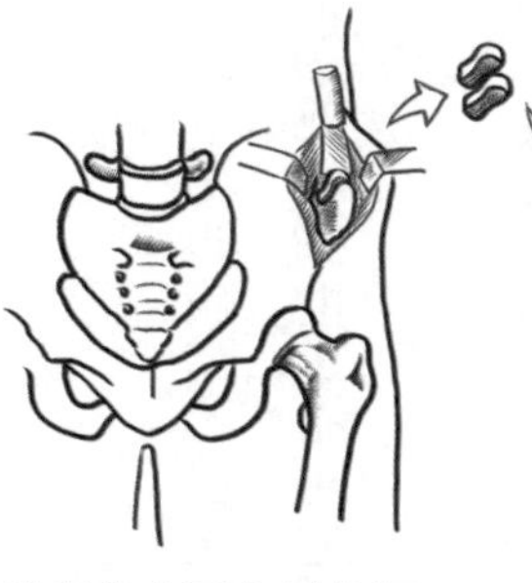

從患者自己的骨盆切
下一小塊骨頭——自
體骨支架。

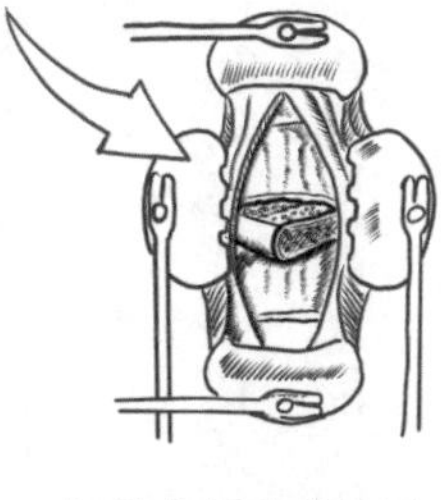

把骨支架塞進原來椎
間盤的空隙中——自
體骨移植。

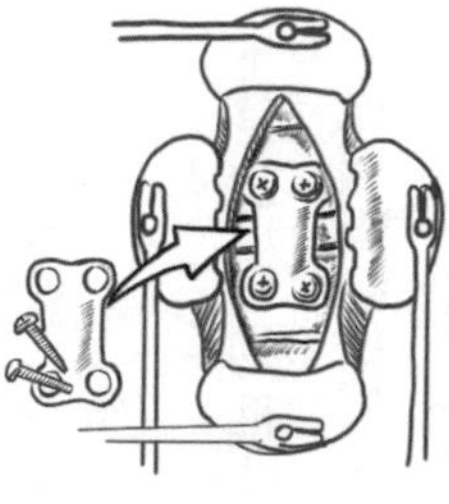

在椎體外側裝上鋼
板，鎖上螺絲，進行
固定。

人工椎間盤無須「融合」，就能維持運動功能

隨著追蹤手術後的病人，越來越多醫生開始意識到融合技術本身的缺點。首先，融合技術融合了多個頸椎，使這些椎體連成一個整體，必然會降低頸部活動度，不可避免的使頸部僵硬。

其次，因為內固定和植入骨的力學傳遞特性，這些結構無法充分吸收沿著脊柱傳遞過來的衝擊，所以增加了臨近椎體的負荷，可能加速臨近椎體的退變。

隨著醫療技術的突飛猛進，近幾十年來，骨科的醫生、工程師和學者們在充分認識融合技術弊端的同時，認為在脊柱退變性疾病治療時，應該保留頸椎的運動功能，因此，「非融合技術」應運而生。

脊柱非融合技術是近年發展起來的新技術，在發達國家，非融合理念已被廣泛接受，但在中國才剛剛起步。圍繞著椎間盤切除後，維持頸椎功能單位的正常運動，非融合技術成為目前脊柱外科學最熱門的領域。

人工頸椎椎間盤是一個人造器官，模仿椎間盤的結構，用它來替換退變的椎間盤，盡可能維持正常的脊柱功能單位的運動功能。人工椎間盤有一個類似減震墊的結構，可以吸收來自地面的震動，同時它還能重建椎間盤的高度，維持頸椎正常的生理曲度，因此從理

論上看，人工椎間盤可以防止頸椎發生繼發性的退變。

一般來說，人工頸椎椎間盤置換手術的手術初步步驟，和傳統的頸椎前路椎間盤切除減壓加植骨融合術沒有什麼不同，都是切除病變節段的椎間盤組織、解除脊髓和神經根的壓迫，但是後半部分就不一樣了。在融合術中，是將一個骨塊植入椎間隙來填補空缺部分，產生支撐和融合的作用；而人工椎間盤置換術，是把人工椎間盤的假體植入椎間隙裡重建，並且維持正常椎間隙的高度。人工頸椎椎間盤由於維持了該節段的椎間隙活動，也就保護了相鄰節段的椎間盤，不會太早發生退變。

人工頸椎椎間盤置換術帶給病人的最大好處，就是病人的頸椎可以繼續保持良好的活動性和柔韌性，同時也可以保護相鄰節段的椎間盤，避免發生繼發性的退變。使用人工頸椎椎間盤置換術的病人，因為不用花時間等待植入骨長好，所以不需要佩戴頸托，手術後很快就可以下床活動，能夠更快恢復正常生活和工作。

因為人工椎間盤置換術和傳統的頸椎前路融合術相同，所以人工頸椎椎間盤置換術後，同樣可能出現和頸椎前路融合術一樣的手術併發症，比如手術後創傷部位血腫、吞嚥困難、發音困難等，同時人工椎間盤假體也有可能發生移位和鬆動。為了讓手術創口更小，使併發症更可控，頸椎微創手術也不斷的發展，同時應用也越來越廣泛。

圖32　頸椎病後路手術

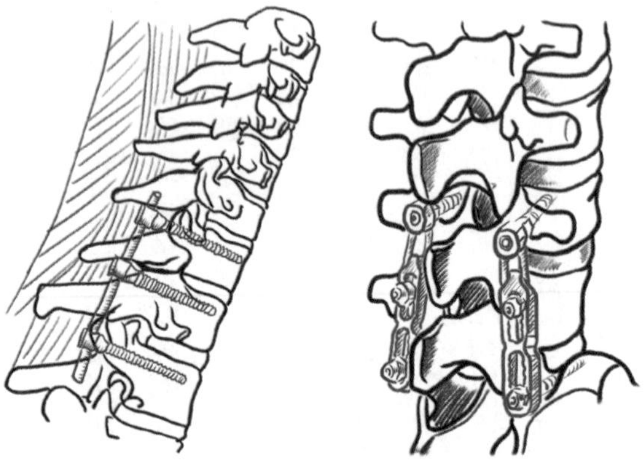

後路手術更方便從後方進行節段的加固

圖33　人工椎間盤

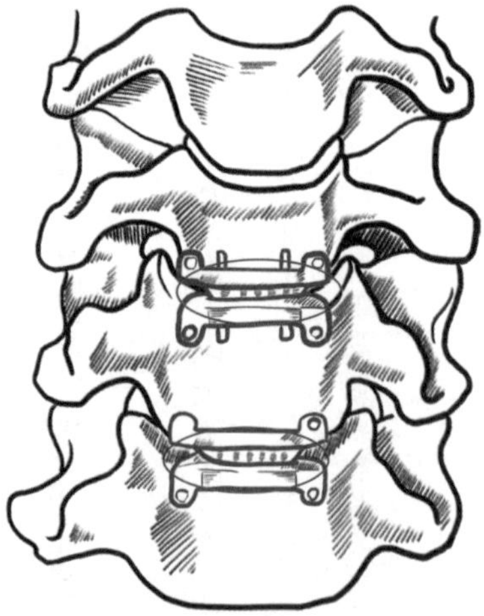

結合各種新材質和特殊結構，
還原椎間盤的液壓特性。

微創手術恢復快，但多節段病變不適用

如果說人工頸椎椎間盤置換術這個簡單粗暴的常規手術，像是大刀闊斧的「木匠」，那麼椎間盤髓核摘除這個微創手術，就更像電影《不可能的任務》（*Mission: Impossible*）中的特工任務——悄無聲息的潛入，神不知鬼不覺的取出。

椎間盤微創外科手術一般從很小的開口探進去，精確定位，而且對頸部其他組織的損傷範圍很小，病人手術後通常半天就能下地活動，年輕人在微創手術後，椎間盤的恢復比較快。但是微創手術太依賴於精確定位，如果很多節段的頸椎都有問題，那用微創的方法一節一節「打洞」進去修理，意義就不大，只能針對非常局部病變，也是微創手術的局限所在。

圖34 椎間盤髓核摘除微創手術

精準定位，探囊取物

椎間盤微創減壓手術現在很常用，但畢竟是手術，仍然需要重視手術的適應症。

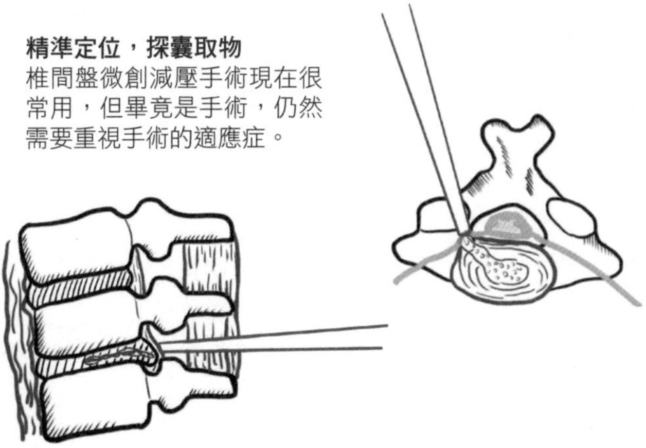

第二部

腰痛來襲，站也不是，坐也不是

幾乎每個上班族都體驗過腰痛。當腰痛來襲，讓你站也不是，坐也不是，走幾步就腰部痠痛，坐久了就直不起腰來，越想盡快緩解它，它越是如影隨形。這種慢性易復發的不適，嚴重影響工作，破壞生活品質。

腰椎痠痛有各種問題，即使是相似的腰痛症狀，也有可能來自各樣不同的原因。

眾所周知的「腰椎間盤突出」、「腰椎管狹窄」、「腰椎滑脫」、「腰肌勞損」，這些名字聽起來好像都和自己的腰痛有關，但你真的了解自己的腰椎嗎？

第4章

腰椎病，是從肌肉損傷開始的

腰椎間盤突出、腰椎管狹窄、腰椎滑脱、腰肌勞損……你是不是也曾被這些診斷名詞嚇到過？

腰椎扭傷和腰肌拉傷，你區分得出來嗎？

為什麼腰部急性外傷去了醫院，醫生卻查出一堆慢性腰部勞損的問題？

在這一章，我會一一解說清楚這些腰椎病症。

01 急性腰傷別放任它「自己會好」

幾乎每個上班族都曾飽受腰痛的困擾。當腰痛來襲，真的站也不是，坐也不是，走幾步就腰部痠痛，坐久了就直不起腰來，越想盡快緩解它，它就越是如影隨形，這種慢性易復發的不適，嚴重影響我們的工作狀態，破壞我們日常生活的品質。

急性扭傷會演變成慢性勞損

腰部除了承擔和維持身體重力之外，還要適應各種活動下動態的變化。這些穩定性和靈活性兼具的協調任務，主要由腰肌來擔當，但人體結構在解剖上，存在諸多限制。

如果急性腰部扭傷及時獲得恰當的治療，就會發展成慢性腰部勞損。急性扭傷後，身體在沒有治療干預下的自我修復，容易產生疤痕組織和沾黏，扭傷伴隨的疼痛也會影響活動施力，造成腰肌力量減弱或失衡。

另外很大一部分慢性腰部勞損，是來自「量變到質變」，長期久坐伏案工作（學生、上班族）、長期彎腰低頭（廚師、工人）、反覆彎腰出力（農夫、手術醫生）等，不良體位和錯誤姿勢引起的應力累積，就容易造成疲勞創傷。

肌肉軟弱不能維持正常腰部功能和位置，使深部韌帶受到牽扯，導致周圍的神經和血管受到擠壓，影響營養供給，腰椎附近發炎物質在脊柱周圍肌肉縫隙間形成「堰塞湖」，積聚而無法排出，於是就產生了壓痛點。患者因為怕痛，在活動中總是有意無意的避免使用這部分的肌群，肌肉長期不使用就會萎縮，加上周圍發炎物質的堆積，肌纖維之間還會互相沾黏，肌肉的彈性大不如前，而影響腰部的活動有賴於多種肌群的協調配合，當一組肌群發生問題時，整個動態平衡的體系便會發生「蝴蝶效應」。

同樣的情況也會發生在韌帶，一側韌帶和軟組織隨著勞損，減小強度和張力而鬆弛，而另一側則因張力過大而縮短，平衡失調，疼痛擴散，牽扯上下肢在各種活動中都出現不穩定的姿態。韌帶的動態失衡，常常會影響椎體之間的平衡。

因此，肌肉失調、肌肉痙攣和肌肉攣縮，是形成慢性腰痛的「三重前奏」，而作為「主旋律」的腰椎間盤突出和椎管狹窄，一般都是在腰部肌群出現問題時沒有及時糾正，肌肉持續接受不良刺激，新舊損傷交雜，逐漸從肌群的動態失衡，轉變為腰椎間盤的靜態失衡。

大部分人的腰痛並不太嚴重，日常活動時不覺得到疼痛，施力也不會受到影響，遠端下肢更不會出現麻木無力的神經放射症狀。當他們做徒手推拿時，治療師手指對腰部做的深層按壓，會引起非常嚴重的痠脹疼痛感，造成這個現象的問題，不在腰部肌群，也不在腰椎關節和椎間盤，而是在於肌肉表面覆蓋的肌筋膜。肌筋膜炎就是引起腰部按壓痠脹感最常見的一種軟組織損傷。

一按就痛的肌筋膜炎

肌筋膜炎顧名思義，就是肌肉表面的筋膜因為損傷所出現的發炎，針對這個部位的問題，相似的名字很多，如肌纖維組織炎、肌筋膜纖維組織炎、肌筋膜疼痛症候群等。肌筋膜炎主要發生在各種肌群疊加在一起協同施力的部位，如頸部、肩部、腰部和臀部。許多人或多或少都會在這些部位受擠壓時會有痠脹感，甚至觸發劇烈疼痛。這些敏感的按壓區域我們稱為「激痛點」，是肌筋膜炎特有的現象。

這些激痛點主要分布在肌筋膜和骨相連的部位，眾多肌肉的肌腱從連接的骨表面開始束狀分支，是受力最集中的區域。肌肉勞損和拉傷所產生的發炎物質也會積蓄在這裡，當按壓時，肌肉受到牽拉，更多發炎物質接觸到神經末梢，有舊傷的肌筋膜等軟組織被進一步牽拉，都會引起局部疼痛刺激，但並不會沿著神經分布形成進一步的放射症狀。

除了按壓會引發痠痛感之外，在潮溼陰冷的天氣，肌肉也會發生痙攣，從而使肌筋膜積聚發炎物質，造成沾黏和增生。這些皮下肌肉間的沾黏物，用手指按壓可以感覺得到，條索狀半遊移的形態，是受損的肌肉纖維和周圍脂肪組織聚合而成的纖維性組織。針對頸腰不適所做的徒手治療或小針刀治療，治療原則就是「撕開」這些多餘沾黏，用短期的疼痛難忍來交換未來功能的改善。

和慢性勞損的肌筋膜炎症壓痛不同，活動量較大的年輕人，大多是腰

圖1　腰椎穩定原理就像帆船

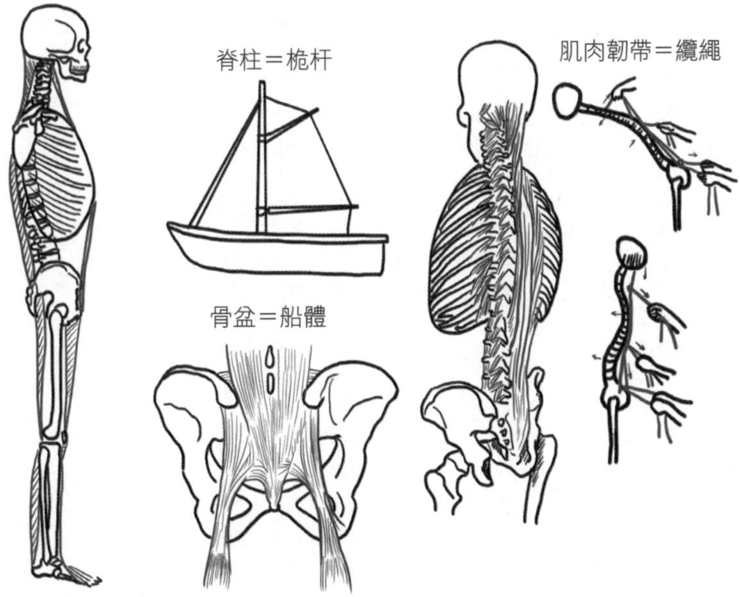

椎活動過度引起的摩擦和牽拉，以第三節腰椎的橫突最常見，因此也被稱為「第三腰椎橫突症候群」。

第三節腰椎兩側橫突特別長，向兩側水平延伸，橫突周圍有血管和神經交叉經過，還有較多腰椎兩側肌群的筋膜附著。同時，第三節腰椎正好在腰椎生理前凸弧度的頂點，恰好經過軀幹的重心線，是承受重力並傳遞負荷的重要結構。

活動中身體側向出力時，連接橫突的一側椎旁肌收縮，另一側橫突就會因為槓桿作用而向上翹，活動範圍比較大，需要藉由腰椎周圍各種肌群協作，才能維持平衡。如果缺少其他肌群協作，僅靠某一側的椎旁肌收縮產生活動，容易造成對側單一肌群過度牽拉而損傷，肌纖維撕裂後出血、沾黏和筋膜攣縮，使周圍血管神經受到摩擦、刺激和壓迫，由此產生症狀。

與肌筋膜炎不同的是，第三腰椎橫突症候群和接受到的外力作用關係很大，常常在運動或工作中施力不當，而產生或加重症狀，主要表現出來的疼痛，除了集中在單側或兩側之外，還會擴散到臀部、大腿後側、腹部等處，但不會影響走路姿勢。

因為病變部位僅在腰椎周圍軟組織，幾乎不伴隨腰椎結構的異常改變，因此非手術治療（封閉注射、物理治療、推拿）就足以緩解症狀。如果不及時積極治療，放任其沾黏和疼痛不斷加重，就容易引起腰椎和椎間盤等靜力平衡結構的變化。

腰椎也會關節炎

說到關節炎，大部分人首先會想到肩關節和膝關節這些大關節，而對於頸腰椎的問題，大部分人只會想到腰椎間盤突出和腰肌勞損，但事實上腰椎關節也會發炎。關節突間滑膜炎由於部位較深，體徵易混淆，加上學術界對其認識還不夠，因此曾經很少重視和關注它。

麻雀雖小，五臟俱全。腰椎關節突雖然小，但它們的結構和其他帶有滑膜的大關節一樣，都會在急性創傷和慢性勞損下，發生滑膜炎或關節囊炎。腰椎關節數量眾多，因此脊柱小關節之間創傷性滑膜炎，也是引起腰痛的主要病因之一。

腰椎小關節之間包裹著含有神經末梢的小關節囊，在小關節囊上分布著兩種「感測器」，分別為傷害感受器（Nociceptive Receptors）和小體感受器（Corpuscular Receptors）。當肌肉拉傷產生發炎物質，刺激到腰椎小關節的關節囊時，傷害感受器會受到刺激引起神經衝動，從而產生疼痛。另一方面，小體感受器為了抑制疼痛感覺，會自主調整身體對傷害的耐受度。常見的推拿、針灸等物理治療，原理上都是藉由調整小體感受器來緩解疼痛（見第一七七頁圖4）。

如果腰椎小關節發生滑膜炎，關節囊表面的這些感受器就會進入異常狀態。即使沒有拉傷或扭傷，腰部也會反反覆覆出現疼痛，腰部深處有壓痛，腰部活動困難，但不伴隨神經放射的症狀，一般局部關節囊封閉注射後，疼痛就會消失。

腰椎小關節之間的滑膜炎雖然局部影響比較有限，但如果不積極治療，滑膜組織就會不斷增生增厚，填滿原本就已經空間有限的小關節腔，頻繁擠壓，會嚴重影響正常生活和工作。

骨盆前傾就會痛到直不起腰

痛到直不起腰的情況，常見於孕婦和負重為主的體力勞動者，問題主要發生在骶髂關節處，骶髂勞損是腰痛主要原因之一，大多在急性損傷發作後轉為

圖2　腰部激痛點

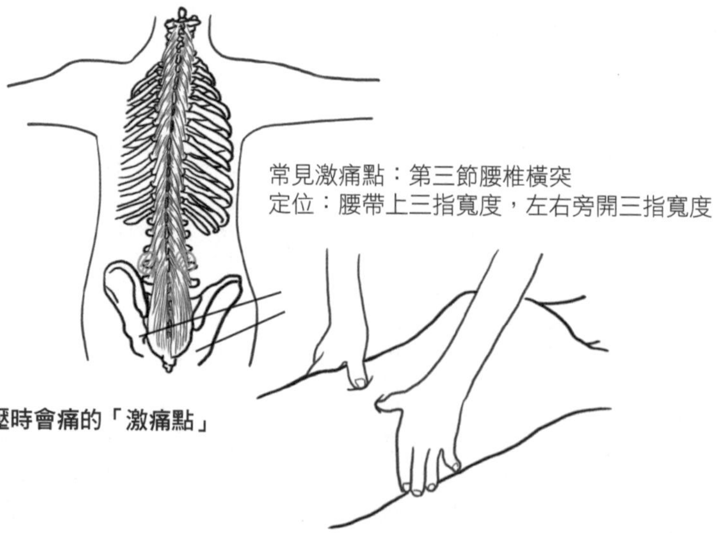
常見激痛點：第三節腰椎橫突
定位：腰帶上三指寬度，左右旁開三指寬度
按壓時會痛的「激痛點」

圖3 腰椎結構

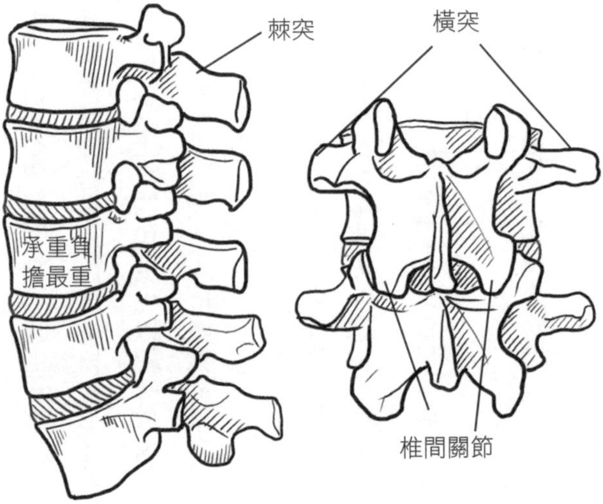
棘突
橫突
承重負
擔最重
椎間關節

圖4 腰椎關節囊的感測器

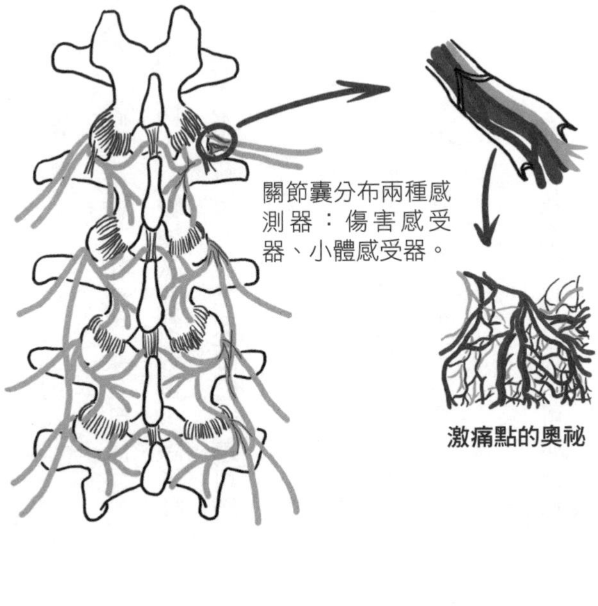
關節囊分布兩種感
測器：傷害感受
器、小體感受器。
激痛點的奧祕

慢性，並延續反覆數月。不良姿勢勞動和運動中急性扭傷，都會造成該部位損傷和疼痛。

腰骶部韌帶鬆弛、體重增加等，都會引起骨盆向前傾斜，當骨盆前傾時，腰椎靠近骶骨（按：又稱薦椎）的區域會受到很大的壓力，由此引發的疼痛非常嚴重，並放射到臀部和下腹部，但不會發展到下肢坐骨神經分布區（見第一八〇頁圖5）。

腰骶勞損的病人往往直不起腰，會出現明顯的跛行，嚴重影響工作或學業，臥床屈髖時，骨盆回到正常的角度可以緩解疼痛。急性骶髂勞損的病人一般症狀非常嚴重，除了臥床靜養，還可以口服一些止痛藥，並局部注射麻醉止痛藥來緩解，一般臥床靜養一週可緩解症狀。

因為該情況和腰椎間盤突出很類似，很多情況下，病人因為劇烈腰痛來醫院照X光，發現腰突症，就誤以為是本次腰骶部疼痛的病因，這樣即使針對腰椎間盤做了手術，也很難有效緩解腰骶勞損的症狀。腰部因為結構複雜，診斷和治療上都需要更加仔細，才能做到對症治療。

當腰部拉傷後，如果疼痛可以忍受，仍能做些站立、走動的基本活動，那很可能只是腰部軟組織拉傷，第一時間冷敷並且靜養一週左右，就能恢復。

如果拉傷後完全無法活動，疼痛難忍、直不起腰、站也不是、坐也不是，就可能是更嚴重的腰骶關節勞損了。這時先別急著貼膏藥和靜養，最好先照X光，並由骨科醫師做系統檢查，排除腰椎骨折或腰椎間盤突出等問題。如果排除了骨性結構損傷，那就可以安心進行腰骶關節復位，調養腰肌及其周圍軟組織拉傷造成的發炎。

在受傷後的二十四小時至四十八小時之內，治療目標是減輕因暴力引起的腰肌疼痛和痙攣，主要方法有靜養、冰袋外敷和壓縮繃帶。如果疼痛劇烈難忍，可以配合消炎止痛藥，如布洛芬，協助減輕局部疼痛和腫脹。

而在受傷後的四十八小時之後，就不能再繼續臥床靜養了，長時間的臥床靜養會減弱肌肉力量，反而會減慢恢復的速度。因此，即使此時仍然有些症狀，也建議循序漸進的開始復健。

大部分軟組織的急性拉傷或勞損，都會在兩週內有所好轉，如果兩週後症狀仍然持續反覆，那就需要再就醫，明確病因並進行恰當的康復治療。

圖5　痛到直不起腰的力學原理

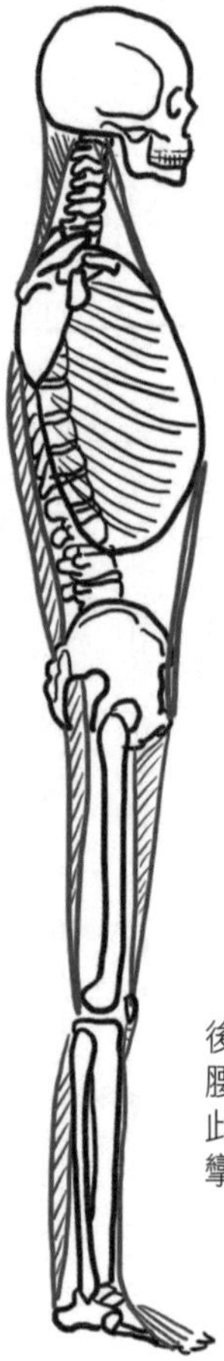

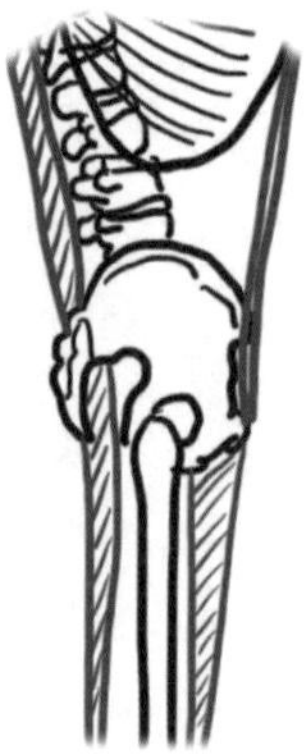

後側腰肌疲勞痙攣後，腰肌長度變短；長期久坐，前側腰肌弱化鬆弛，長度變長；使骨盆前後拉力不對稱，因此產生前傾。
攣縮的腰肌難以施力，因此會有「直不起腰」的感受。

02

骨刺不是椎間盤突出，看懂五大腰骨問題

在Ｘ光的檢查報告上，常會看到「骨質增生」這四個字，醫生看了Ｘ光片後，也會輕描淡寫的說：「哦，有一點骨刺，這節椎間盤有點膨出，腰椎對線不是很好。」一句話裡有好多結構變化的術語，那些增生、膨出和對線，到底是什麼意思？

「北京癱」引起的腰椎骨質增生

骨刺就是骨骼表面的骨質增生，雖然骨刺聽起來感覺很鋒利，其實大多是不規則形。在Ｘ光上可以看到局部骨質的密度增高（顏色更白），特別是在骨骼的邊緣出現新生的骨，因為和原本邊緣齊整光滑的骨表面不協調，所以稱它們為骨刺，也叫骨贅（見第一八四頁圖６）。

骨骼退化性改變是人體自然衰老在骨骼上的一種表現，是骨骼為了適應長期的運動和

負荷，而產生的一種生理性退化性變化。這種退變隨著人的發育、生長、成熟、衰老逐漸產生。

從三十歲開始，脊柱椎體就開始逐漸發生退化性改變。隨著年齡的增長，這種退化性改變的發展逐漸加快，更多承重關節附近的骨骼也會出現邊緣不齊的骨刺，通常到了五十歲以後，骨刺會更加明顯，這種骨質增生是老年人所共有的表現。

這種情況下的骨退化性改變，是人體正常的生理過程，而不是病。就像自行車需要有一個支架才能放穩一樣，當骨骼周圍的肌肉韌帶無法提供足夠的支撐時，骨骼就會「自食其力」，自己長出一個支架來保持穩定。

有些人因為職業（長時間伏案工作、低頭作業）或者不良生活習慣（高枕睡眠、「北京癱」〔按：上身與椅背呈一百二十度角，「癱」在椅子上的坐姿〕在沙發上）的原因，脊柱長時間處於過度運動和負荷狀態，會讓頸腰椎過早發生退化性改變，這就不是正常的生理過程了。過早的力學結構改變，會讓關節磨損、韌帶肌肉出現勞損，造成整個力學系統的不穩。

脊柱的骨刺總是發生在椎體的邊緣，靠近椎間盤。因為椎間盤退變通常比椎體退變更早，所以椎體骨質增生便成為椎間盤退變的「補救措施」。

因為骨刺本身不是病，多半不用刻意糾正。如果因為骨關節、椎體表面的骨質增生，造成附近的神經、脊髓、血管的刺激或壓迫，就會產生相應的症狀。

頸椎腰椎骨刺增生，使得椎管、椎間孔、橫突孔等狹窄，椎體小關節表面的骨刺會影響椎體之間的穩定，壓迫到神經、脊髓、血管。骨刺發生在頸椎，可能引起頭暈、脖子疼痛、手麻；在腰椎，就有可能引起腰痛、腿麻等不適。這些就不是單純的椎體骨質增生，而是頸椎病、腰椎病。

因此，當影像報告中描述具體部位出現了骨質增生、骨贅（骨刺），而沒有對應的症狀出現時，不需要治療；而當症狀出現後，往往也只是處理那些引起發炎、壓迫和刺激的症狀，很少特別有效、針對消除骨刺的治療方法。

另外，還需要一提的是，骨質增生和骨質疏鬆關係密切。骨質增生是骨質疏鬆之後的防護措施。以膝關節為例，膝關節是身體最大、最靈活的骨關節，由股骨和脛骨構成支撐結構，在骨的表面有一層軟骨附著，發揮緩衝壓力和衝擊力的作用。

如果說軟骨是沙發墊，那麼軟骨下的骨骼就是沙發的基座。沙發墊磨損，往往是沙發基座的支撐結構先出現問題，根源就是骨質疏鬆。少了足夠堅固的軟骨下骨，軟骨緩衝衝擊的能力下降，就會產生疼痛。為了不讓疼痛持續，我們會下意識的改變站立和走路的姿勢，出現 O 型或 X 型的膝關節連接。面對這些與正常情況不同的應力分布，骨骼為了不被壓斷而進行加固，骨刺便因之而生。

骨質疏鬆造成的腰椎壓縮性骨折

腰椎壓縮性骨折是最常見的骨質疏鬆骨折之一，也是老年人出現身高變矮、駝背，伴有腰背刺痛等問題很常見的原因（因為骨折不是暴力發生，所以往往照了X光後才發現已經骨折，接著才意識到原來已經骨質疏鬆了）。

骨質疏鬆是中老年婦女非常好發的慢性病，隨著停經期到來、雌激素減少，骨骼裡的鈣質都向外流失進入血液，缺少鈣質的骨骼強度會大幅下降，這是骨質疏鬆症的最重要特點。對於日常承重負擔很大的腰椎，每天直立走路時，腰椎都在支撐體重，骨質疏鬆後，腰椎強度大不如前，即使打噴嚏、晾衣服、伸懶腰等動作帶來

圖6　椎體骨刺形成過程

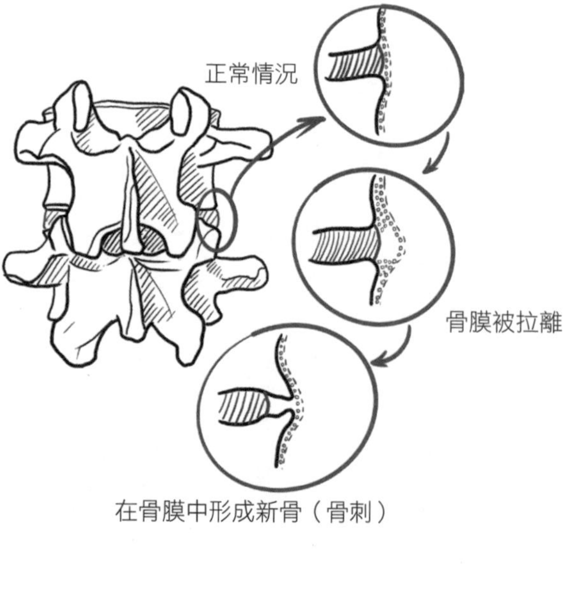

圖7　椎體壓縮性骨折 X 光片

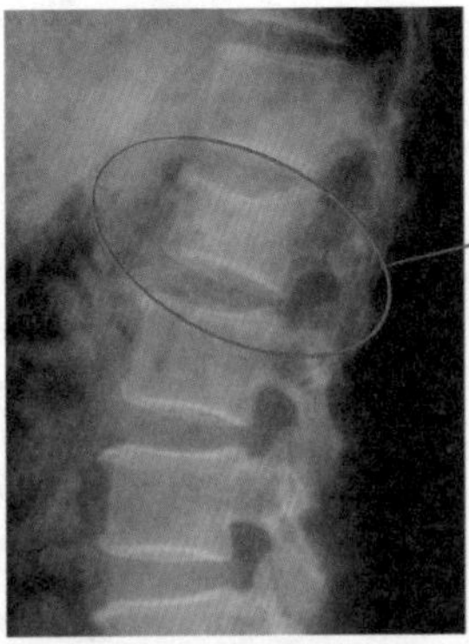

X 光中看到的壓縮性骨折

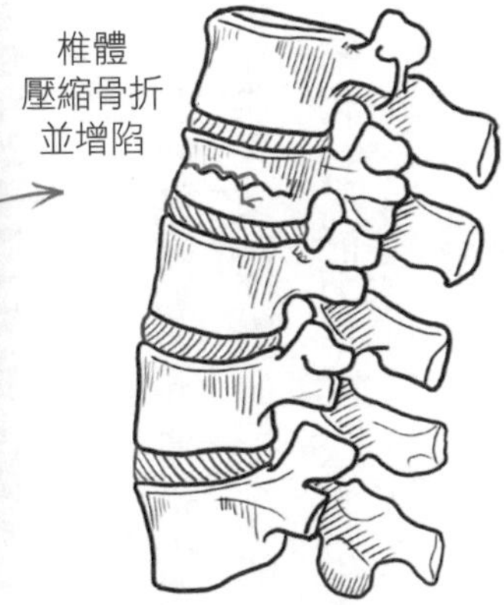

圖8　椎體壓縮性骨折好發於中老年婦女

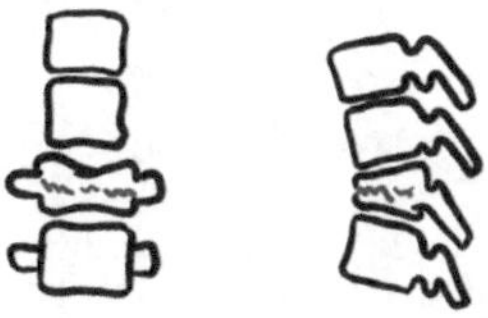

椎體骨折通常難以察覺，但如果有駝背、身高變矮、腰背部刺痛，那就要重視了。

三十歲後年齡增長，停經後激素下降，造成中老年人（尤其是婦女）骨礦物質流失。

肌肉力量降低，椎間盤彈性下降，椎體承重負荷更大。

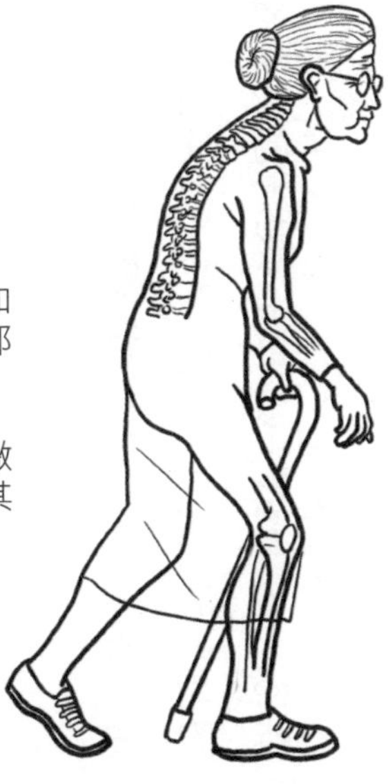

的較輕外力，都有可能引起骨折。

因為腰椎的受力特點，骨折往往表現為壓縮性骨折。當從X光看到腰椎中央有一條橫向的骨折線，而且腰椎的高度下降了一五%至二〇%時，就可以診斷為壓縮性骨折。

椎體壓縮性骨折可能發生在任何一節椎體，最常見的是在胸椎和腰椎相接的幾節椎體上，最後三節胸椎和第一節腰椎是壓縮性骨折的最好發節段。

由於大多數椎體骨折都發生在椎體前側，而壓縮的形變使得骨折後脊柱仍然保持穩定，所以壓縮性骨折，並不太會損傷到脊柱後側分布的脊髓和神經，因此除了身高縮短、體態變化和改變體位時的輕微刺痛之外，壓縮性骨折的症狀並不像腰部扭傷和拉傷那麼疼痛劇烈。

椎體骨折通常會引起劇烈的腰背部疼痛，也會伴隨較明顯的駝背畸形、身高突然變矮、腹部器官受到擠壓而影響功能（尿頻、腹脹等）的問題，以及由於缺乏運動所引起的肌肉萎縮和有氧能力下降。這些併發症狀不僅影響病人的形象，還會嚴重影響日常工作能力和生活品質。

骨質疏鬆症是導致腰椎壓縮性骨折最常見的原因，而骨質疏鬆症尤其常見於停經婦女，所以在診斷上，聽到這個年齡層的女性有腰痛症狀時，醫生往往會先幫她們照X光，優先排除骨折或滑脫的可能，然後再做進一步的對症治療。

骨質疏鬆症是一種「沉默」的疾病，而腰椎骨折也不太會對活動產生太大的影響，這雙重「隱匿性」加在一起，使得腰椎骨質疏鬆性骨折很難被發現，但這並不影響它對中老年患者生活和健康的危害。每年大約有三分之二的椎體骨折沒有被診斷出來，也因此沒有得到恰當的治療，更長時間的臥床靜養，會持續給身體其他器官帶來不可逆轉的損害。

骨質密度檢查可預測骨折風險

醫師會採用「雙能量 X 光吸收儀（DXA, Dual-emission X-ray Absorptiometry）」幫病人做骨密度檢查，讓低劑量的 X 射線通過不同組織（骨骼或軟組織）後的能量差異，來區別不同結構的穿透性（密度）。這個技術被用於測定骨質密度（BMD, Bone Mineral Density），並作為診斷骨質疏鬆的黃金標準——藉由骨質密度的改變來預測骨折風險。

六十五歲以上的女性因為處於停經期，所以建議每兩年做一次常規檢查，來了解骨量的變化。

骨質密度檢查後，我們會得到兩張圖（見第一八九頁圖 9），一張是類似 X 光片的圖，因為腰椎和股骨頸（按：大腿骨上方彎曲部位）的承重要求最高，所以骨質密度常常針對這兩個部位，來評估這些骨骼的骨折風險。透過影像，我們可以看到骨骼邊緣和骨質密度大小，顏色越白表示鈣含量越高，骨量越大，而骨骼邊緣毛糙不平，顯示的是骨質增生狀況。

在影像圖旁邊，會有另一張紅黃綠的圖，這張圖有兩層含義。首先看顏色，綠色區域代表骨量正常、黃色區域代表骨量下降、紅色區域代表骨質疏鬆，這個骨量大小的判定分類是相對於二十歲年輕人，對應的是這張圖下方表格中T值（T-Score）的數值。

隨著年齡增長，骨量不可避免會下降，因此同年齡段之間的相對值，在臨床上更有意義，這也是Z值（Z-Score）的意義。在這張圖上可以看到一條從左到右向下的「通道」，橫坐標是年齡，通道中間的線表示該年齡的平均值，平均值以下代表骨量下降，當低於通道的下限時，就代表骨質疏鬆。

腰椎滑脫和椎管狹窄

英文單詞Spondylolisthesis分為兩部分：Spondylo在拉丁語中意思是「脊柱」，listhesis是「滑移」的意思。所以Spondylolisthesis就表示，一節脊椎相對於相鄰的椎體發生滑動。要達到椎體滑脫，需要比較大的外力，所以通常會發生在承重要求比較高的腰椎區域。

圖9　骨質密度檢查報告

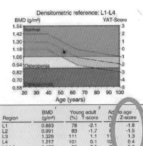

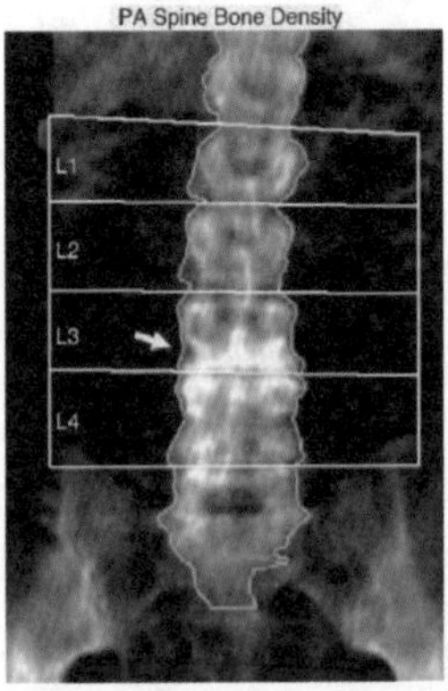

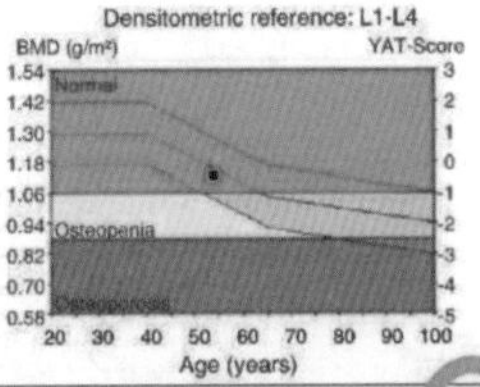

Region	BMD[1] (g/m²)	Young adult[2] (%)	T-score	Adj. to age (%)	Z-score
L1	0.883	78	-2.1	[illegible]	-1.8
L2	0.991	83	-1.7	[illegible]	-1.5
L3	1.326	111	1.1	[illegible]	1.3
L4	1.217	101	0.1	[illegible]	0.4
L1-L4	1.122	95	-0.5	[illegible]	-0.3
L2-L4	1.184	99	-0.1	101	0.1

綠：正常
黃：骨質下降
紅：骨質疏鬆

Z 值：根據年齡調整的評分
Z 值比 T 值更能反映同齡族群的差異

X 光成像區：透過黑白對比度及骨骼輪廓，量化比較骨骼中的礦物質含量。

圖10　腰椎滑脫和嚴重程度

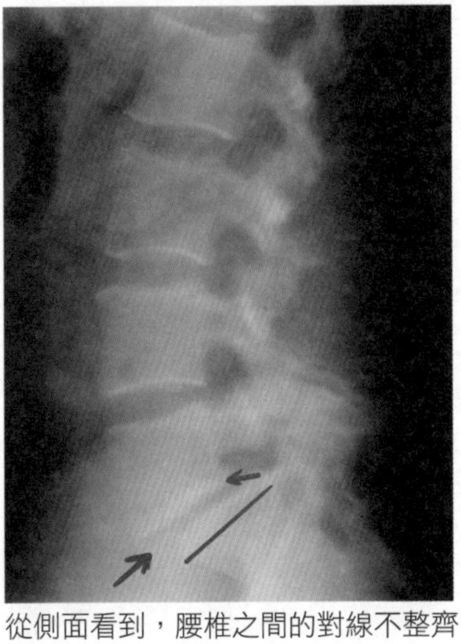

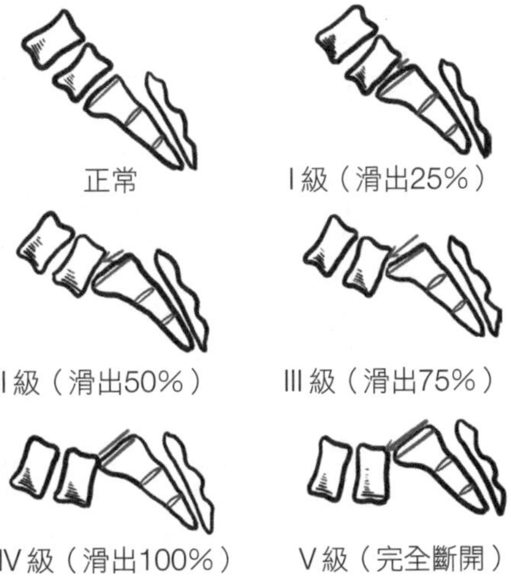

從側面看到，腰椎之間的對線不整齊。

第一八九頁圖10是顯示腰椎滑脫的X光片。箭頭所指的這節腰椎椎體，相對於相鄰的兩塊椎體，向後滑出了不少距離。根據滑出的程度，臨床醫師設定了滑脫級數，分為一級至五級，數字越大，腰椎滑脫帶來的後果越嚴重。

相對於腰部扭傷或腰肌拉傷，腰椎滑脫的發生率要低得多。許多腰椎滑脫症的病人起初都不會出現任何症狀，大多數情況下，症狀和腰部扭傷很類似，反反覆覆的腰痛，卻茫然不覺。而X光檢查已經可以看到單節腰椎很明顯滑移了，這就是腰椎滑脫難以被察覺的特點。這類隱匿性很高的脊柱病，無論對醫生還是對病人而言，都很頭疼。

為了及早發現，儘早治療，我們需要對症狀特點有充分的認識。如果腰部扭傷後出現以下這些症狀，建議儘早去醫院照X光明確診斷：

- 過了兩週仍然持續反覆腰痛，活動後的疼痛痠脹感會加劇，腿部逐漸感到無力。
- 腰部力量逐漸減弱，常常直不起腰來，駝背加重，甚至昂首挺胸都堅持不了太久；在站立和行走中，腹部不自覺的往前頂，腰部後側有比較明顯的前凸曲度。
- 有輕微的大小便失禁，或者對肛門和尿道控制能力有比較輕度的下降。

有以上症狀不一定就是腰椎滑脫，但是腰椎滑脫常會伴隨這些症狀，因為腰椎的支撐能力下降後，會更加依賴腰肌出力來維持軀體平衡。

一旦突出就「回不去了」的腰椎間盤突出

當外力把髓核從椎間盤中心擠出來後，少了液壓的椎間盤就會失去很多承重能力，與此同時，流出來的髓核會逐漸變硬，形成一塊不規則形狀的凸起，這就是椎間盤突出。

椎間盤突出的主要危害，就是壓迫到附近的神經或脊髓組織，造成慢性壓迫的二次損傷，當這些突出物壓迫到神經時，就容易引起麻木和疼痛。

根據這個過程，椎間盤突出一旦形成就無法逆轉回復，微創手術的目的是切除突出物，但很難讓椎間盤變回過去那種具有「液壓」的承重零件，因為髓核漏出後的這一塊椎間盤裡，將很難再產生新的髓核。

四十歲之後，超過六〇%的人會在磁振造影上發現椎間盤退化性改變，而退變直接發生在椎間盤對抗外力的兩層防護上。相較於正常的椎間盤，退變的椎間盤內部結構顯得更加紊亂，椎間盤纖維環之間存在多處撕裂的缺口。在纖維環構成的一條條路徑上，分布的細胞變得更少，加固工程越來越懈怠，使得椎間盤纖維環的膠原越來越脆弱，這就是退變的椎間盤難以承受外力、引起突出的主要因素（見第一九二頁圖 11）。

圖11　磁振造影上看到的腰椎間盤突出

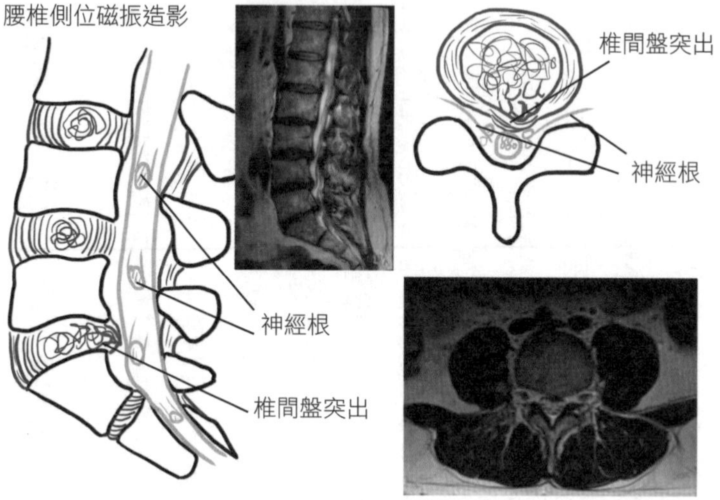
腰椎側位磁振造影
椎間盤突出
神經根
神經根
椎間盤突出

圖13　腰椎間盤突出所壓迫到的神經位置

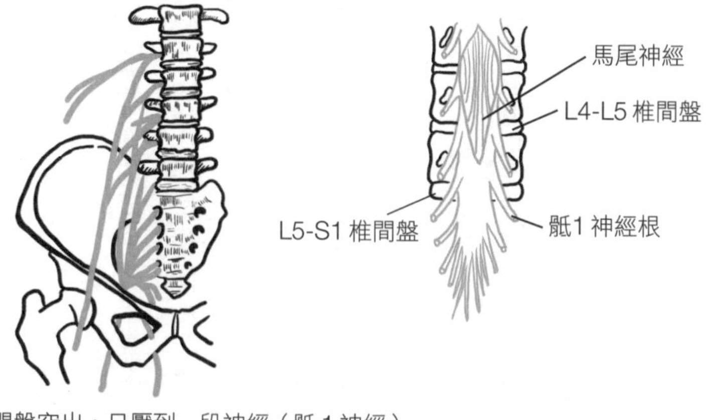
馬尾神經
L4-L5 椎間盤
L5-S1 椎間盤
骶1 神經根

L5-S1 椎間盤突出，只壓到一段神經（骶 1 神經）。
L4-L5 椎間盤突出，可能壓迫到三段神經（第 3、4、5 腰神經）。

圖12 脊柱後側神經對全身的放射性支配區域示意圖

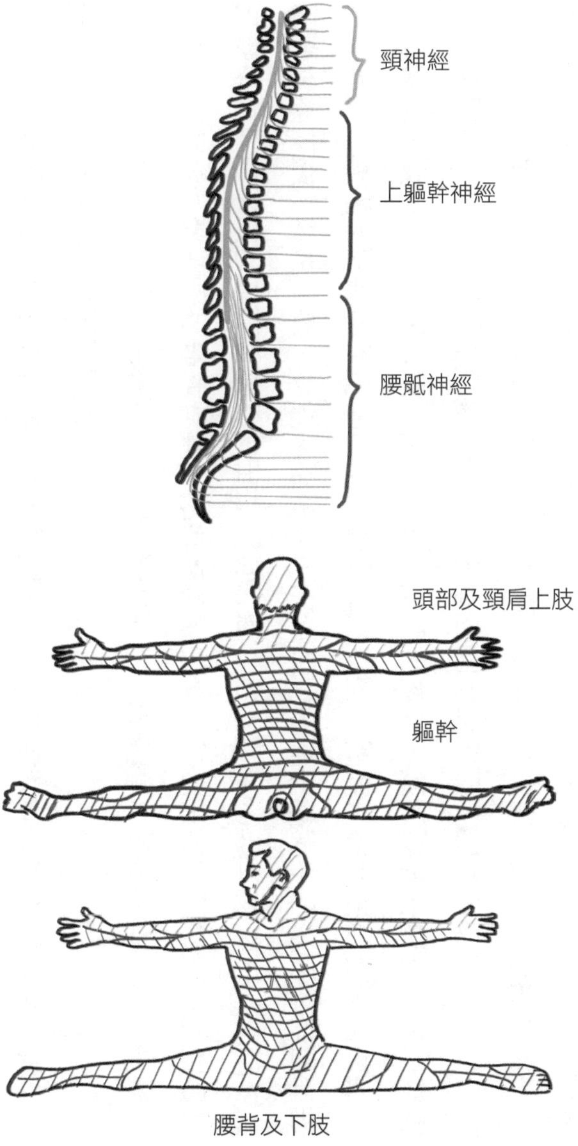
頸神經
上軀幹神經
腰骶神經
頭部及頸肩上肢
軀幹
腰背及下肢

椎間盤退變不一定會引起椎間盤突出，但椎間盤突出卻大多伴隨著椎間盤退變。那麼，椎間盤突出可能會出現什麼症狀？

椎間盤外側纖維環撕裂，是引起腰背疼痛最常見、最重要的原因，外側纖維環撕裂後，椎間盤內側的髓核順著裂縫被從中心擠壓到了外側，這個過程就被稱為椎間盤突出，它的症狀取決於不同區域突出所壓到的部位。

腰椎後側分布的神經主要支配下肢（比如大腿、小腿或腳），這些神經就像電線一樣，從腰背後側經過臀部中的坐骨神經一路傳遞到腿和腳。當突出的椎間盤壓迫到相應節段的神經時，神經受壓的損傷發炎就會引起急性腰痛（見第一九三頁圖12）。

隨著神經修復、發炎吸收，急性疼痛會在三天左右之內逐步緩解。如果此時椎間盤仍持續刺激神經，神經內部傳遞的「電流」就會變得更激烈。電流夾帶著錯誤的感覺資訊，從腰部傳遞到下肢，又回饋到大腦，讓人感覺到下肢的疼痛、痠脹或麻木無力，這些症狀都屬於慢性腰痛，也被稱為根性疼痛，即是由中心向周圍放射的疼痛和麻木感。

因此，椎間盤突出會導致兩種不同類型的疼痛，急性期常以腰背部局部的疼痛為主；而慢性腰痛，會同時再有從腰背部放射到下肢的麻木和疼痛感，這個情況在生活中更常見，症狀也往往反覆難癒。

如果把椎間盤想像為一塊夾心餅乾，中間的夾心有可能向任何一個方向被擠出。椎間盤也類似，髓核也有可能因為外力而向三百六十度的任何方向被壓出來。

而對於頸腰椎而言，我們更關心的是餅乾後半部分的情況。因為前半部分沒有任何神經分布，即使椎間盤向前突出，也並不會引起症狀。而如果椎間盤向後突出，不同節段分布著不同的神經，就會產生程度不同、區域各異的根性症狀。

不同節段的椎間盤，可以向不同方向突出並壓迫到不同的神經，從而產生不同的放射性疼痛。其中，腰椎間盤主要在 L4–L5 和 L5–S1 兩個節段最容易突出，在所有的腰椎間盤突出中，約占九〇％。當 L5–S1 節椎間盤突出時，骶 1 神經會被壓迫到，但是當 L4–L5 節椎間盤突出時，有三段神經都可能被壓迫到，便會造成更多、更複雜的症狀（見第一九二頁圖13）。

椎間盤突出通常很難收回去，即使希望透過手術把突出的部分切除，也不會恢復正常的緩衝功能。為了讓椎間盤不突出，或者延緩加重的進程，無論對於預防還是對於治療，加強腰肌都具有重要的作用。

第5章

「靠腰」就是最好的護腰

腰肌使用過度會腰痛，腰肌力量不足也會腰痛，腰椎間盤突出卻有可能沒什麼感覺。

不同年齡、性別、工作類型的族群，都有不同引起腰部疾患的風險。年輕人的不良姿勢、勞力工作者的腰部施力不當、中老年女性的骨質疏鬆，不一樣的誘因都有與之對應的保護方法。

糾正不良姿勢、找到正確施力方法、適當的肌肉拉伸、改善工作或生活細節，都可以對腰部做好防護。

01 容易腰痛的姿勢

許多對身體肌肉骨骼不好的姿勢，往往都讓人感覺很舒服，但如果當下的舒適要用未來的使用壽命來交換，那就有點得不償失了。

這一節我就專門整理一些舒服但卻「有毒」的姿勢，這些姿勢廣泛存在於日常生活的細節中，潛移默化的影響著我們的骨骼肌肉，最後改變了我們的體態。

癱在沙發上，腰部頸椎都受累

忙了一天下班回家的你，窩在沙發上看電視、等吃晚飯，這時候還有什麼姿勢比「北京癱」更舒服、更放鬆？

如果這種「癱法」一開始就讓人覺得不舒服，也就不會有人去做這個姿勢了。北京癱對身體的影響是長期的。

當你北京癱時，騰空的腰部毫無支撐，為了讓腰椎在這個姿勢時不會因為重力往下墜，腰椎附近很多韌帶和肌肉都在收緊，來掌控住重力對腰部的吸引。當這些肌群開始累了，腰肌勞損就會引起疼痛，因為腰部無法支撐起身體。

為了「癱而不倒」，緊貼沙發的肩頸部就要承擔更大的負擔。細小的肩頸部想要和沙發墊產生足夠的摩擦力，來阻止上半身下滑，就需要有很大的壓力讓肩頸部「壓」在沙發靠背上。如果把肩背部調節到正常坐姿的中立位，這個姿勢就相當於低頭，並在脖子上掛一個很重的槓鈴一樣。額外的壓力會造成頸椎內部應力分布過大，頸部肌群緊張，甚至會造成韌帶拉傷（見第二〇〇頁圖1）。

如果這個姿勢習慣已久，突然要你糾正回正確坐姿會很不舒服，因為保持正確坐姿的腰肌已經隨著北京癱弱化太多，它們很難維持正確的坐姿太久。

所以從北京癱到坐姿端正的過渡時期裡，我們需要做一些簡單的運動加強核心和臀部肌群，再充分拉伸下背部，常用的方法有橋式、拉背和棒式。

- **橋式**（見第二〇一頁圖2）

躺平在地面，彎曲膝蓋，腳踝靠近臀部，兩腳距離與肩同寬。

慢慢抬起骨盆，讓大腿到上半身呈一直線，這時收緊腹部和臀部肌群。

然後慢慢的放下骨盆回到開始的位置。

重複八次至十次。

- **拉背**（見左頁圖 3）

趴在瑜伽墊上，用兩側手肘夾緊身體，支撐起上半身。

收緊臀部，骨盆貼地，腳背貼地，依靠背肌的力量，慢慢拉長背部和頸部的脊柱。深呼吸並且保持五秒至十秒，然後回到剛開始的位置。

重複八次至十次。

- **棒式**（見左頁圖 4）

用前臂和腳尖一起撐起身體。

從腳踝到頸部保持一直線，像木板一樣，肩膀保持在手肘的正上方。

圖1　「北京癱」的力學示意圖

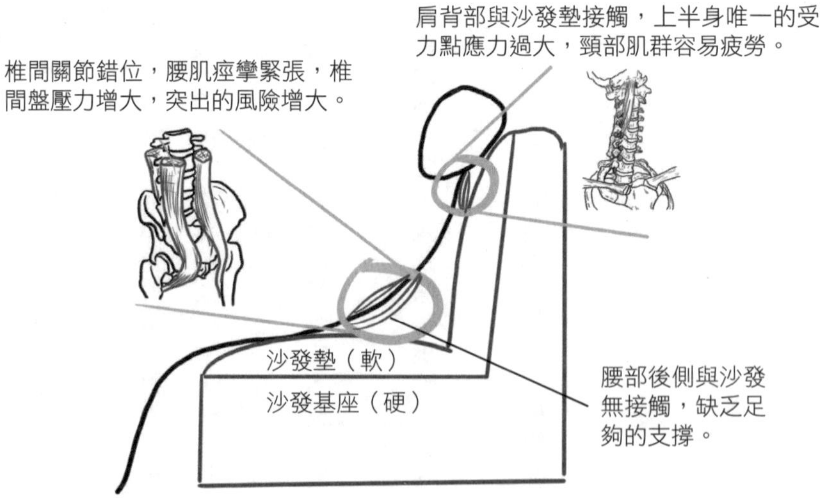
肩背部與沙發墊接觸，上半身唯一的受力點應力過大，頸部肌群容易疲勞。
椎間關節錯位，腰肌痙攣緊張，椎間盤壓力增大，突出的風險增大。
沙發墊（軟）
沙發基座（硬）
腰部後側與沙發無接觸，缺乏足夠的支撐。

圖2　橋式

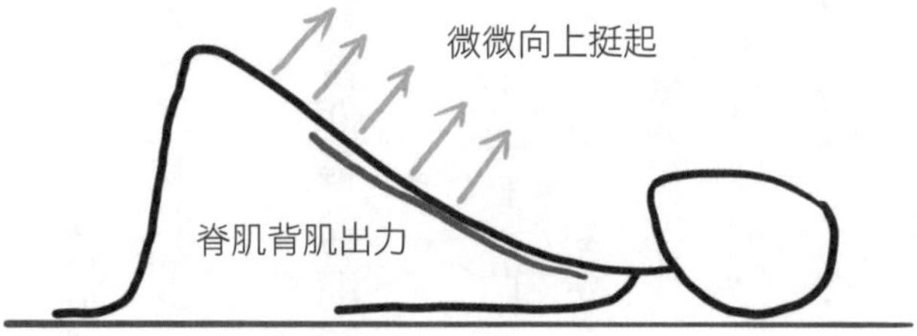
微微向上挺起
脊肌背肌出力

圖3　拉背

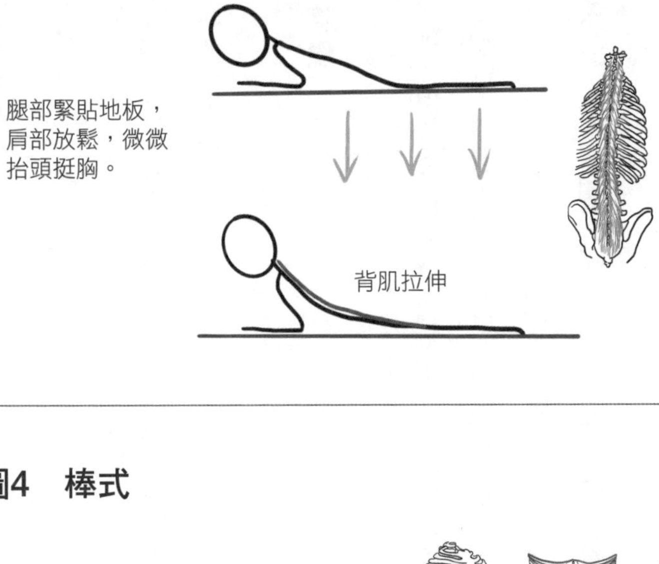
腿部緊貼地板，
肩部放鬆，微微
抬頭挺胸。
背肌拉伸

圖4　棒式

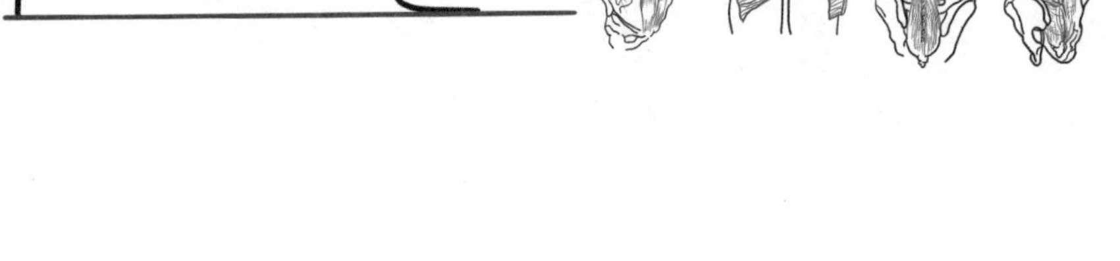
臀肌收縮
背肌拉伸
腹肌加強

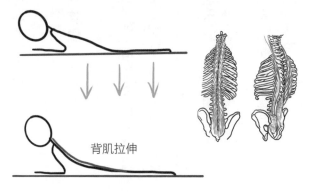

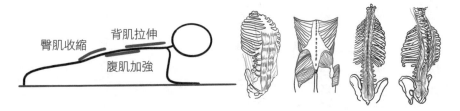

腹肌收緊，保持五秒至十秒就休息調整。

重複八次至十次。

以上是可以改正北京癱的簡單鍛鍊方法。當背肌強化之後，我們再改回正確坐姿，就可以保持比較長的時間，直到養成新的好習慣。

翹臀會使骨盆前傾，久了就腰痛

S形身材前凸後翹，的確很火辣，但是S得太過頭就不好了。還記得美國名媛金・卡戴珊（Kim Kardashian）那張傳遍網路、屁股上可以放東西的照片嗎？

這樣的體態並不代表臀部很翹，而且小蠻腰也只是視覺的錯覺。其實這在醫學上被稱為「脊柱過度前凸」（Hyperlordosis）。這種過度的腰椎前凸，在生活中會產生像唐老鴨一樣的體態（見第二〇四頁圖5）。

經常穿高跟鞋、習慣把背包背在前面、「啤酒肚」和孕婦，都會在日常生活中讓上半身前傾，最後形成這種「唐老鴨」的體態。

為了糾正這樣的體態，需要做核心、臀部和大腿的肌群加強和拉伸運動，包括棒式、側向抬腿、屈髖拉伸和站姿大腿拉伸。

● **側向抬腿**（見第二〇四頁圖6）

身體側臥，下面的膝蓋彎曲呈九十度，整個後背就像靠在牆壁上一樣，呈一直線。慢慢抬起上面的腿，往上抬到極限，以不晃動骨盆為準。也可以用手扶在臀肌附近，去感受肌肉的收縮。

緩慢放下大腿回到剛開始的位置。

重複八次至十次。

● **屈髖拉伸**（見第二〇四頁圖7）

向前邁出一隻腳，雙腳腳尖都朝前，保持後背和後側腿部伸直。

慢慢彎曲前側大腿，同時讓後側腿部上方的臀肌出力往前推，直到感覺骨盆得到拉伸。保持二十秒，再換到另一側。

重複五次。

圖6　側向抬腿

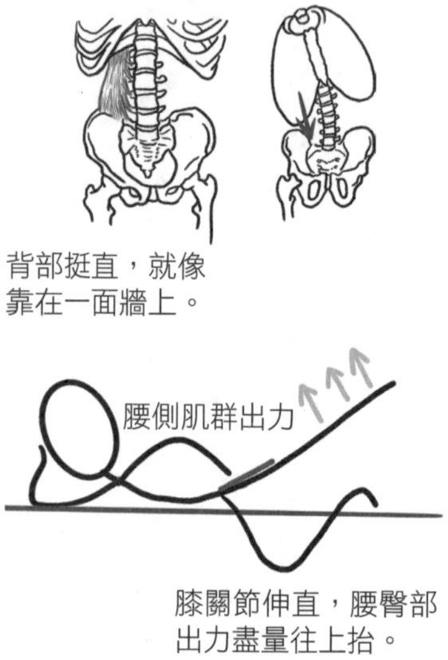
背部挺直，就像
靠在一面牆上。
腰側肌群出力
膝關節伸直，腰臀部
出力盡量往上抬。

圖5　前凸後翹的唐老鴨體態

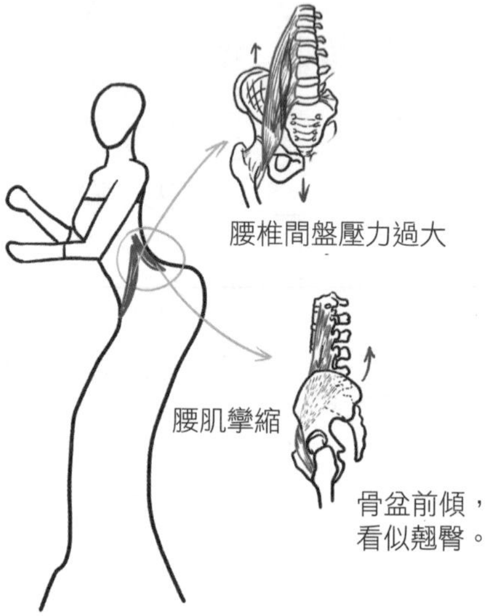
腰椎間盤壓力過大
腰肌攣縮
骨盆前傾，
看似翹臀。

圖7　屈髖拉伸

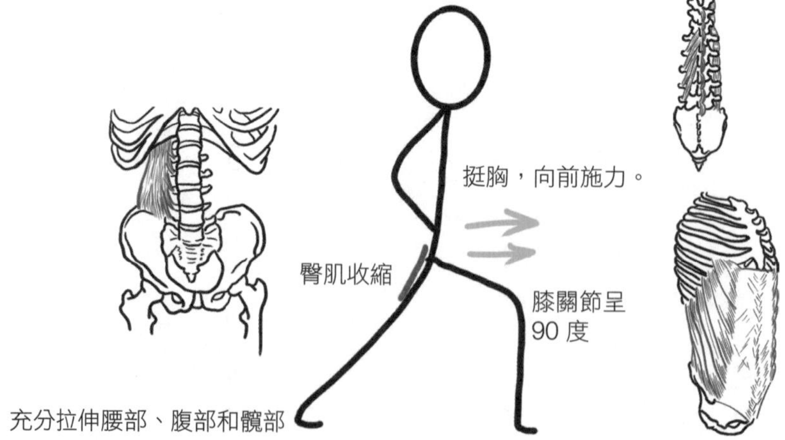
挺胸，向前施力。
臀肌收縮
膝關節呈
90 度
充分拉伸腰部、腹部和髖部

● 站姿大腿拉伸（見圖 8）

身體站直，抓住一側腳背向後拉伸，另外一隻手可以扶牆來保持平衡。

保持兩側膝蓋靠攏，維持二十秒，再換另一隻腳。

重複五次。

做完這些動作之後，在日常站立時也要有意識的糾正，才能從唐老鴨過渡到站得挺直。其中有個小技巧，就是讓頭頂盡量往上延伸，想像頭部把整個身體拎起來的感覺。只有反覆刻意練習，才能改正錯誤的習慣，並且形成新的正確習慣。

圖8　腰部屈肌群及大腿前側拉伸

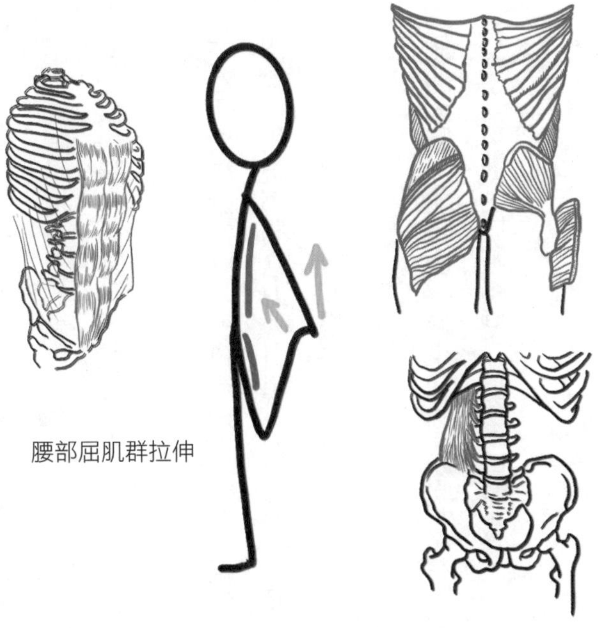

三七步讓身體不對稱、骨盆歪斜

如果站的時間太久，我們會不自主的把身體的重心傾斜到某一邊的腿上，甚至做出「稍息」的姿勢（按：類似三七步的姿勢），讓一條腿承擔更多的體重，幫另一條腿完全減壓。通常習慣承重的那一側腿，是我們身體的「慣用腿」，跑步、跳躍、踢球時，都在這一側啟動出力。

雖然身體的不對稱無法避免，但是當這種左右不對稱過大時，就會形成「動力系統失衡」。慣用腿受到過大的重量時，會加大這一側骨盆和腰部的應力，引起肌肉勞損，久而久之骨盆左右肌群力量失衡，會引起「骨盆傾斜」。單側背背包和媽媽單側抱小孩，也會產生相似的問題（見第二〇八頁圖9）。

為了改善這個姿勢，應該有意識的強化弱側的大腿，並藉由拉伸來加強身體的左右平衡。主要鍛鍊方法有棒式、單側抬腿和橋式，具體方法前文已介紹過，這裡不再贅述。

伏案工作，腰頸肩都有問題

最後說明伏案工作的「空氣動力學姿勢」。

長期採取這樣的姿勢，會影響日常生活中正常的體態。當我們正常站立時，背部肌群會因為弓背拉伸過度而鬆弛，從側面就看成了「剃刀背」。頸部會微微前傾，拍X光會告訴你「頸部曲度變」；因為椅子太低，伏案時會不由自主的聳肩，並把肩膀往前聚攏，讓身體更舒服的靠著桌子，不經意間就成了「圓肩」。當這些錯誤的姿勢累積疊加在一起，看上去就自然像是「背著鍋子」（見第二〇八頁圖10）。

這時候除了要強化上背部的肌群，還要充分拉伸胸部肌群。透過調整上半身前後肌群的平衡，來糾正這些不好看、不健康的體態。常用的方法除了之前介紹的棒式、橋式，還要搭配充分的胸部拉伸動作。把兩隻前臂扶在門框上，雙腳一前一後的站穩身體，腳尖朝前方。靠背部出力，微微往前推。保持二十秒後放鬆。重複動作八次至十次（見第二〇八頁圖11）。

以上，就是我所想到的，生活中最常見「溫水煮青蛙」式的不良姿勢。它們在潛移默化中影響我們身體的出力方式，打破我們身體的「動靜力系統」，最終改變我們的體態。養成一個習慣很難，改變一個習慣會更難。希望上面介紹的這些運動和拉伸方法，可以幫助你糾正以往的不良姿勢。

圖9　三七步會引起骨盆傾斜

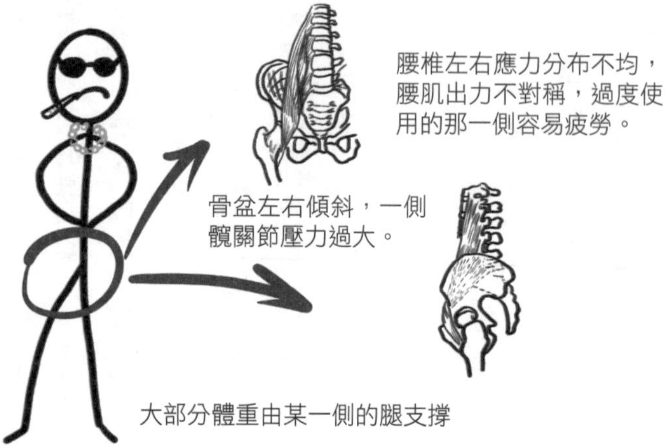
腰椎左右應力分布不均，
腰肌出力不對稱，過度使
用的那一側容易疲勞。
骨盆左右傾斜，一側
髖關節壓力過大。
大部分體重由某一側的腿支撐

圖11　腰部屈肌群伸展

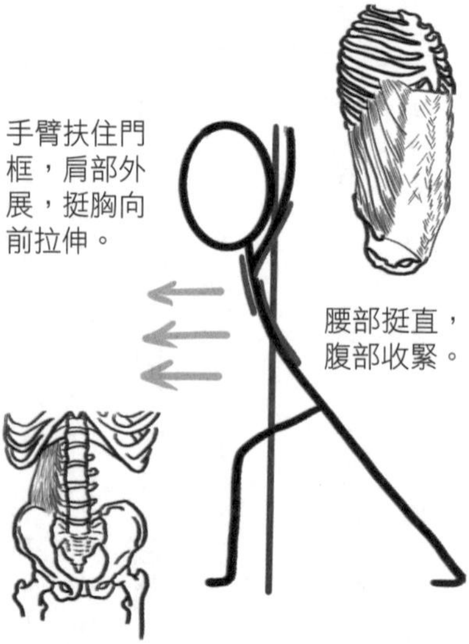
手臂扶住門
框，肩部外
展，挺胸向
前拉伸。
腰部挺直，
腹部收緊。

圖10　「背鍋」姿勢

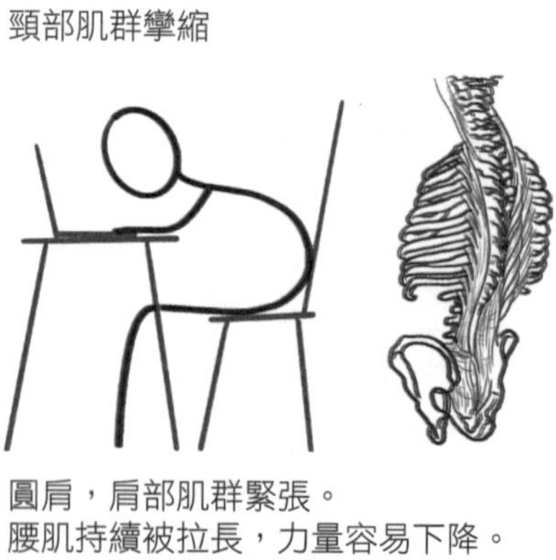
頸部肌群攣縮
圓肩，肩部肌群緊張。
腰肌持續被拉長，力量容易下降。

02

韌帶和骨盆就像帆船桅杆和纜繩

脊柱是貫穿人體非常重要的結構，它支撐著身體，使我們在直立狀態下可以協調的完成所有動作。而腰椎向前略微凸起的生理曲度非常巧妙，使脊柱更能發揮承重、保護和協調運動的功能。

正常成人的腰椎和骨盆可以看作是一個整體，就像帆船的船體和桅杆一樣，而腰椎椎體之間的韌帶和腰部肌群就像纜繩，腰椎的平衡和穩定，離不開船體、桅杆和纜繩三者的協同作用，這也是目前普遍達成共識的「腰椎動靜力平衡」觀點。

腰椎間盤突出、腰椎滑脫等「骨性」改變，會引起「靜力系統失衡」，加大腰肌和韌帶的負擔，而引起勞損和發炎疼痛，最終將發展到「動力系統失衡」。

另一方面，不當活動、不良姿勢會拉傷腰部韌帶和肌群，這些動力系統失衡的問題日積月累，又會造成腰椎椎體和椎間盤的退化性病變，發展到靜力系統失衡，產生惡性循環，使腰椎無法保護伴行在它周圍的脊髓和神經，最終造成腰痛不適反覆發作。

錯綜複雜的腰肌

腰脊柱周圍分布了許多韌帶和肌肉，對維持體位、增強脊柱的穩定性、平衡性和靈活性，有非常重要的作用。上班時間連續坐在辦公桌前一整天，平時工作、學習時坐姿不良或睡姿不當，都有可能造成腰脊柱周圍的這些韌帶肌肉不適，感到腰部僵硬、痠脹。

幾乎每個人都經歷過的腰痛，大部分來源於腰肌疲勞。針對成年人腰痛的一項調查發現，五〇%的男性和四五%的女性，腰痛都發生在四十歲至六十歲之間。可見腰痛的發病，和工作繁重、社交頻繁的特定年齡層族群密切相關。隨著男女工作比例的變化、工作性質的轉變，腰痛族群中，低年齡層及女性族群正在不斷增加。

二十歲至三十歲之後，隨著年齡的增長，腰椎間盤逐漸發生退化性改變，在此基礎上發生的小關節、韌帶等退變，即會引起椎間關節不穩。隨著工作繁忙，日常不良的姿勢就容易引起腰部肌群失調，從而破壞動力平衡。因此，正確的工作體位和姿勢協調，是防治腰痛的重要措施之一，不可忽視。

還記得以前學校門口那一串串香噴噴的炸里脊肉（按：也稱為里肌肉）嗎？這部分的肉少有肥肉，一絲絲瘦肉中透著獨有的彈性，齒頰留香。這一度是我小時候餓著肚子走出校門時的最大追求。

里脊肉到底是哪部分肌肉？為什麼脂肪含量那麼少、彈性那麼大、口感那麼好，還沒有骨頭？

其實，這些肉就是來自脊柱兩側的「豎脊肌」，是軀幹最深層的一部分肌肉，也是腰部肌群中最核心的兩束肌肉群（見第二一二頁圖 12 及圖 13）。

腰部肌群是一組非常複雜的肌肉系統，豎脊肌雖然只是冰山一角，但它們的形態特徵和功能表現，是整組腰肌的典型代表。

為了「跨越」多個脊柱節段，腰肌在形態上通常比較長，而且是條束狀。藉由腰背部的深層觸診和磁振造影等多角度檢查，有經驗的醫師可以全面判斷腰肌形態和功能上所出現的問題。

因為磁振造影是在平躺狀態下接受的檢查，而腰肌日常發揮功能都是在站立狀態之下，所以，除非腰肌已經積重難返，才能在躺姿下透過橫斷面積發現問題。一般腰肌急性拉傷或痙攣，即使磁振造影上可以看到肌群橫斷面積上的一些差異，但橫斷面積無法準確說明肌肉彈性，想要確診，還是要透過有系統的物理檢查和評估，判斷功能和形態上實際的問題所在。

腰部肌群由許多像里脊肉一樣的條束狀肌肉共同組成，它們互相交錯、協同配合，一起幫助脊柱和椎間盤支撐直立時的體重，並且讓身體可以自由的彎腰、伸展和旋轉。

圖12　貫穿整個脊柱的豎脊肌

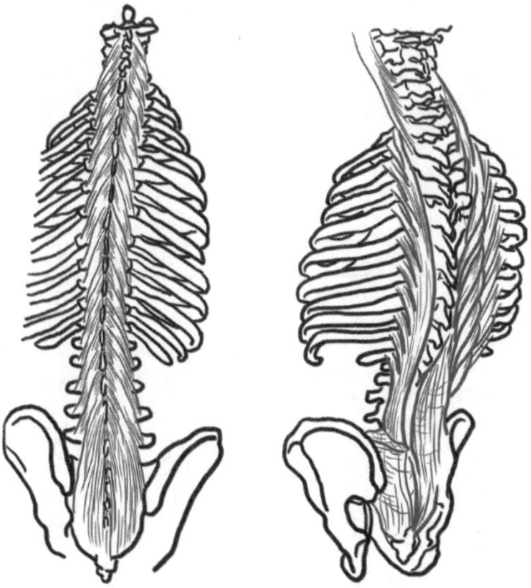

圖13　腰椎及豎脊肌分布示意圖

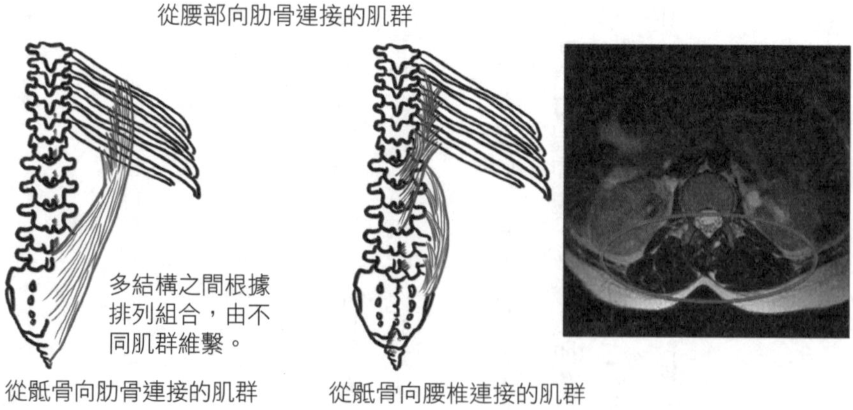
從腰部向肋骨連接的肌群
多結構之間根據排列組合，由不同肌群維繫。
從骶骨向肋骨連接的肌群
從骶骨向腰椎連接的肌群

根據運動分類，肌肉大致可以分為三個類型：伸肌群、屈肌群和旋轉肌群。

- **伸肌群**（見圖14）

顧名思義，是為了讓脊柱伸展的一組肌群，讓軀幹能夠向後仰。如圖14所示，為了使脊柱一節一節的伸展開來，伸肌群（主要為豎脊肌）必須附著在脊柱的後側。肌肉附著點分別位於不同節段的脊柱以及肋骨等骨性標誌上。當伸肌群收縮時，脊柱就開始被往後拉伸，腰部慢慢的後伸，身體也開始後仰起來。這就是伸肌群的主要功能。

- **屈肌群**（見第二一六頁圖15）

屈肌群是和伸肌群相對、為了讓脊柱屈曲的一組肌群，幫助軀幹彎腰。如圖15所

圖14　腰部的伸肌群

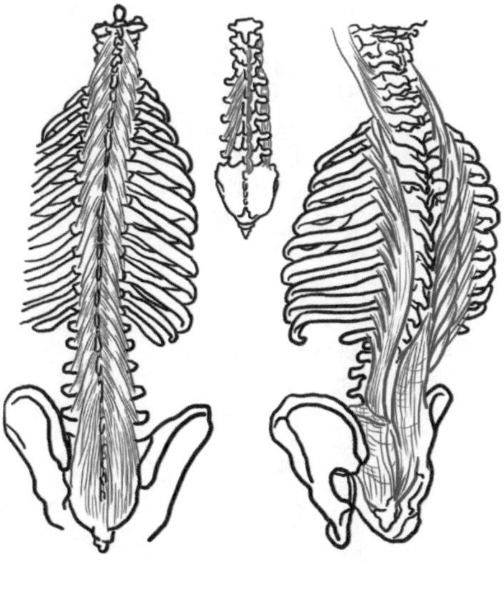

伸肌群主要分布在後側，當伸肌群收縮時，身體向後仰。

示，和伸肌群正好相反，為了使脊柱往前屈曲，屈肌群附著在與伸肌群相對的脊柱前側和骨盆內側。屈肌群與腹肌配合，當它們收縮時，我們就開始彎腰，脊柱也一節一節往前靠攏，完成前屈的動作。

● **旋轉肌群**（見第二一七頁圖16）

這是跨度最大的一組肌群，為身體旋轉提供出力。如圖16所示，旋轉肌群橫跨腹部與腰部，一端附著在肋骨上，另一段附著在髂骨上緣，為軀幹提供足夠的穩定，且肌肉的長度和強度，也能為身體旋轉提供足夠的範圍和力矩。當這組肌群收縮時，附著在另一側的脊柱會慢慢的往中心牽拉，身體也會跟著朝另一側旋轉。

站直會不舒服？該練肌力了

站姿的關鍵是保持脊柱S形的正常生理曲度。針對頸前曲，要擺正頭部的位置，收住下巴，挺胸向前，這樣頭部的重心線正好穿過頸曲頂端。肩膀後收與骨盆在同一垂直線上，同時收緊核心肌群，提臀，這樣上半身的重心線就正好穿過腰曲頂端。如果這個正確姿勢讓你感覺不自在，那就說明相應的維持穩定的肌群力量不足，透過一段時間的強化，就可以形成正確的習慣。

另外，站立時也要選一雙好鞋子。高跟鞋會讓人在站立和走路時身體不由自主的前傾，造成背部弧度增加。平底鞋、人字拖因為鞋底太薄，沒有足夠的減震緩衝作用，會造成步態不穩，從地面反彈回來的反作用力同樣會給脊柱帶來負擔。建議換一雙鞋底有足夠支撐和彈性的鞋子，例如牛筋或橡膠，這樣可以緩衝許多從地面往上的反作用力，減輕從下往上的腰部負荷。

許多人做家務時習慣彎著腰，在掃地、拖地時容易偏向某一側施力，久而久之會造成那一側的腰背部承受更大壓力，引起左右失衡，加速退變。在搬重物時記得「能彎膝就別彎腰」，同時要盡量把重物貼緊胸口，減少身體重心偏離身體中心的距離，這樣槓桿的力矩乘於力臂（距離）減少，腰椎受到的額外負荷也會減少。即使姿勢正確，做家務的時間也不宜太長，避免重複同一種動作的勞動，同時盡量保持上身直立，減少對腰椎的傷害。

同樣的原理，背背包時，背包重量盡量少於體重的一〇%。單肩包盡量左右輪流背，雙肩包則選擇寬一點的肩帶，且不要把包包掛在身體前方。

當感到腰部疼痛劇烈、行走也變得困難；腰痛一側的腿部有發麻感覺；腰背部總在同一個部位扭傷和拉傷；腰痛開始影響睡眠等情況發生時，無論症狀是否減輕，都需要盡快就醫，查明原因，積極治療，以免延誤治療時機。

正確坐姿是腰部不懸空

網路上的腰痛科普文章裡，有一張圖流傳甚廣。這張圖被稱為「不同姿勢腰部受力表」，圖表中的小人做出不同姿勢，數字表示對應姿勢下腰椎間盤的受力估計值（見第二二〇頁圖17）。

體重的預設值為七十公斤，人在平躺時腰椎負荷最小，約為二十五公斤；側躺時負荷約為七十五公斤；站立時為一百公斤；端坐時負荷為一百四十公斤。而當身體發生前傾時，因為槓杆原理，腰椎需要承受更大的負荷才能保持身體的平衡。站立時前傾身體，腰椎負荷會從一百公斤增加到一百五十公斤；坐姿伏案前傾身體時，腰椎負荷會從一百四十公斤增加到將近兩百公斤。

這幅圖上的資料大多來自人體研究、動物力學實驗、體外材料測試等方法，最終建立相對接

圖15　腰部的屈肌群

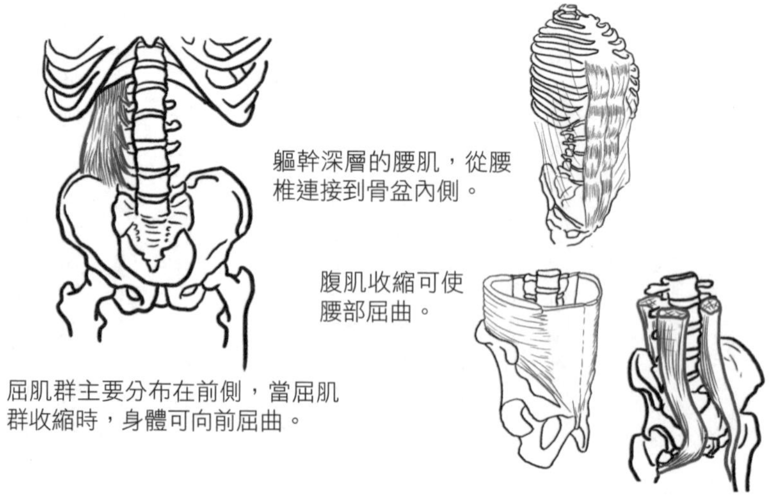
軀幹深層的腰肌，從腰椎連接到骨盆內側。
腹肌收縮可使腰部屈曲。
屈肌群主要分布在前側，當屈肌群收縮時，身體可向前屈曲。

圖16 腰部的旋轉肌群

腰部的旋轉肌群內外兩側方向正好相反，可以在旋轉過程中產生制衡的作用。

外側

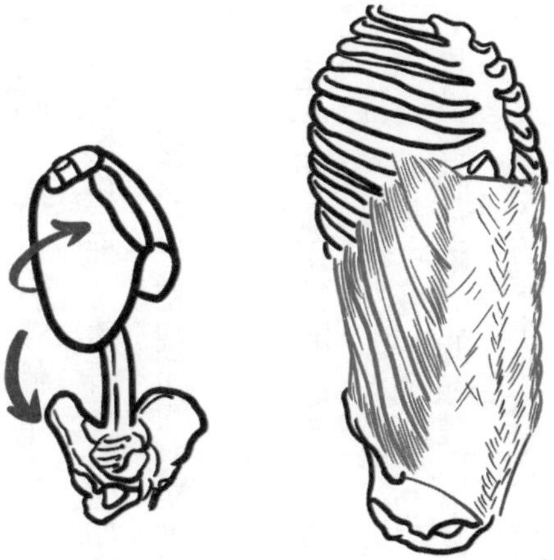

外側的旋轉肌群力量較大，主要發揮主動活動的作用。

內側

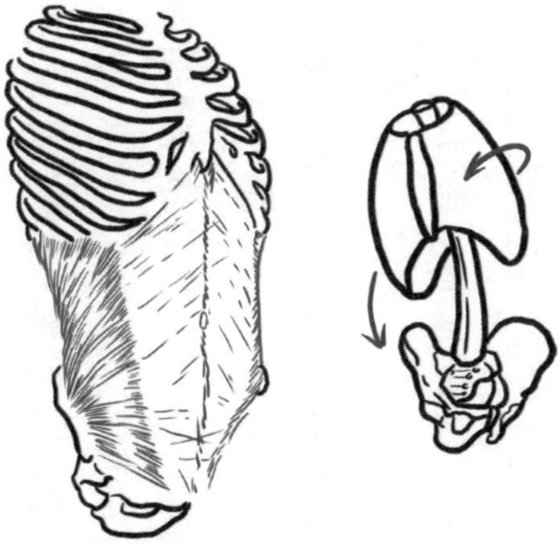

內側的旋轉肌群離脊柱骨盆較近，主要發揮維持穩定的作用。

近現實情況的力學類比模型，估算出不同姿勢下某個測不到的區域的力學分布。

隨著科技的不斷發展，估算的準確性正在升級。我們不光是能估算出一個公斤數，更能採用雲圖的方式，預測出不同姿勢下，腰椎的哪個部分會最先發生問題（見第二二〇頁圖18）。

這些研究的結果，可以為我們帶來更準確的分析和更有效的策略。椎間盤、椎體和椎間關節主要負責的是穩定性，隨著年齡增加，這些結構會不斷退化，所以我們需要透過糾正不良姿勢，來延緩這些骨和關節的退變，同時藉由運動鍛鍊來加固肌肉韌帶這些彈性部分的強度。

回歸到有操作性和實用性的正題。結合最新的研究觀點，談一下姿勢糾正和相關肌群強化。

端正坐姿是減輕腰椎壓力的關鍵。坐著的時候，臀部要把椅子坐滿，讓腰背部緊靠椅背，同時腰背一定要挺直，上半身和大腿呈九十度角，頭和腰椎的重心連線要與地面垂直，此時重心線恰好通過腰椎前曲的頂端，更有利於這個結構的承重。

北京癱這些姿勢最大的問題，就在於讓腰部懸空，腰部有了足夠的支撐，才能幫腰椎減負。在辦公室裡，可以在腰部後側墊一個小靠枕，這樣有助於減輕長期坐姿引起的腰痠背痛等症狀。

容易傷到腰的拉伸動作

終日埋頭於辦公桌前的你，看著逐漸堆積的小肚腩，有一天心裡盤算著，每天這麼坐著不動不是辦法，身體早晚會變差。

於是打開手機上的計步器，記錄著每天的步行數，提醒自己每隔一段時間，就站起身來四處走走。不僅如此，還專門在公司附近的健身房加入會員，買了好看的運動裝備，下決心讓身體保持活力。

可是，健身房才堅持去了一個星期，問題就接踵而來。

跑步跑得大腿痠脹、膝蓋不適；做幾組肌肉訓練，就渾身痠痛得想請假在家臥床；原本希望下班活動一下，讓腰部輕鬆一些，結果反而讓腰變得更痠、更無力，有時候腰部不慎扭傷、拉傷還會影響工作。

這時很多人會陷入沉思：「運動加速了腰肌勞損，那為什麼還要運動？」、「運動傷到腰，是不是我運動的方式不對？」、「到底什麼運動適合長期坐著的人？」

這些問題的確困擾著很多年輕人，原本想要放鬆一下的運動健身，反而變成了體力操勞摧殘著身心。那麼，一下班就泡健身房的你，到底哪方面做錯了？

大部分健身房的重量訓練都是在一定的負重之下，當加強肌肉力量鍛鍊時，骨關節和

圖17　網傳的「不同姿勢腰部受力表」

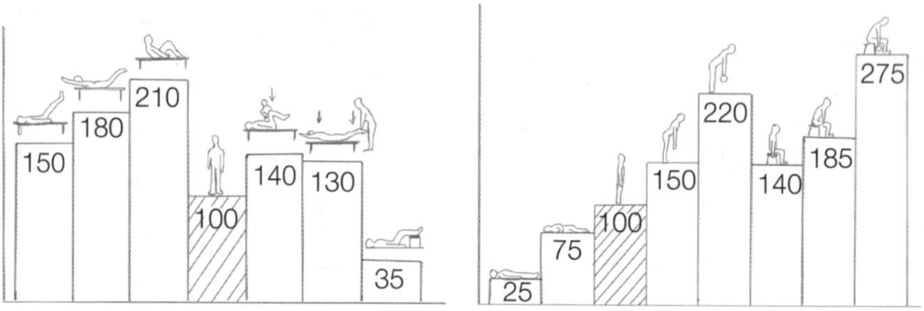

（單位：公斤）

圖18　各部分脊柱受力分布圖

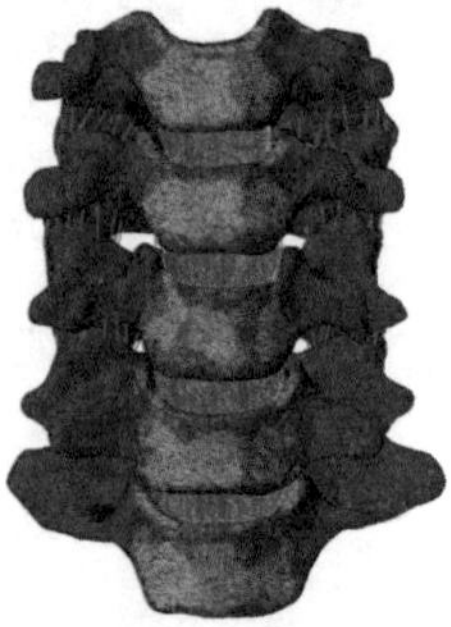

頸椎受力分布圖

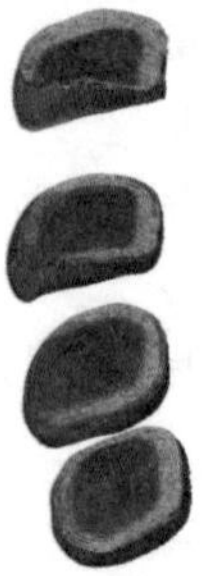

頸椎間盤受力分布圖

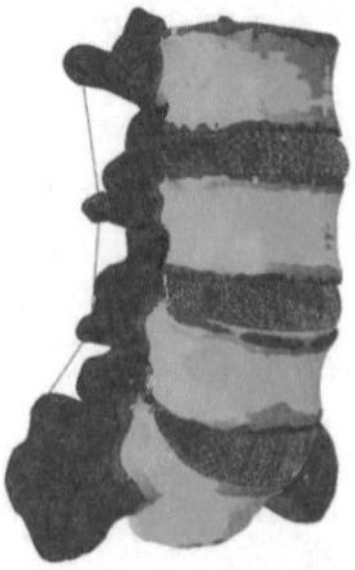

腰椎受力分布圖

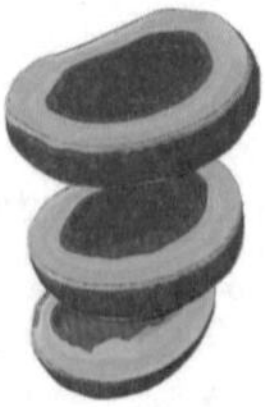

腰椎間盤受力分布圖

脊柱之間的椎間盤都會相應的受到額外的壓力，這就是鍛鍊的代價。

到底是要放棄加強肌肉，讓骨關節或椎間盤「溫水煮青蛙」般的慢慢退變？還是用有限次數的負荷作為代價，換得更強健的肌肉力量，使未來的工作生活中，骨關節或椎間盤受到的影響變得更小？這道選擇題其實沒有標準答案。

保持良好姿勢、正常體重，日常生活對骨關節或椎間盤的負荷並不算太大；不恰當的鍛鍊、勉強自己身體「加碼」，不僅無法有效鍛鍊到肌肉力量，有時反而會加速骨關節或椎間盤受到負荷引起退變的進程。

你可能長時間坐在電腦前、會議室裡、汽車上，馬不停蹄的工作，你的腰椎在一整天的大部分時間裡，都被彎曲、擠壓著。好不容易打卡下班，伸了個懶腰，結果「卡卡」一陣彈響，才驚覺該趕緊去健身房舒活一下筋骨。然後在健身房裡，為了節省時間，想要用最短時間完成今日運動的目標，於是跳過熱身和拉伸，在一個個器械前三組、五組的訓練，結果一不小心，就把腰給閃了。

為什麼運動會傷到腰？這是因為沒有給腰椎一點喘氣的機會。

接下來我要介紹幾個非常流行的動作，但我必須要告訴你，這些動作對腰部都非常不友善。

彎腰搆腳趾，NG！（見第二二四頁圖19）

日常生活中，我們常用彎腰搆腳趾來證明自己的柔軟度好，這個動作主要評估的是大腿後側肌群的柔韌性。

大腿後側肌群彈性好的人，很輕鬆就能彎腰，輕鬆搆到地面。而急於證明自我的人，會借助腰部的肌群，「拉長」上半身去摸到腳趾，這個姿勢會讓腰椎的椎間盤和韌帶受到很大壓力。

對於大腿後側拉伸的熱身活動，不建議太強求幅度，只要盡力就好，循序漸進才能更持久。

仰臥完全起坐，NG！（見第二二四頁圖20）

仰臥完全起坐，又是一個從小學開始就深入人心的鍛鍊動作，那時候的標準要求是：起身後必須坐直才算是完成一次。

仰臥起坐是增強核心肌群最經典的鍛鍊方法，但真正鍛鍊到腹肌的，其實只有啟動身體離開地面的那一段過程；而肩胛骨離開地面，身體重心慢慢被牽引起來直到坐直的過程中，主要是藉由臀部的肌群來調整身體與地面的接觸點。

其中，在肩胛骨離開地面到完全坐直之間，有很長一段距離是僅靠腰部騰空來支撐上半身重量，這個施力角度會給椎間盤帶來很大的壓力。

仰臥起坐的正確做法是，先把注意力集中到腹肌，動作從頭部離開地面開始，到肩胛骨離開地面結束。幅度雖然小，但是起伏的頻率很快，對腹肌的刺激效果更好，而對腰部的影響最輕。

直腿抬高，NG！（見第二二四頁圖 21）

直腿抬高被很多人認為是加強核心的經典運動，但其實它也是腰部神經壓迫的檢查動作，因為這個姿勢可能讓肌肉壓迫到腰神經，如果腰肌偏弱，神經已經受壓，這個動作可能會使腰痛更嚴重。

把伸直的雙腿變成微微屈膝，把同時抬起兩側大腿變成單側交替，就會很大程度的緩解腰部不適，同樣又能加強腰部核心力量。

圖19　彎腰搆腳趾，NG！

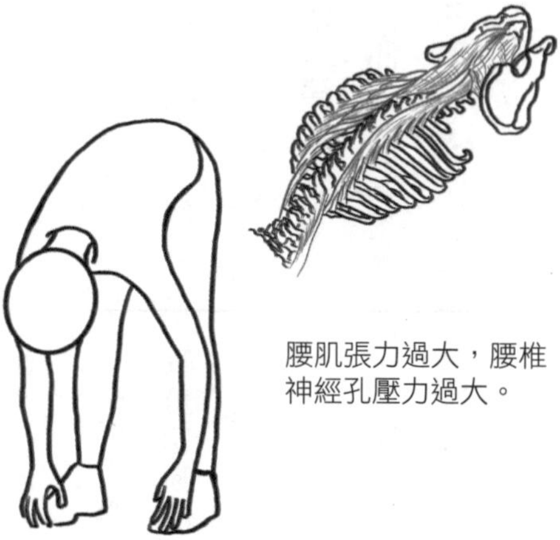

腰肌張力過大，腰椎
神經孔壓力過大。

圖21　直腿抬高，NG！

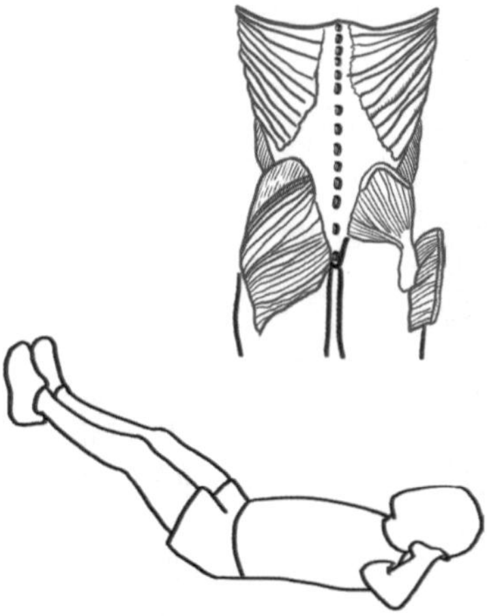

腰部後側肌群緊張，
腿部容易感覺麻木。

圖20　仰臥完全起坐，NG！

腰部屈肌群不再出力，腰
部伸肌群被過分拉伸。

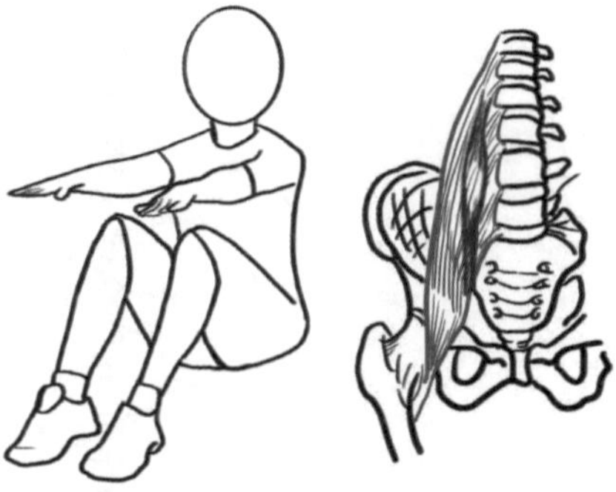

03

腰部有支撐，睡眠才會好

一天二十四小時，平均每個人每天躺在床上的時間大概有八小時。在這占一天三分之一的休息時間裡，我們需要讓脊柱徹底放鬆下來，才更有能力迎接白天直立活動給脊柱帶來的負重。

好的睡眠品質不僅可以保證一整天好的精神狀態，還可以讓身體更加健康。所以，一張合適的床墊是重中之重，它不僅能創造舒適的睡眠條件，還對身體大有裨益。

很多人或許有過睡沙發的經驗，有時候短短一小時午睡或小憩，一覺睡醒後，會發現整個人都「陷」在沙發墊裡，好不容易迷迷糊糊爬起來，腰部痠痛會讓我們感覺並沒有休息到。

為什麼會這樣？這是因為這些不好的睡姿，加上不合適的床墊，讓脊柱尤其是腰椎段的椎體位移，刺激到椎體周圍的神經，就會產生疼痛不適。為了限制椎體過度的位移，脊柱周圍的小肌群會協同收縮，以維持穩定，久而久之這些小肌群就會疲勞，出現僵硬痠脹的症狀。

睡不好，問題可能在床墊

一部分人喜歡偏軟一點的床墊，但是床墊太軟對腰部的支撐不夠，躺著的時候凹陷會很大，無論是仰臥或側臥，脊柱都會過度彎曲，這時許多肌群都會被拉長，沒辦法徹底放鬆。如果是發育期的青少年及兒童，這樣的床墊和睡姿還有可能影響發育期的脊柱曲度，引起脊柱側彎和駝背。

還有一部分人堅信硬板床對脊柱更好，但是較硬的床墊不僅會造成背部神經壓迫，還會影響血液循環，這些局部的壓迫會讓人很快感覺不舒服，導致睡覺時翻身次數增加，也沒辦法讓肌肉徹底放鬆、充分休息。

所以，太軟或太硬的床墊都不好，當床墊缺少足夠的支撐或引起各種不舒服時，睡覺時就會不由自主的形成一些不良姿勢，久而久之肌肉會疲勞，脊柱會不穩，這些變化最終極有可能引起慢性腰痛（見第二二八頁圖22）。

那麼，挑選床墊需要考慮哪些方面呢？

記憶材質救不了不良睡姿

選擇床墊大有講究，絕不是上去躺一下覺得舒服就是好。一張好的床墊，要在人體側臥時讓脊柱保持水平，仰臥時平均承托起全身的重量，其中最關鍵的部位，就是肌肉相對較弱但非常需要支撐的腰部。不同材質的床墊會讓身體有不同深度的下陷，而不同床墊形變下的反作用力，就是給腰部所帶來的支撐。

最常見、最普遍的是彈簧床墊，彈性好、透氣性強，硬度也比較高，但需要注意保養。如果在上面用力過度，床墊外層較軟的部分就會塌陷，人在睡覺時背部直接接觸到床墊內部的彈簧，就會變得很不舒服，所以經不起折磨的彈簧床需要額外呵護。

前幾年比較常見的棕櫚床墊軟硬較適中，它是由棕櫚纖維編織而成，所以柔韌性特別好，還會有天然棕櫚香味，安神助眠。但是這個材質也是柔韌有餘而強度不夠，如果用力過猛，也容易塌陷變形，而且因為是天然材料，還會有蟲蛀或發黴等情況。

最近幾年比較常見的「記憶」材質，其實就是乳膠。乳膠床墊因為分子量比較小，可以順應人體的曲線，更廣泛的接觸人體表面，而更平均分散人體壓力，達到全方位的支撐。但是乳膠材質沒有矯正睡姿的功能，如果用不良睡姿在乳膠材質上形成了「記憶」，那麼這個床墊的凹陷和突出，會反覆強化不良睡姿，讓問題越來越嚴重。

用小枕頭輔助支撐，保持腰椎平衡

相對結實的床墊，在總體上會給腰部足夠的支撐，但是個人感覺和舒適度仍是考量的重要標準，所以好的睡姿也不能忽視。

一般側臥或仰臥會比俯臥更好，在睡覺時除了需要床墊，還要用到各種大小枕頭作為輔助。在頭部和肩部下面墊一個高度及硬度適宜的枕頭，能發揮調整頸椎和胸椎的作用。如果效果還是不夠，可以在頸部下面塞一個毛巾捲。同樣的道理，在膝蓋下面墊個枕頭，可以在仰臥時更有助於床墊支撐腰椎和髖部（見左頁圖23）。

在側臥時，為了保持腰椎平行於床面，需要擺正骨盆的位置，這時可以在兩腿之間夾一個鬆軟扁平的枕頭，當骨盆高度一致

圖22　床墊太硬和太軟

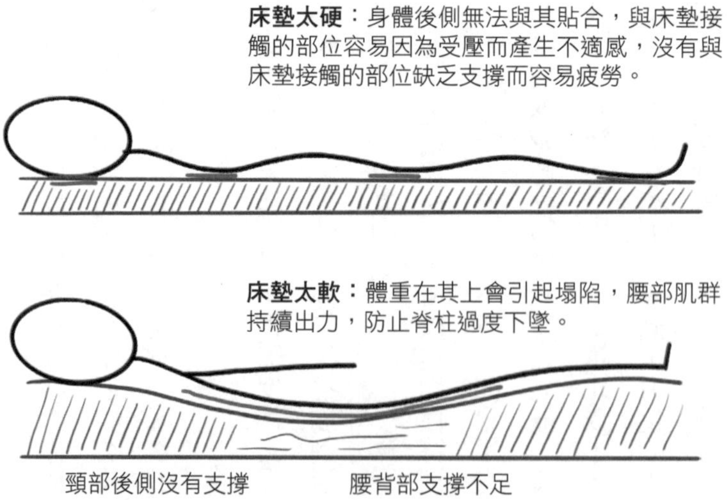
床墊太硬：身體後側無法與其貼合，與床墊接觸的部位容易因為受壓而產生不適感，沒有與床墊接觸的部位缺乏支撐而容易疲勞。
床墊太軟：體重在其上會引起塌陷，腰部肌群持續出力，防止脊柱過度下墜。
頸部後側沒有支撐
腰背部支撐不足

圖23　仰臥時，頸部和膝蓋可加墊

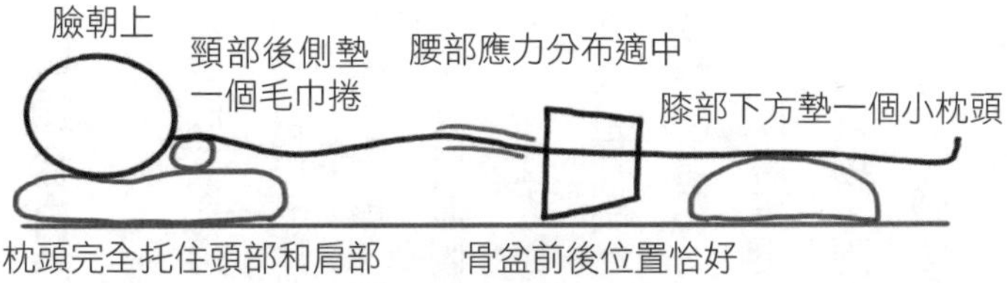
臉朝上
頸部後側墊
一個毛巾捲
腰部應力分布適中
膝部下方墊一個小枕頭
枕頭完全托住頭部和肩部
骨盆前後位置恰好

不要在腰部下方墊枕頭！

圖24　側臥時，兩腿之間夾枕頭

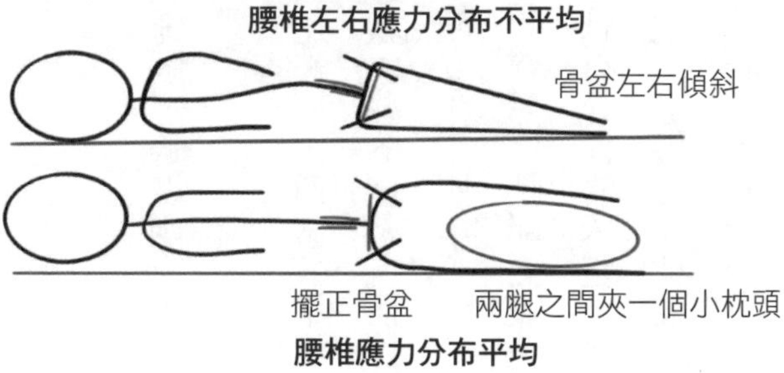
腰椎左右應力分布不平均
骨盆左右傾斜
擺正骨盆
兩腿之間夾一個小枕頭
腰椎應力分布平均

圖26　腰椎間盤突出患者專用睡姿

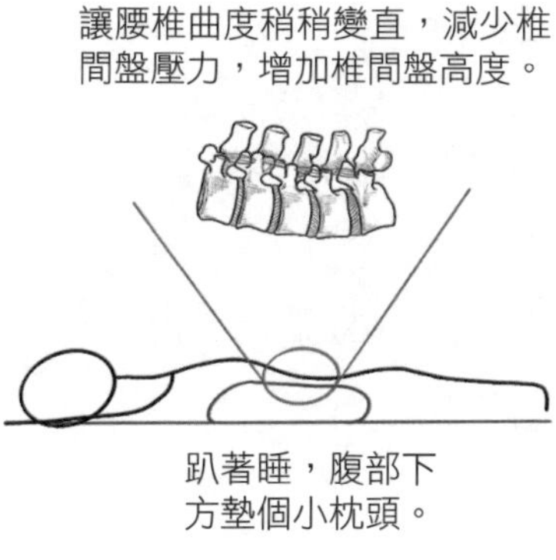
讓腰椎曲度稍稍變直，減少椎間盤壓力，增加椎間盤高度。
趴著睡，腹部下方墊個小枕頭。

圖25　腰椎椎間關節紊亂患者專用睡姿

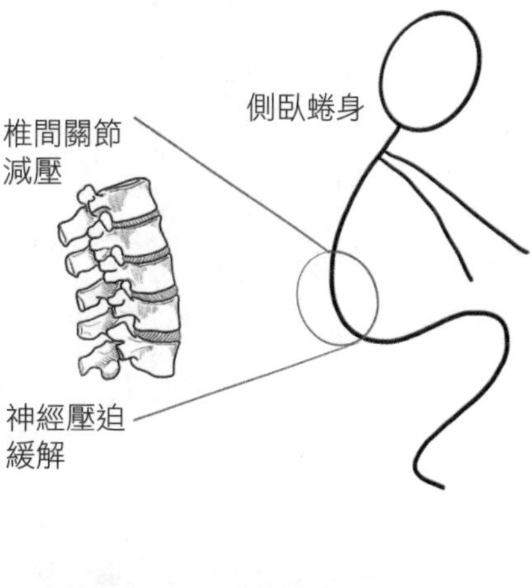
側臥蜷身
椎間關節
減壓
神經壓迫
緩解

後，腰椎也會自然而然維持在直線的狀態（見第二二九頁圖24）。

挑一個適合自己的床墊

根據以上介紹的腰部支撐度和睡眠舒適度兩方面，我們可以根據自身不同的情況，選擇最適合自己的床墊。

首先是體重。體重輕的人因為比較瘦，通常較不能忍受硬床，也並不會讓軟床墊下陷太多，所以對他們來說，更需要睡軟一些的床墊。而體重較重的人，就要考慮相對硬一些的床墊，這樣人體壓力可以更平均的分布到床墊上。

其次是性別。一般而言，女性的臀部比腰部更寬，腰部的曲線也更加明顯，要能完全承托女性的身體，需要相對軟一點且有彈性的床墊。而男性的重量主要分布在上半身軀幹部位，所以需要更加硬實一點的床墊。身邊好多朋友剛剛成家時，都會花非常多時間一起去逛家居賣場，兩人親自一個個床墊躺下來感受一下，最後選擇兩人都覺得合適的雙人床床墊，這也是婚姻生活前期最重要的溝通和妥協環節。

最後還需要額外關注已有的脊柱問題。

對於椎間關節炎的病人而言，他們的疼痛主要來自腰部兩側的椎間關節，腰部兩側會有壓痛。這類病人因為在站直和後仰時，椎間關節互相貼緊，椎體之間應力過大才會產生疼痛，所以他們需要把身體蜷起來側臥，這樣可以增大椎間關節之間的空隙，關節之間的壓力就會減小（見第二二九頁圖 25）。

對於腰椎間盤退變甚至突出的病人，他們的疼痛往往來自椎間盤內部壓力過大。醫生通常會建議他們趴著睡，為了能有支撐，可以在髖部和腹部下面墊一個硬實扁平的小枕頭，這個睡姿有助於緩解腰部的應力（見第二二九頁圖 26）。

在還沒有找到合適的人生床伴之前，至少，我們可以先找到一張合適的床墊。

04 腰托是把雙刃劍

腰托是一個集牽引、保護和矯正於一體的好幫手。

對於腰部扭傷的病人來說，腰托可以發揮一定的牽引作用，防止扭傷的腰椎小關節在活動中再次發生滑移。

對於腰肌勞損的病人而言，腰托可以協助腰肌和腰椎一起支撐軀體的重量。

對於駝背、斜肩、骨盆傾斜的人來說，腰托可以在一定程度上矯正體態，透過糾正脊柱曲度，防止腰椎進一步的退化性病變問題。

根據不同功能，腰托有多種不同的類型，針對腰背部的各個特定區域。在選擇腰托種類時，首先要了解它作用在哪個部位，上背部、胸背部、腰背部還是組合型？選定種類後，需要進一步關注一下材質，是彈力型、透氣型還是保暖型？綜合以上兩點，應該就可以選定一款滿足需要的腰托。

不過腰托雖好，也不能一直戴著。人的身體，從細胞到器官，都遵從效率至上的經濟學原理。當腰部肌群感知到腰托已經「搶了它們的飯碗」時，神經就會慢慢「削減」提供給這部分肌群的「營養預算」，腰部肌群會越來越細小，並且不斷萎縮，這個過程會從最外層的肌群逐步向內層肌群發展。等到腰椎旁的小肌群也被波及時，腰托便難以產生理想的支撐牽引效果，腰部問題就會變得更嚴重。

因此，劇烈腰痛的病人，在發作的前三天需要一直佩戴腰托進行保護，之後就可以適當脫離腰托，慢慢適應和加強，以此來避免身體對腰托的依賴。

如何讓腰托在有限的時間內發揮更大的作用，接下來就和大家分享一些選擇腰托的注意事項。

三種常見腰托，功能各異

在網路上搜尋一下「腰托」，可以看到五花八門的造型設計，配上各種科技感滿滿的功能介紹，有時真的覺得「知識限制了我的想像」……。

正如前文所說，佩戴腰托的主要目的是緩解腰背部過大的壓力，從而給腰背部帶來舒適感，所以我強烈建議大家，購買腰托時一定要親自試戴，自己去感覺一下：它會不會太笨重？有沒有影響活動？腰肌放鬆下來了嗎？

在決定購買之前，自己先回答一下這些問題，恰當的腰托是來解決問題的，而不恰當的腰托會製造新的問題。

另外，價格也是重要的考量因素，對於腰托這種一次性投資，值得花更多的時間貨比三家。貴的不一定最適合，但也不要因為便宜而隨意做出選擇。目前市面上主要有三種腰托：腰部綁帶、支撐型腰圍和肩腰固定帶，我們都來大概了解一下。

● **腰部綁帶**（見第二三六頁圖27）

這種腰托是一種質地偏硬的布帶，也是目前最常見的一種腰托。它藉由纏繞、固定，形成圍住腰部的固定帶，使腰部後側的區域穩定下來。為了加強支撐能力，通常這些腰托後側會加入一些質地更硬的膠合板，構造上也會試圖更符合人體的自然輪廓，具體契合與否，還是需要親自試戴才知道。

● **支撐型腰圍**（見第二三六頁圖28）

這種腰托是在綁帶的基礎上，給腰部後側更大的額外支撐，使較弱的核心力量在運動中減少扭傷、拉傷的風險。健身時，如果做較重負荷的腰部硬拉，通常建議佩戴這種腰托。在採用較大負荷的阻力鍛鍊腰肌時，這種腰托可以幫助維持腰部的穩定性，讓腰部在安全的範圍內挑戰大負荷的負重。

● **肩腰固定帶**（見第二三六頁圖 29）

肩腰固定帶是貫穿上背部和下背部的腰托，除了腰圍部分仍舊用來提供支撐和保護之外，兩側的肩帶可以使肩部略微向後展開，胸部因此挺起，使脊柱回到最優的承重曲度。相比於單純的腰圍，這種腰托更加「未雨綢繆」一些，從不良姿勢引起腰痛的層面做好預防，透過矯正駝背、含胸和肩部前收的體態，減少整個脊柱因此而積累的壓力。

肩部鬆緊帶的張力很有講究，太緊不僅會影響日常生活工作，還會造成肩部肌群緊張，可能會引起頸椎不穩的問題。一般肩部鬆緊帶可以選用柔軟的棉織物質地，鬆緊度建議藉由調節來裁剪定制，從而使舒適度和固定效果達到最佳平衡。

腰托不宜網購，親自試戴很重要

看完以上最常見、最實用的三種腰托介紹，相信每個人心裡都會有所傾向，或者已經做出選擇。還是那句話，不要急著網購，有機會還是親自試戴一下再買。最後，和大家分享幾條選用腰托的要點。

圖28　支撐型腰圍

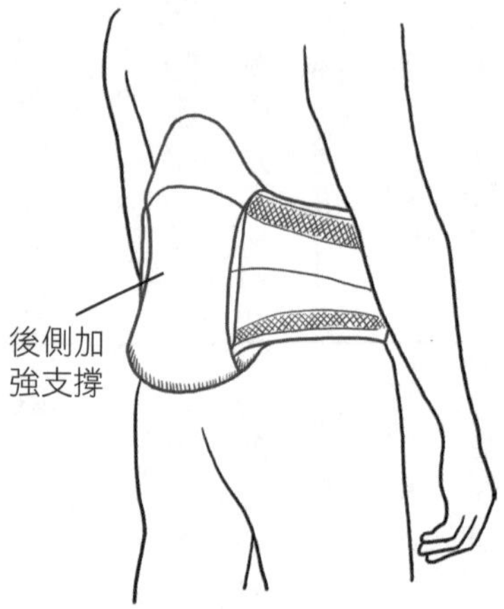
後側加
強支撐

圖27　腰部綁帶

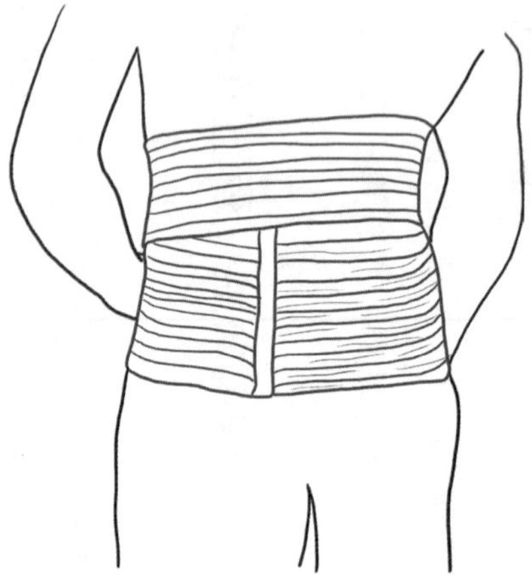

圖29　肩腰固定帶

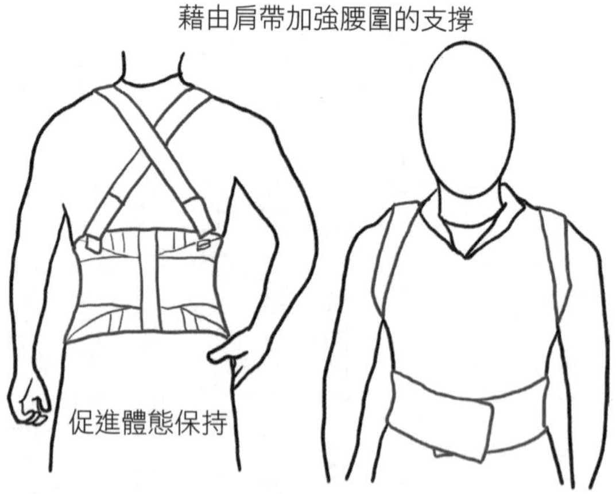
藉由肩帶加強腰圍的支撐
促進體態保持

第一，要選按照尺碼細分的腰托，即使是彈性材質，也最好選擇最合身的大小。如果太小，會讓腰部感覺過緊，而太大也會造成腰部保護力不夠。如果腰托會按尺碼細分，透過試戴選出大小最合適的尺碼是最重要的。

第二，不同於骨折後綁石膏來限制動作，佩戴腰托之後，我們仍然需要工作、念書、生活，所以試戴時盡量多走走、站坐，看看日常生活中的各種姿勢，在佩戴腰托後會不會受到影響。

第三，關於腰托的材質。太硬的腰托，在活動中會因為過度摩擦帶來一些小擦傷；過於密實的腰托，會因為不透氣造成皮膚問題。所以盡量選擇材質柔韌、較為透氣的面料。

第6章

脊柱退變不可逆，緩解不適才重要

對於腰痛，有很多情況很難找到腰椎及周圍明顯的病變。而有一些明顯出現病變的腰椎影像，病人卻不覺得腰部有什麼不舒服。這個問題可能來自臨床診斷方法的局限，也可能因為腰痛在人體運動功能中複雜的發生原理。因此，一套全面的腰部活動功能評估方法，和理性、客觀、有系統的自我認知方法，可以避免很多盲點，少走很多彎路。

01 腰椎初步影像檢查

腰椎X光是針對腰部的普通X光檢查，主要透過它看到五節腰椎椎體、骶骨和尾骨的形狀，以及相互之間的排列，還能看到骨盆的一部分。

照X光是最直接有效的檢查方法

腰椎X光通常會拍兩個角度：正位片和側位片，面對X光影像板時，你會被拍到一張正面的透視照片，側對著影像板時，會得到一張側面的照片。

對於一些更複雜的腰部功能問題，很難從常規正位片和側位片看出來，一般會讓病人做出彎腰或後伸的體位來拍片，得到的是腰椎過屈位和腰椎過伸位。

X光常被用來檢查骨骼的病變，骨折、骨質增生、關節脫位等，透過X光片可以一目瞭然。對於脊柱而言，從側位片可以大致看到脊柱曲度、椎體之間空隙（椎間盤高度）

以及椎體表面的情況等。透過腰椎正側位片，可以清楚看到腰椎每個節段椎體是否完好（見圖 1）。

當腰部扭傷或運動拉傷後，疼痛比較嚴重，靜養兩週仍未見好轉時，建議儘早到醫院做「入門級」的 X 光檢查。對於排除椎體本身的問題，腰椎 X 光是最高效、最直接的檢查方法。

從腰椎高度判斷骨折

在急性腰部受傷後，X 光是必做的檢查，主要是用來確認椎體是否骨折、有滑脫等情況。

此外，在腰椎手術完成後，腰椎

圖1 腰椎 X 光片

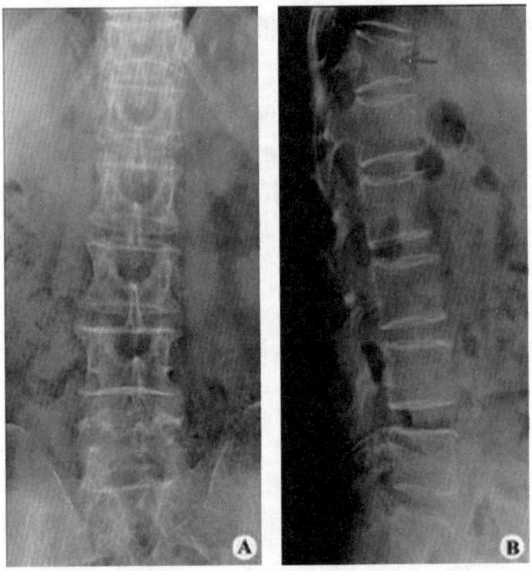

從脊柱正側位片上，可以大致看到脊柱的輪廓，以及重要結構的特徵。

X光可以用來評估外科手術是否成功。椎體之間是否有鬆動；植入物、鋼板和鋼釘與其他骨骼結構是否相融；有沒有感染，這些都可以透過在手術後定期拍X光來了解。

從腰椎輪廓發現骨質增生

骨質增生又稱骨刺，這是一種隨著年齡增長，在骨頭邊緣形成不規則增生的病理改變，形態上和鐵塊生鏽類似。

骨質增生的原料，現在普遍認為來自於從椎間盤裡被擠出來的髓核，所以椎體邊緣骨質增生多半發生在椎間盤突出之後。

骨質增生的椎體會使整個脊柱受力分布不再均勻，讓椎間盤承重的負擔變得更大，最後又會加重椎間盤變性和椎間盤突出的程度。

骨質增生本身並不會壓迫神經引起疼痛，民間所謂的骨刺，其實和刺痛並無太大關係。民間藥酒號稱：「清骨刺，止痹痛。」其實是有止痛效果，但不可能存在消除骨刺的療效。

即使透過手術把骨刺磨掉，疼痛的症狀也還在，而且因為病因未除，很快又會再次形成骨刺。基於目前的認識，藉由手術磨平骨刺的方法，已經基本被淘汰了。

隨著年齡增長，椎間關節會因為老化而變大、增厚，結構上有可能會壓迫到神經，引起神經所牽涉的背部和腿部的痠疼和麻木感。

從椎體間隙推測椎間盤變性

椎間盤退變也被稱為「椎間盤高度減小」，衰老的椎間盤最明顯的特徵，就是會變得很「乾」。

我們年輕時，椎間盤中充盈著足夠多的水分，可以依靠液壓來緩衝沿著脊柱傳下來的壓力和衝擊。隨著年紀越大，椎間盤的含水量會越來越少，同時也會因為「乾涸」而高度減少。

在磁振造影中，顏色越偏白表示含水量越高，如果發現某一節椎間盤相對於其他椎間盤更黑，那麼這一節椎間盤就已經「乾」了。隨著年齡增長，最終所有椎間盤都會發黑，與之相伴的是椎間盤的高度也會減少。

拿到脊柱磁振造影影像後，這是最容易看的資訊。如果你年紀還輕，而影像中的椎間盤已經「又黑又短」的話，那就要重視了。

椎間盤變性是椎間盤突出和椎間盤脫出的必要條件。

從排列判斷腰椎滑脫

和之前的術語不同，「腰椎滑脫」指的是相鄰椎體之間相對位置的改變。正常脊柱相鄰的椎體都按序排列，隨著年齡增加，維持椎體排列的韌帶因為老化而變得鬆弛，再受到外力的突然衝擊，就容易引起椎體滑脫。

當韌帶老化時，腰椎或多或少也會有些骨質疏鬆，遇到暴力衝擊時，腰椎除了滑脫，還可能伴隨骨折。雖然併發的骨折並不會引起其他症狀，但仍然需要及時發現，儘早對症

圖2　腰椎磁振造影

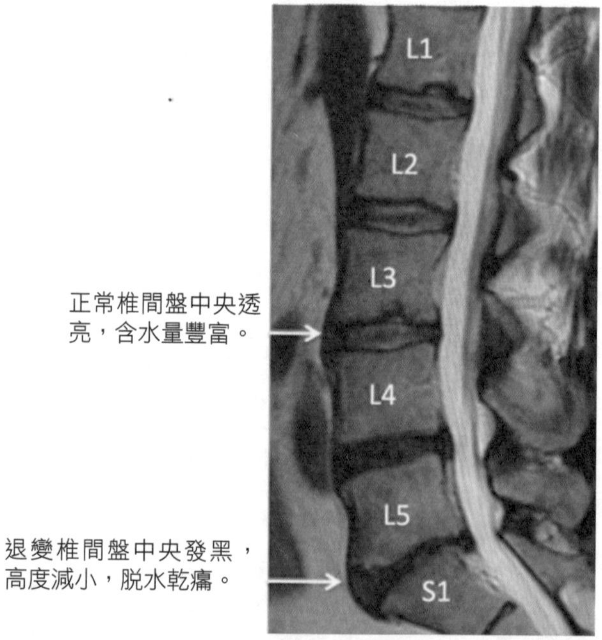
L1
L2
L3
L4
L5
S1
正常椎間盤中央透亮，含水量豐富。
退變椎間盤中央發黑，高度減小，脫水乾癟。

註：圖中L1～L5及S1的說明，請見第251頁。

處理。

那麼，神經囊受壓到底會不會引起症狀？其實並不一定。當「通道」被壓扁，走行其中的神經也受到壓迫時，就會引起局部的發炎反應，這會引發疼痛和放射到腿部的麻木感。如果那部分壓扁的通道裡，神經並沒有受到影響，即使椎管狹窄很嚴重，也不會發生什麼症狀。

02 自行檢查腰部的四種方法

在門診時，醫生會讓病人在各種體位下做各式各樣的動作，根據角度、活動下疼痛與否的情況，進一步推測腰椎中哪些結構出了問題。在這裡，我將介紹幾個大家在家裡也可以自查的實用方法。

● **仰臥挺腹試驗**（見第二四八頁圖3）

仰臥在床上，雙手放在腹部或身體兩側，以頭枕部和雙腳跟為著力點，將腹部及骨盆部用力向上挺起。

如果感覺到腰痛和放射到腿部的麻木感，就可以診斷為椎間盤突出。因為這個動作可以增加腰部椎管內的壓力，當椎間盤本來就已突出時，這個姿勢造成的壓力增加，就會進一步引出症狀。

● **背伸試驗**（見第二四八頁圖 4）

俯臥位，下肢緊貼地面、肩膀放鬆的狀態下後仰伸背。如果後背部感覺疼痛，說明椎管後側的腰肌、關節突關節（按：又稱小面關節）、椎板、黃韌帶、棘突、棘上或棘間韌帶有病變，或者腰椎管狹窄。

● **直腿抬高試驗**（見第二四九頁圖 5）

仰臥在床上，兩腿伸直靠攏，檢查者一手握住患者的一側腳踝，另一手扶著患者膝蓋保持腿部伸直，逐漸抬高大腿。

正常情況下，應該可以抬高七十度至九十度角，也不會有疼痛不適的感覺。所以，如果腿部抬高的角度小於七十度就感到腿部麻木，表示腰部有神經受到了壓迫。這種情況，多見於坐骨神經痛和腰椎間盤突出患者。

● **腰椎活動試驗及骨盆檢查**（見第二四九頁圖 6）

側臥位，檢查者從患者背後，一手扶住患者腰部後側，一手扶住下肢。分別對腰部進行屈曲、伸展、側屈、旋轉四個方向的活動，檢查腰椎在各個方向的活動範圍，以及在活動過程中是否會引起疼痛。

如果在某一個方向的被動活動檢查中，發現疼痛加重明顯，那麼可以大致表明腰痛問題已不再停留於腰肌，腰椎椎體的骨質增生或椎間關節紊亂，都有可能產生這些症狀，建議盡快就醫診斷並積極治療。

圖3　仰臥挺腹試驗

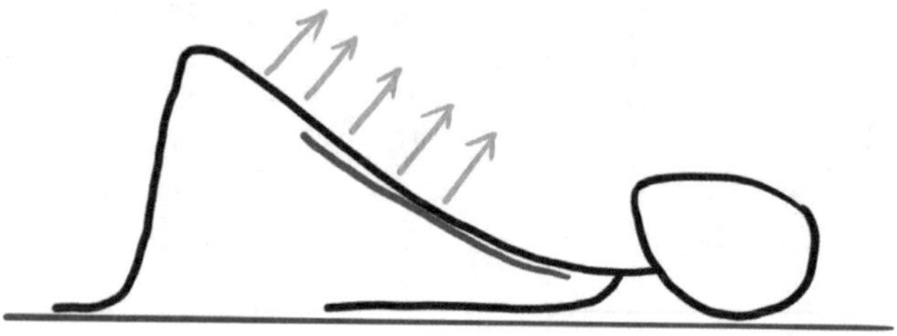

圖4　背伸試驗

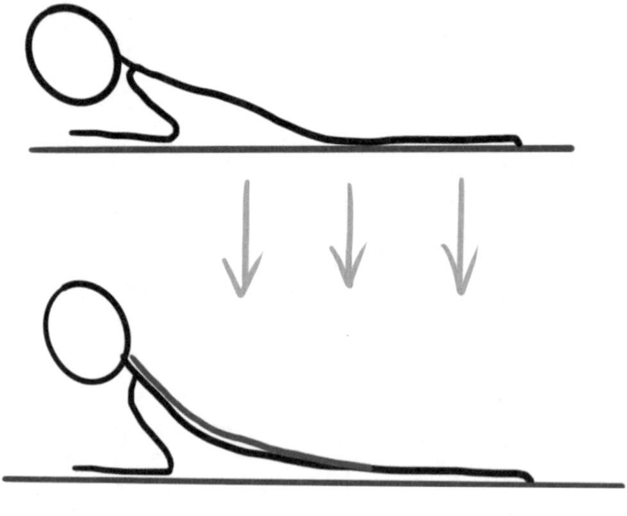

圖5　直腿抬高試驗

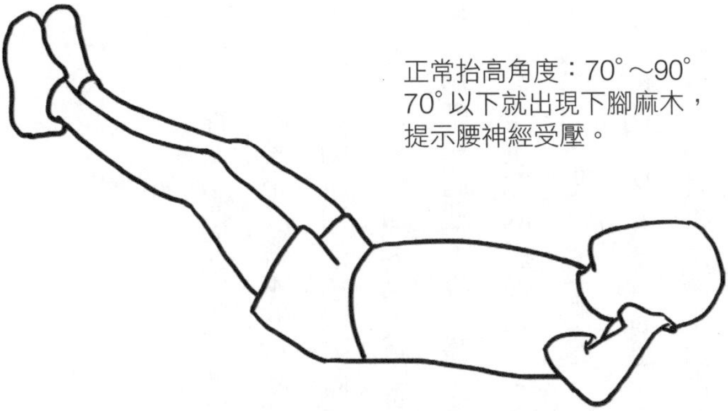
正常抬高角度：70°～90°
70° 以下就出現下腳麻木，
提示腰神經受壓。

圖6　腰椎活動檢查

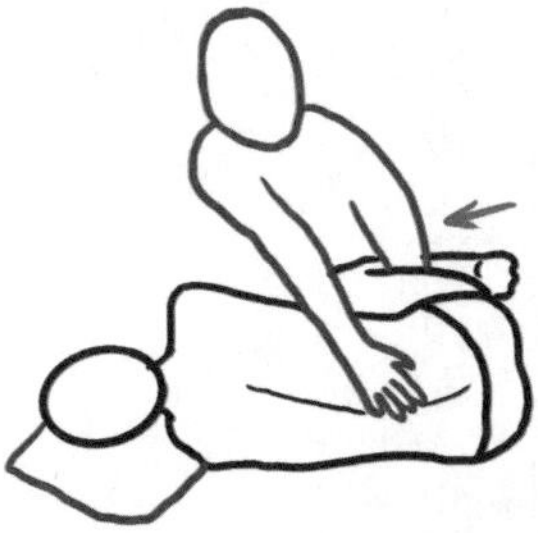

屈曲檢查（骨盆分離試驗）

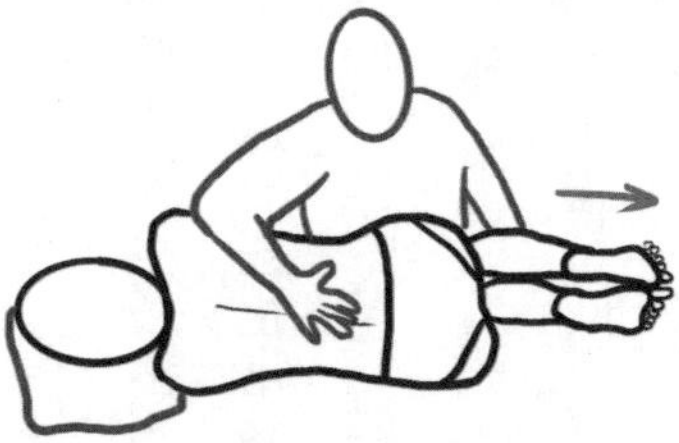

伸展檢查（骨盆擠壓試驗）

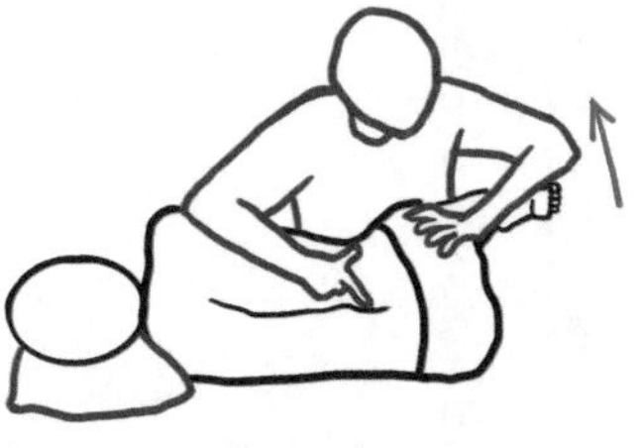

側屈檢查

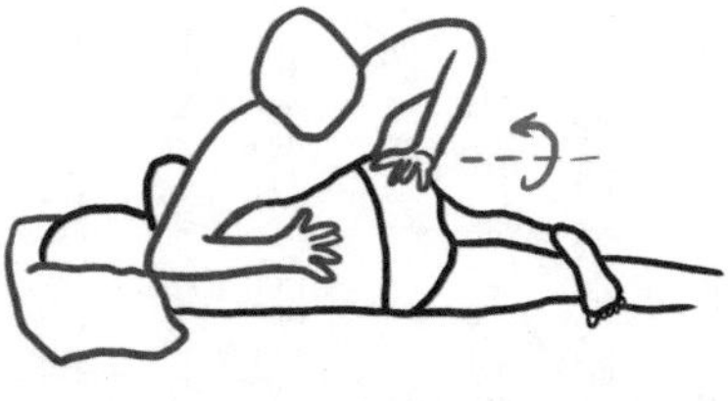

腰部旋轉檢查

03

感受比影像報告更重要

當難以從X光看清腰椎軟組織（椎間盤、韌帶、關節等）的結構變化，或者採用物理療法難以緩解下肢麻木的症狀時，大部分醫生會讓病人再去做個腰椎磁振造影檢查。

磁振造影的原理是透過氫原子的共振幅度大小，重新繪製出人體圖像，所以，磁振造影的灰度等級，表現的是人體各部位含水量，相比於X光，這個技術可以更清晰描繪出軟組織的形態和病變。專業醫生會讀懂磁振造影影像，並且寫成簡練的影像報告給病人。

許多醫生撰寫的影像報告，會使用專業術語來描述一些正常的結構，但在病人眼中，看著滿紙的「增生」、「肥厚」、「突出」，會覺得自己的脊柱已經完蛋了。

就目前的臨床和研究進展來看，大部分影像學報告上的資訊，都不一定能和病人的症狀一一對應，而且不同醫生對影像嚴重程度的解讀也不盡相同。專業的脊柱外科醫師通常不會光看影像報告就做出判斷，他們會為病人詳細的做一次檢查，仔細觀察影像，綜合分析和考慮，做出自己的判斷，提出自己認為最適合病人的治療。他們不是脊柱美容師，而是脊柱症狀治療者。

相對於讓脊柱恢復正常形態，緩解症狀更加重要。

磁振造影上的腰椎組合

腰椎是由五塊椎體（以L表示）所組成，從上到下分別為L1、L2、L3、L4、L5。每兩節椎體之間各有一段椎間盤，根據相鄰椎體來命名，分別為L1-L2、L2-L3、L3-L4、L4-L5、L5-S1（S1為薦椎第一節椎體，L5-S1為第五腰椎和骶骨上緣的椎間盤，是腰椎最下方的一段椎間盤）。

腰椎磁振造影主要有兩個角度，透過矢狀位（按：軀體縱斷為左右兩部分的解剖平面）可以看到腰椎的整個側面，看出不同節段椎體的排列和椎間盤的改變，橫斷面可以看到具體某一段結構異常對周圍組織的影響。

脊柱也會老，就醫是為了緩解症狀

看完以上對於磁振造影報告中，你可能會讀到的專業術語的分析，相信會在一定程度上顛覆你的認知。

影像報告不重要，重要的是你的感受。

脊柱發生退變就和人會變老一樣，是無法阻止的自然進程。脊柱醫生並不是幫你把脊柱變回原樣的泥水匠，他們更像是偵探，看著影像所呈現出來的蛛絲馬跡，參考你的日常行為習慣和伴隨的症狀，找出可能引起問題的癥結所在，並想辦法解決它，或防止它進一步加重。

大部分年輕人都是偶然一次體檢時，拿到一份影像學報告，看著滿紙的突出、增生、壓迫等專業術語，被嚇得不輕，來到專業醫生這裡尋求解決之道。而正好碰到一個堅信「手術可以解決一切問題」的醫生，拿著你的片子，像規畫裝修房子一樣，告訴你手術可以去掉那裡，加固這裡。如果遇到這樣的醫生，那還是換個醫生再看一下，千萬不要因為恐慌而在做醫療決定時欠考慮。

相對於改善脊柱結構，緩解脊柱症狀更加重要，而腰痛沒有一蹴而就、一勞永逸的治療方法。

04

如何預防產後腰痛？

懷孕會打破身體核心的力學平衡，隨著腹中寶寶越長越大，為了讓子宮有足夠的空間，孕婦腹肌力量會逐漸減弱並向兩側分離。為了讓子宮不會往下墜，腰部的伸肌群需要在日常生活中提供額外的力「拉」住子宮（想像一下雙肩包背在身體前側的感覺），久而久之很容易腰肌勞損引起腰痛。

哺乳姿勢太緊繃會傷腰

產後因為腹部肌群和腰部屈肌群力量減弱，錯誤姿勢對腰部的影響會更大。

新手媽媽剛剛學如何抱孩子哺乳時，因為經驗不足，總是害怕小孩會摔下來而過度聳肩，引起肩頸部肌群過度施力。為了保持坐姿穩定，腰部需要額外出力來平衡頸部的多餘出力，長期累積會給腰肌帶來額外的負擔。

哺乳時建議選一把腰部有支撐的座椅，或者加一個小枕頭墊在腰部，更舒適的座椅可以更有效的調整坐姿，並為腰部做好支撐。

另外，提舉重物、清洗衣物、更換尿布時頻繁的彎腰動作，都會給腰肌帶來很大影響。建議使用高度合適的母嬰臺，在日常搬舉重物時，還是要牢記多屈膝、少彎腰的原則，盡量減少腰部的負擔。

適合產後的鍛鍊方法

一些不科學的坐月子方法，和新手媽媽不當的哺乳姿勢，都是讓腰痛持續反覆的重要因素。許多新手媽媽生完孩子後堅持臥床不起，天天大魚大肉伺候，肌群容易萎縮，過量的攝入容易讓身體超重，這些都會讓腰痛持續。

為了防止產後腰痛反覆，可以循序漸進的做一些恢復運動。比如散步、游泳，都是很好的低強度運動，它們不會給關節韌帶帶來負擔，卻可以鍛鍊肌群。每週兩次到三次，可以在身體適應後慢慢增加運動量。

懷孕期間因為體內激素的改變，盆腔腰骶部的韌帶關節會變得鬆弛，形成骨盆前傾或左右傾斜的體態。相比於懷孕前，此時的腰腹部會變得失去穩定，即使是走路、久坐、臥床、彎腰和提重物這些基本活動，也有可能引起腰痛。這些症狀不會因為臥床休息放鬆肌群而得到改善，除非藉由加強肌群、收緊韌帶來增強腰腹盆底部核心的穩定。

產後在身體適應了一定的運動量之後，就可以開始適當加強腹肌、盆底肌和身體的柔韌性了。推薦一個簡單的鍛鍊動作。

平躺在墊子上，膝關節彎曲，雙腳平放於地面。

腹式呼吸，先深吸一口氣。

隨著呼氣，感受腹肌微微收緊，讓尾骨朝向腹部，感覺整個骨盆在往胸口「端起」，但是骨盆始終不離開墊子。

重複八次至十次，持續六週至八週。

雖然這個運動的動作很小，但能促進腹肌和腰部屈肌群肌力，對加強核心穩定的作用很大。隨著骨盆前傾的體態改善，腰骶部的負擔會變輕，腰痛會逐漸緩解。

此外，還可以藉由瑜伽等拉伸來改善腰肌勞損的症狀，但注意不要過度拉伸引起新的問題。

熱敷預防產後腰痛

除了弱化的肌群需要加強之外，過度勞損的肌群也需要時不時放鬆一下，最簡單的方法就是熱敷。溫度升高有助於排出勞損肌纖維中蓄積的發炎物質，血管擴張能讓更多養分進入肌肉，讓肌群恢復彈性柔韌。泡個熱水澡、敷個暖暖包，都可以在很短時間裡讓緊張的肌肉放鬆開來。

如果熱敷的效果一般，可以去專業的醫療機構讓醫生評估，找到引起腰痛的具體原因，然後做一些鬆弛、拉伸等物理治療，相信會收到理想的效果。

哺乳期腰痛盡量別吃藥

布洛芬（按：Ibuprofen，是一種非類固醇抗發炎藥〔NSAID〕）和乙醯胺酚（按：Acetaminophen，最常見商品名為普拿疼）是常用的止痛藥，這類藥物可以發揮短期的緩解療效。但盡量不要過量服用，如果止痛效果不夠，要和臨床醫生溝通後制定更全面的止痛治療方案。

如果處在哺乳期，最好少口服藥，多採用外治法，西藥成分的分子量較小，有可能透過乳汁分泌而影響寶寶。如果迫不得已非吃藥不可，哺乳時間盡量放在服藥六小時之後，這是一般藥物在體內代謝排出的平均時間，即使會有些殘留，藥量也不會很大。對於短效以神經系統為標靶的止痛藥物，在哺乳期盡量不要服用。

另外，如果腰痛日趨嚴重，而且放射症狀明顯，比如下肢麻木、小便失禁、腿部肌肉萎縮、感覺異常等症狀，那麼上述建議就不能有效解決問題，此時應該去醫院明確診斷，對症治療才是正確的選擇。

05 做手術、吃鈣片？治腰痛的常見誤解

對於腰痛，有些人傾向於簡單粗暴的手術，有些人寄希望於溫和的保守療法。方法沒有對錯，只有適不適合。選擇合適的治療方法，除了客觀全面的評估之外，還需要消除偏見，糾正一些誤解。

腰椎手術的風險和選擇

對於腰痛，目前臨床上治療的方法有很多，包括保守治療、手術治療和微創治療。對於比較嚴重的情況，手術治療是最後一招，但並不一定是最有效的方法，手術與否要根據患者自身的病情來考慮，對於每個手術都會有非常詳細明確的手術適應症指導。

腰椎疾患發展到非手術不可的情況，一定是非常嚴重的程度，其中很多是早已被確診腰椎管狹窄症或腰椎間盤突出的病人，經過一段時間的保守治療無效，卻又擔心手術效果

不理想，還有可能帶來新的後遺症。針對手術風險和術後疼痛，在這裡分享一些腰椎手術的觀點，希望多一些了解，可以為決策提供一些參考。

任何手術都存在風險，因噎廢食在醫療上不可取，因此醫生和病人應當更關注的是有哪些風險？風險會多大？發生機率是多少？

腰椎手術常見的風險主要存在於麻醉、術式和術後康復三個階段。

腰椎手術主要選擇全身麻醉，手術前病人會借助呼吸機維持呼吸，隨著麻醉藥和從氣管吸入的麻藥起效，病人會沉沉「睡著」，一覺睡醒已經回到病房，手術已經完成。現在麻醉藥物和劑量的安全性都能很好的控制，手術過程中也會即時監控病人的心肺功能和出血量，因此總體安全性相當高。

但是風險仍然存在，最主要的麻醉風險來自病人自身對麻醉藥過敏，在非常小的機率下，會引起心臟驟停的意外。

腰椎疾患主要影響到的是馬尾神經或神經根。椎間盤中央型突出主要壓迫馬尾神經，偏一側突出時壓迫到的是單側的神經根。引起腰椎管狹窄的原因較多，主要有腰椎間盤突出、黃韌帶肥厚、神經根管狹窄、骨質增生等。手術的目的是解除這些壓迫因素。那麼，切除壓迫神經根組織的手術，在過程中就有損傷神經的危險。

被長期壓迫的神經根會偏離原來的位置，手術時不易辨認，容易誤傷；也有的神經根因為受到的壓迫過重，在切除前面的致壓物時，會因為牽拉而引起損傷。

患者的病程越長，手術就越困難，手術中神經根損傷的風險就越大。這種術中神經根誤傷的風險，其發生率還沒有公認的數值，一般認為發生率是千分之幾。與神經損傷相關的因素，除了神經受壓程度，還有手術醫生的經驗。在這方面，大部分三級甲等醫院（按：中國醫院等級劃分中最高等級的醫院）因手術量較大，醫生經驗豐富，可以保證安全性，私人醫院或專科醫院就存在更高的風險。

骨科醫生做手術的主要目的，不光是修整脊柱結構，更重要的是緩解因神經受壓而出現的疼痛麻木症狀，因此手術成功不是治療結束，而僅僅是治療的開始，術後恢復和康復至關重要。任何手術即使無菌操作，也不可避免存在感染的風險。空氣中流動的細菌、沒有按無菌操作使用的手術器械，都有可能造成感染。三甲醫院的手術室都有層流設備（按：運用空氣清淨技術控制微生物汙染程度），可以做到空氣中沒有細菌，手術器械和使用規程都符合無菌要求，因此發生感染的可能性很低。

骨科手術另一個比較大的術後風險，來自鋼釘、鋼棒的材料。很多病人手術採用內固定方法，椎間盤切除後，目前應用最廣泛的，就是使用釘棒系統來固定尚不穩定的椎體。隨著替代切除椎間盤的植入骨的生長，新骨會包裹住釘棒系統，我們稱之為「融合」，融合後就達到手術加固的目的了。

如果骨骼生長速度緩慢，新骨和釘棒系統融合不理想，單純釘棒在長時間承重後，就會發生疲勞斷裂，產生新的問題。骨質疏鬆病人的骨癒合能力比較低，因此在選擇融合術時需要謹慎。

手術後疼痛也是大部分人擔心的問題。手術麻醉藥效過後，手術創傷會帶來較大的疼痛。口服消炎止痛藥或者病患自控式止痛幫浦，都有持續鎮痛的效果，將手術後的疼痛降到最低。

腰椎手術和頸椎手術類似，總體而言，腰椎手術過程的精密程度不如頸椎，而術後對力學承重功能的要求更高。無論何種手術，對於每個需要手術的病人來說，都需要謹慎做出接受手術的決定。

如果患者比較注重手術風險，那他就會抗拒手術；如果患者更注重病情及其帶來的危害，那他就會積極要求手術治療。很多人並不是因為現在病情嚴重，要選擇接受手術治療，而是因為懼怕未來病情更嚴重，而在擔憂是否必須要進行手術治療。求助靠譜的醫生，經過住院檢查再進行評估手術風險，之後再做出最後的抉擇才明智。

手術方案的選擇是一個學術問題，手術之前醫生團隊會討論做出決定，最後考慮到價格、恢復時間等諸多因素，和病人充分溝通後，才能達成手術選擇的共識。

護骨質不能只補鈣

無論是骨質疏鬆還是骨質增生，光補鈣都不太管用，因為身體並不缺鈣。鈣只是骨骼的原料，口服再多鈣片，沒有進入骨頭裡，它們還是會在完成「人體一日遊」後，從尿液排出來。

因此骨質疏鬆的治療方法，大多是在防止鈣的流失，而很少把外來的鈣往身體裡硬補。健康的生活方式，比如少吸菸、少喝酒、少喝濃咖啡等，都可以有效降低鈣質流失而引起骨質疏鬆的風險。

在日常生活中注意膳食平衡，從食物中就能獲取足夠的鈣。只要在日常飲食中多吃一些豆製品、乳製品和各種蔬菜，每天一千毫克的鈣很容易達標。再配合多晒太陽，讓紫外線直接照射在皮膚上，促進維生素D的代謝，有助於腸道鈣的吸收。

雖然骨密度檢查結果一目瞭然，補鈣看起來又和鈣質無縫接軌，但是骨量下降遠非骨質疏鬆的全部，偷工減料的豆腐渣工程，豈是單靠增加足夠的水泥等材料供給就能保證建築牢固？

除了骨的密度以外，還有骨的強度，兩者對於骨質疏鬆而言，同樣重要。而增加骨骼強度，光靠服用鈣片和維生素D遠遠不夠，適度鍛鍊和有針對的骨質疏鬆治療才是最好的方法。

是藥三分毒，藥酒也一樣

酒文化和中醫文化水乳交融、源遠流長。先秦時期始創曲（按：麴）法釀酒，漢代以後發展了制曲方法，宋代出現了藥酒，元代更是出現了蒸餾法釀酒，還將該釀酒技術傳入了朝鮮半島。宋代是華夏文化鼎盛時期，隨著酒文化和詩歌、戲曲的流行，中醫藥逐漸向當時的規範和主流靠攏，二者合而為一就誕生了第一款藥酒，這也算得上是一次成功的跨界合作。

剛開始，藥酒的功能很簡單，就是為了讓中藥成分更多、更快的進入人體，同時發揮酒精的麻醉作用，緩解一部分疼痛。時至今日，藥酒與時俱進、日趨完善，更側重日常養生保健的效果。

藥酒，即由藥和酒勾兌而成。根據選用的藥材和酒的不同，藥酒還有很多別稱，包括人參酒（非常受老年人喜愛的補酒）、屠蘇酒（使用草藥釀造，適合天寒時候飲用的酒）、竹葉青酒（使用竹葉釀造的酒）、百歲酒（使用稻穀、人參和許多其他草藥釀造）、蛇酒（由白酒和蛇泡製的酒）。

因為化學反應的不同，我們可以發現一般植物類溶質做成的藥酒，往往採用釀造的方式。中國是造酒的古國，從自然發酵的果酒以來，陸續開發了用穀物糖化再酒化和制曲的技術。作為草本植物，大多數中草藥也可以採用相同的技術，透過自然發酵使植物草藥中的成分完全溶於酒中。然而，動物類的溶質因為動物體內蛋白結構複雜多元，不易在同時期發酵，更沒有技術將其統一糖化酒化，故選用比較簡單粗暴的「泡」來做成藥酒。

每每到了秋冬季節，我們就可以看到各家藥店保健行業門口，擺放出泡有各種奇怪爬蟲蜥蜴類藥材的一缸缸紅褐色液體，招牌上寫著補腎補氣、溫陽活血的功效。總會有人拎著酒桶過來打上一壺，彷彿喝著帶有藥味的酒身體就真的熱了起來……。

隨著生活工作壓力加重，人們普遍遭受腰痛的困擾，聽廣告介紹有藥酒能治好腰痛，就按圖索驥，如法炮製。中醫藥博大精深，但是入門的門檻也較低，任意一些文獻記載和名醫經驗都可以成為旁門左道糊弄的佐證。而酒乃活血之物，因「腰為腎之府」，所以補腎活血的藥酒為了擴大受眾群，自然在緩解腰痛的「治療功效」上大做文章。

中藥的化學成分和藥理作用十分複雜，當這些藥物成分進入酒裡後，所產生的化學成分更是複雜且難以控制。藥酒泡製，其實是一個技術非常高深的「化學合成」。

所以，飲用藥酒也有許多注意事項：

首先，服用藥酒前須認清功效。因為和中藥膏方相比，藥酒顯得「機動性」不足，卻「來勢洶洶」——酒作為溶劑可在一定程度上加強活血效果，幫助藥物成分更快進入人體，但「千人一方」也難以收穫理想的效果。而對於滋補型藥酒，由於時下網路資訊泛濫，各種補益藥酒配方如同速食搭配，再包裝上噱頭十足的行銷手法，補腎、健脾、強筋骨、健腰背等應有盡有，彷彿一壺見效那麼神奇。

其次，「是藥三分毒」，尤其在用餐時飲用止痹痛祛風溼的藥酒更是不對。因為藥酒內的中藥成分本身具有藥效，止痹痛活血化瘀的中藥成分包含一些生物鹼，除口感不佳之外，還會隨著藥酒進入身體，刺激消化道，在進餐過程中影響藥效的發揮。

最後，「藥酒補虛損，宜少服，取緩效。」本就不勝酒力的人就別挑戰藥酒了。

06 腰部鍛鍊六招式

●腰部自我旋轉訓練（見左頁圖7）

慢性腰肌勞損或急性腰肌拉傷往往都集中於一側，在恢復期總是習慣於避開疼痛的肌群發力，久而久之，腰部的活動度就會越發不對稱。

通過腰部自我旋轉訓練可以有意識的改善腰部發力對稱性，鍛鍊時可以有兩個難度級別，根據實際情況選擇。如果自我控制還不夠強或腰痛還很厲害，可以採用右圖帶有一些輔助控制的工具；如果腰部疼痛幾乎緩解，且腰部肌群有力量，那麼可以正對鏡子，嘗試左頁圖7的自我控制旋轉訓練。

●輕微捲腹（見第二七〇頁圖8）

運動範圍過大容易加重背部疼痛，尤其是已經有劇烈腰痛時，更應該避免做這些幅度較大的運動。小幅度的仰臥起坐可以在保護腰部的同時加強腹部肌群。具體做法很簡單：

微微捲腹，腳面、尾骨和腰部應該始終保持在地面（墊子）上，捲腹鍛鍊的動作也不會對背部帶來過度的壓力。

膝蓋彎曲，雙腳平放在地板上。

雙臂交叉於胸前。

收緊腹部肌肉，把肩背部後側肩胛骨突起的部分從地板上抬起來。

當你抬起上半身時，呼氣。保持一秒鐘，然後慢慢有控制地放回。

重複八次至十二次。

● **腿部伸展**（見第二七〇頁圖9）

拉伸時，會覺得大腿後側有一種輕柔的伸展，這部分肌群由於久坐而變得僵硬縮短，久而久之影響走路姿勢，往上會對腰部產生一定壓力，所以每天睡前都要記得拉伸一下。

圖7　腰部自我旋轉

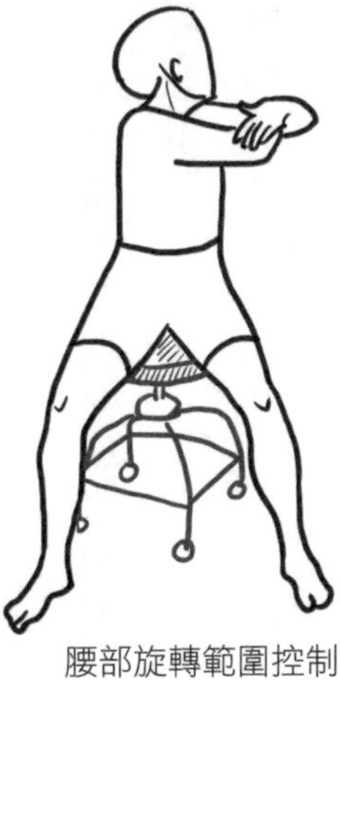

腰部旋轉範圍控制

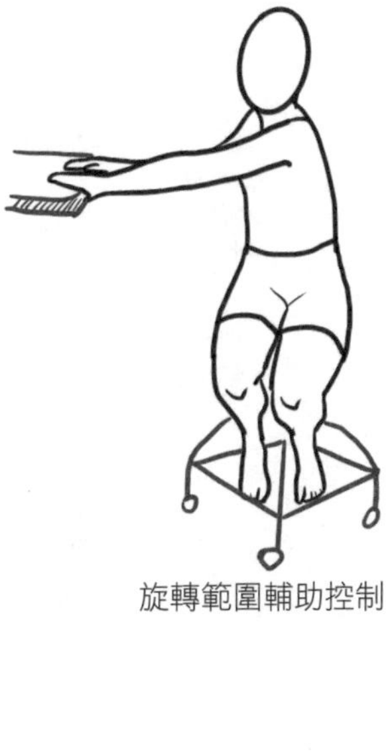

旋轉範圍輔助控制

在做這個動作時，借助毛巾可以延伸手臂的長度，從而大大降低對柔韌的要求，完成動作時不會給腰部造成太大負擔，可以更專注於腿部後側肌群的拉伸。

仰躺在墊子上，一側膝蓋彎曲。

雙手用毛巾拉住另一側腳底，伸直膝蓋，慢慢拉回毛巾。比起單純直腿抬高，加上毛巾的長度可以減少腰部過度前屈，緩解腰椎間孔對腰神經的擠壓。

保持至少十五秒至三十秒，換腿。雙腿各做兩次至四次。

● **靠牆下蹲**（見第二七一頁圖10）

背向牆站，雙腳在離牆三十公分距離（約大腿的長度）。

慢慢向後靠，直到背靠著牆。然後慢慢往下滑，坐下去，盡量讓膝蓋彎到九十度角（盡力就好，不要太勉強，注意保護）。

盡量讓腰背部貼到牆上，透過壓力產生足夠的摩擦保持平衡，維持十分鐘。

大腿施力，順著牆壁往上滑，逐漸回到直立站姿。

重複八次至十二次。

● 腰部自我牽引及拉伸（見第二七一頁圖11）

仰臥在墊子上，雙手托住後腦勺。

小腿置於稍高的平臺上，微微抬離臀部，使腰背部呈一直線，盡量保持身體的穩定。

腹部收緊，腰部施力，保持這個姿勢三十秒鐘。

如果覺得肩背部壓力很大，可以在手肘下方墊一個較厚的墊子，並且降低小腿擺放的高度。

● 鳥狗式（見第二七一頁圖12）

這是比較基礎的核心訓練動作，在手臂和大腿的活動同時加強腰部的核心穩定。在進行這個動作時，大多數人會出現身體不穩或者腰部肌肉鬆弛的情況。需要盡量把腿抬高，才能保持腰部位置的高度。

趴在墊子上，膝蓋和手掌支撐住身體。

收緊腹肌，抬起一側手臂的同時伸展另一側腿部，保持臀部和背部水平。

維持五秒鐘，然後換另一條腿和另一側手臂。

重複八次至十二次，循序漸進，延長每次抬舉的時間。

圖8　輕微捲腹

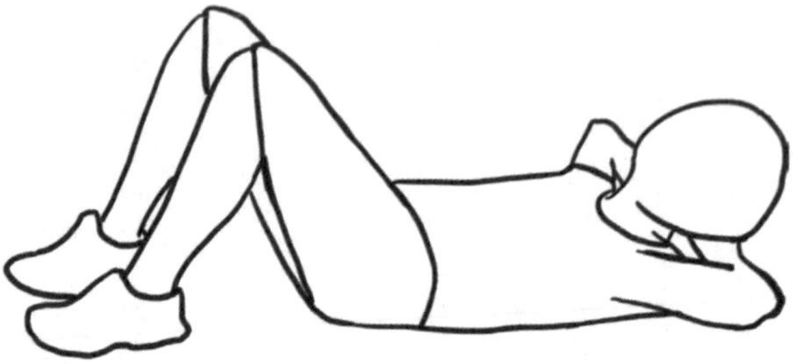

捲腹高度以肩胛骨剛剛離開地面即可

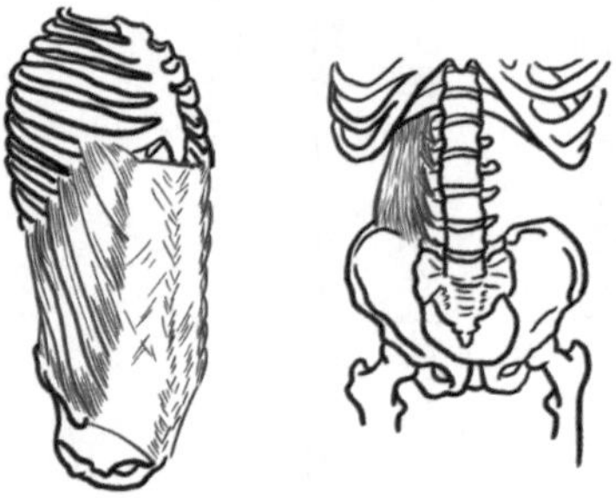

圖9　腿部及腰部後側伸展

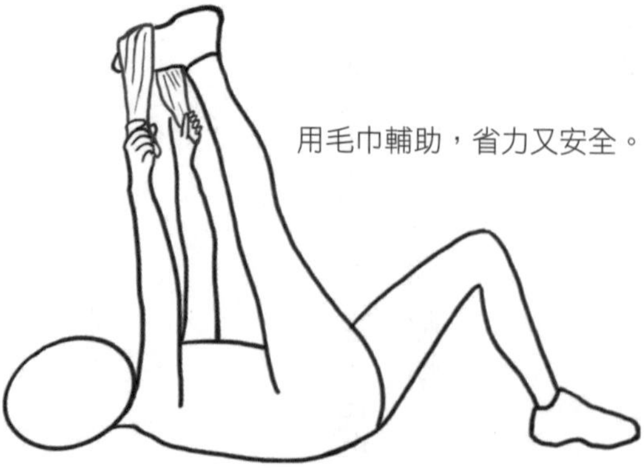

圖10　靠牆下蹲

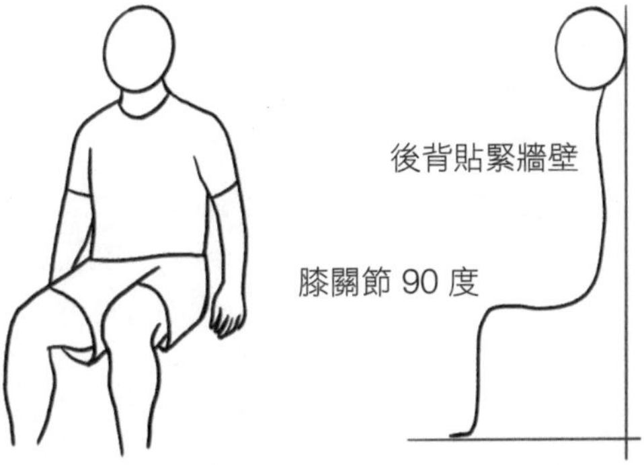
後背貼緊牆壁
膝關節 90 度

圖11　腰部自我牽引及拉伸

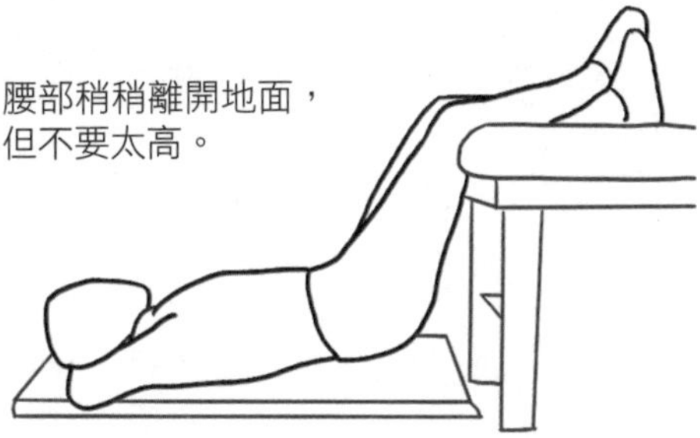
腰部稍稍離開地面，
但不要太高。

圖12　鳥狗式

左腿抬起時，右手向前平舉，
注意腰部平衡穩定。

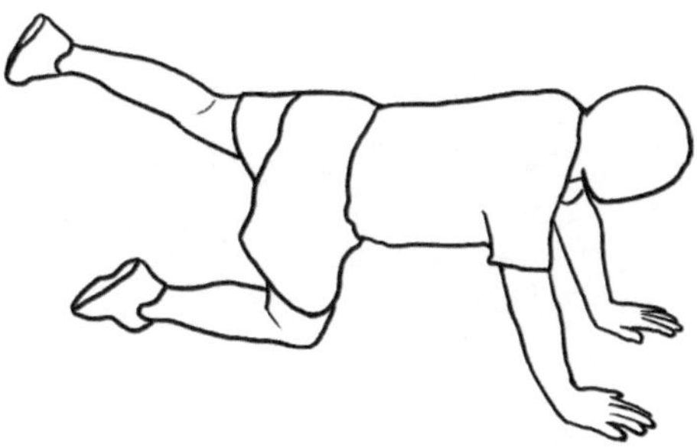

第三部

膝關節痛，日積月累的勞損

說起膝關節問題，大部分人的第一反應就是關節炎，其實大部分的疼痛不適是來自於長期活動日積月累的勞損。

膝關節作為下肢中部的關節，藉由彎曲或伸直，能大範圍改變足部到軀幹之間的距離。

正是這種較大的活動範圍，生活中跑步、跳躍、行走等運動都依賴於膝關節。然而，組成膝蓋的大腿骨和小腿骨之間，僅靠關節軟骨和半月板相接，及關節囊、韌帶和肌肉加固，膝關節的穩定性相對較弱。腳底透過鞋子接觸地面，骨盆兩側的髖部把體重往下傳遞，夾在足部和髖部之間的膝關節，可以說是「承上啟下」的重要樞紐。

第7章 膝蓋，最強壯也最脆弱

膝蓋彎曲時偶爾會發出幾聲彈響，膝蓋裡總感到隱隱約約的痛。

冬天露出膝蓋到底會不會得關節炎？X型腿和O型腿是嚴重的問題嗎？

膝蓋裡有多少韌帶？撕裂拉傷了怎麼辦？

膝關節是日常使用最多的大關節之一，但是我們真的了解它嗎？

01

膝關節會響是受傷的訊號

在我們日常的活動中，站穩和靈活走動都對膝關節提出了極高的要求——站立時需要下肢牢靠穩定，走動跑跳時又需要下肢足夠靈活。

以膝關節為例，在上下兩根骨頭（股骨與脛骨）相互接觸的表面上，覆蓋著一層光滑有彈性的關節軟骨，和會隨著接觸面移動調節的「半月板」。它們的作用主要是吸收我們站立走路時體重對於關節面的衝擊力（見第二七八頁圖1及圖2）。

體重和活動強度會增加關節腔內的壓力，關節軟骨是否有彈性和耐磨，決定了它們相互之間的摩擦係數。因此，體重太重、軟骨退化和受限的活動範圍，更容易使局部的關節軟骨被磨損殆盡。

一般情況下，關節不會輕易使用軟骨之間的接觸來達成「硬著陸」，而會透過關節腔內的關節液所帶來的滲透壓進行「軟著陸」，從而保護關節軟骨避免過度磨損。而關節活動時產生的彈響聲，就和關節腔內的關節液有關。

正常來說，關節本身都有彈響聲。男生們愛逞強鬥狠，常常藉由扳手指、捏拳發出聲響，來威懾他人；此外，運動過度及下蹲時膝關節偶然發出的聲響，都屬於正常現象。關節受到牽拉或屈折時，關節腔會被擴大，關節腔裡的液壓發生波動，使得包裹關節腔的滑膜和周圍韌帶產生震動，發出的清脆響聲就是關節彈響。

目前對於關節彈響聲的產生原理仍存在爭議，也有人認為是隨著關節囊、關節滑膜和韌帶因活動增加而逐漸鬆弛，才發出聲響的（因為嬰幼兒似乎很少有關節彈響聲）。

但不管原理如何，我們都不能對關節之間的彈響聲無動於衷。如果只是偶爾的彈響，並沒有疼痛感，一般不需要接受治療；如果膝關節幾乎每一次活動都會伴隨聲響，那就要注意了，這種情況很可能是由關節周圍各種病理因素造成，是關節運動過程中出現的機械性紊亂症狀。

膝關節有這些彈響聲，可能是出問題了

根據問題部位的不同，膝關節會有聲音及症狀等特徵不同的彈響聲，其中最常見的情況是半月板損傷。

如果為膝蓋常發出彈響的情況而困擾，不妨先和第二七九頁圖 3 做個對照，若和圖

圖1　膝關節的構造

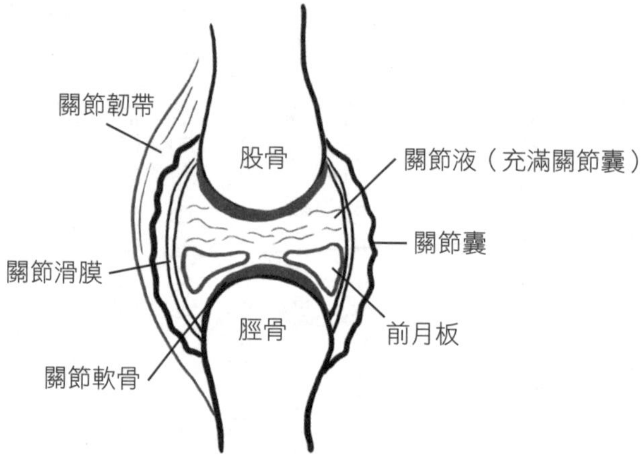
關節韌帶
股骨
關節液（充滿關節囊）
關節囊
關節滑膜
前月板
脛骨
關節軟骨

圖2　股骨與脛骨之間的關節軟骨及半月板

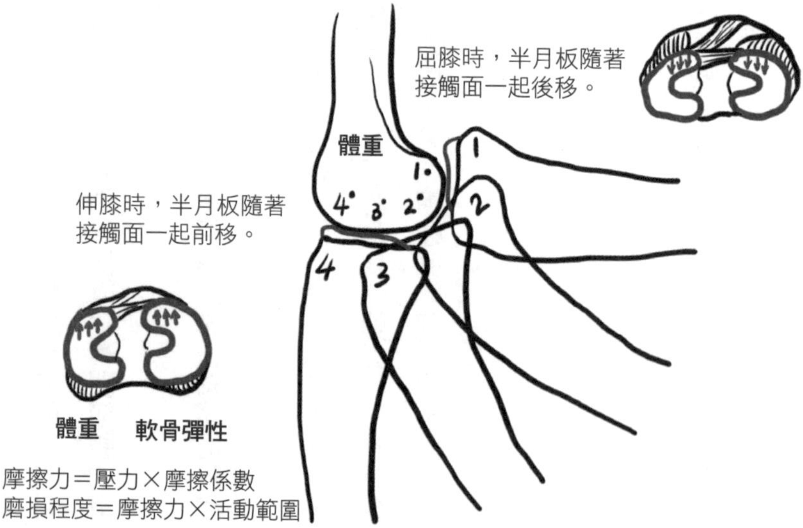
屈膝時，半月板隨著
接觸面一起後移。
體重
1
2
3
4
伸膝時，半月板隨著
接觸面一起前移。
體重　軟骨彈性
摩擦力＝壓力×摩擦係數
磨損程度＝摩擦力×活動範圍

圖3　膝關節各部位損傷，彈響聲各不相同

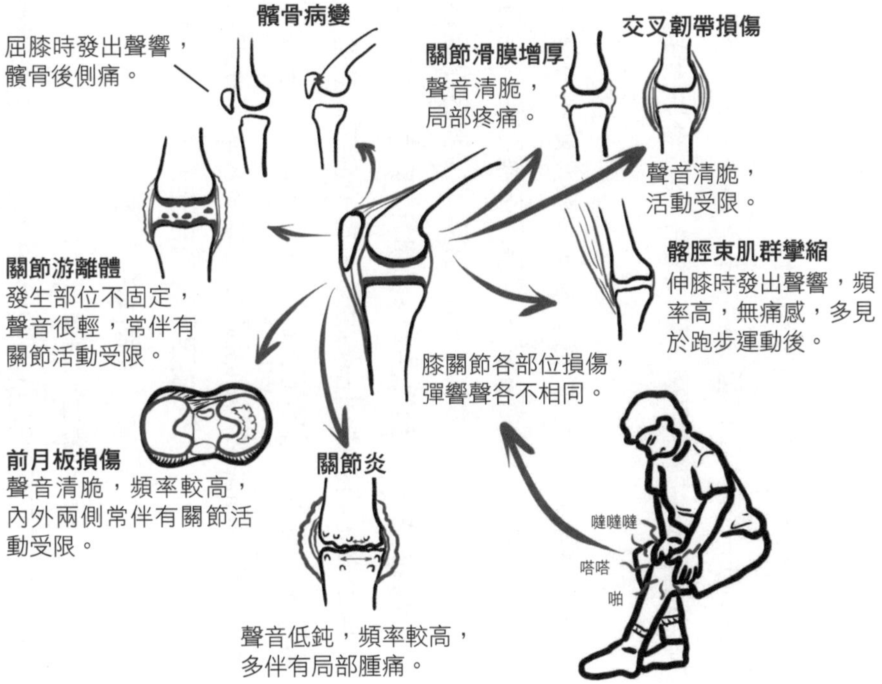
髕骨病變
屈膝時發出聲響，髕骨後側痛。
關節滑膜增厚
聲音清脆，局部疼痛。
交叉韌帶損傷
聲音清脆，活動受限。
關節游離體
發生部位不固定，聲音很輕，常伴有關節活動受限。
髂脛束肌群攣縮
伸膝時發出聲響，頻率高，無痛感，多見於跑步運動後。
膝關節各部位損傷，彈響聲各不相同。
前月板損傷
聲音清脆，頻率較高，內外兩側常伴有關節活動受限。
關節炎
聲音低鈍，頻率較高，多伴有局部腫痛。
噠噠噠
嗒嗒
啪

圖4　勞損的膝關節

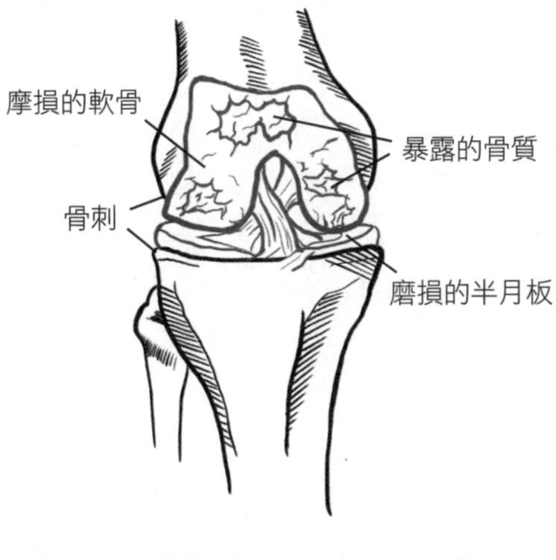
摩損的軟骨
暴露的骨質
骨刺
磨損的半月板

中這些情況類似，就要注意避免做劇烈的膝關節運動，並且盡快做一個膝關節磁振造影檢查，以確認那些部位是不是真的出問題了。

對於廣大的運動愛好者而言，膝關節發出的聲音不只有彈響聲，還會有低鈍的摩擦音，有時還伴隨著關節深層的隱痛。

這種摩擦音大多是由於膝關節腔內關節液不足，軟骨面互相摩擦所產生。嚴重時會引起軟骨磨損、游離軟骨碎片進入關節腔，和軟骨下的骨質暴露等問題。這種情況下，膝關節屈伸動作，比如下蹲、踢腿或上下樓梯等，都會加重膝關節軟骨表面受到磨損的風險。

通常在運動前熱身時，會比較頻繁出現這種摩擦音，當熱身結束後，身體已經活動開，膝關節的摩擦音就消失了。這是因為隨著運動的進行，關節腔裡的關節液不斷分泌，從而增加了關節腔內的液壓，避免關節軟骨直接接觸和磨損。如果運動前的熱身不足，關節滑液還來不及分泌，就會導致在剛開始運動的一段時間裡，關節軟骨互相之間摩擦，造成磨損。

大多跑步愛好者都會反映，剛開始跑步時膝關節常會不太舒服，有滯澀感，但跑一段距離後就會漸入佳境，這往往跟關節液分泌不足有關。因此，運動前充分的熱身，不只是對肌肉和韌帶有幫助，對關節腔內的液壓也非常重要。

關節的耐久度在於活動量

膝關節是人身上最強壯、最重要的關節之一。膝關節的位置，處在下半身重要的承重區域。這片區域出現任何差池（骨骼骨質疏鬆、韌帶老化拉傷、關節磨損發炎老化等），都會影響整個下半身的承重能力，而關節在人體兩根最長的骨頭之間，其承上啟下的作用不言而喻（見第二八三頁圖6）。

在運動中，承受著來自自身體重和外部的衝擊，我們的下肢關節常常暴露在急性損傷的風險當中，由於下肢腿骨強度夠大，所以骨折的發生率相對較低。但對於較脆弱的韌帶和骨關節，就比較容易發生韌帶拉傷、關節扭傷的問題。隨著活動量的增加，在保護措施相對不完備的運動愛好者身上，這些情況的發生機率更高。

膝蓋不算是身體中最常發生傷病，但可以說是最脆弱的部位。想知道為什麼膝關節會受傷，得先明白它的活動原理（見第二八二頁圖5）。

膝關節由大腿的股骨、小腿的脛骨和腓骨，以及在前方的髕骨構成。大腿小腿的骨頭就好像機械機關的鋼架結構，而髕骨就像滑輪組的滑輪。為了降低機械結構之間的磨損，在骨與骨接觸的表面上都覆蓋了軟骨，而在股骨和脛骨之間額外加了兩個更大的軟骨盤——內側半月板和外側半月板。這些關節表面的軟骨能吸收震動，承受壓力。隨著年齡

圖5　膝關節構造及受力原理

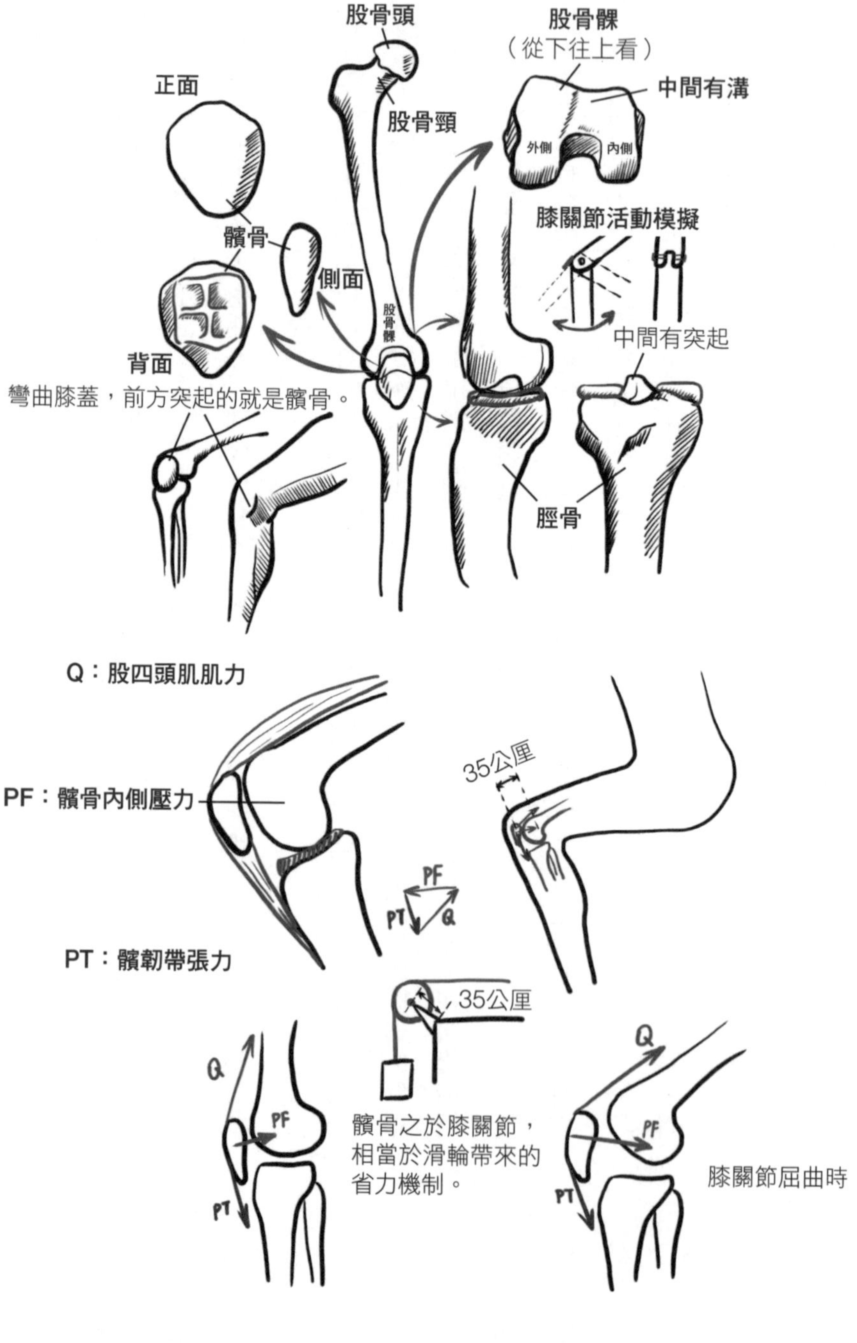
股骨頭
股骨髁
（從下往上看）
正面
股骨頸
中間有溝
外側
內側
膝關節活動模擬
髕骨
側面
股骨髁
中間有突起
背面
彎曲膝蓋，前方突起的就是髕骨。
脛骨
Q：股四頭肌肌力
35公厘
PF：髕骨內側壓力
PF
PT
Q
PT：髕韌帶張力
35公厘
Q
PF
PT
髕骨之於膝關節，
相當於滑輪帶來的
省力機制。
Q
PF
PT
膝關節屈曲時

圖6 身邊的雙足行走動物

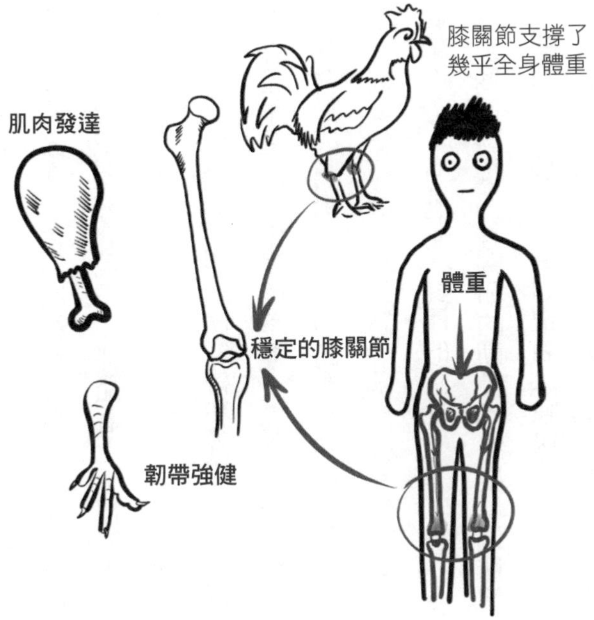
膝關節支撐了
幾乎全身體重
肌肉發達
體重
穩定的膝關節
韌帶強健

圖7 髕韌帶腫脹位置

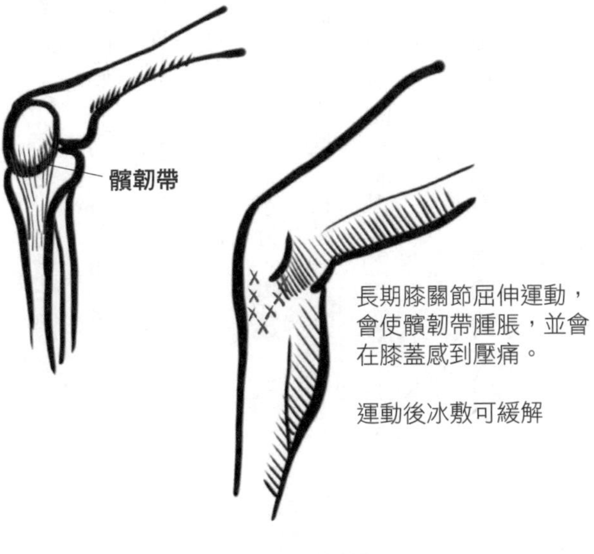
髕韌帶
長期膝關節屈伸運動，
會使髕韌帶腫脹，並會
在膝蓋感到壓痛。
運動後冰敷可緩解

增長、活動累積，關節的軟骨會退化，緩衝作用就會不斷下降。

為了讓機械機關及滑輪組動起來，連接在骨頭各個位置的肌肉韌帶就開始協同配合，隨著收縮和放鬆，膝關節就能做出屈伸的活動（踢腿和收腿）。

隨著膝關節在一定範圍裡反覆多次屈伸，這些韌帶受到反覆摩擦，就容易引起慢性損傷性發炎。最主要的表現是，伴隨著上下樓梯、用力踢腿等膝關節屈伸活動，膝蓋前側的髕韌帶把髕骨和脛骨連接在一起，用來限制小腿過度回收。在長期跑步、跳躍中，因為施力的慣性，位於膝蓋前側的髕韌帶和外側的副韌帶，需要首先去承受運動帶來的衝擊。

在韌帶承受過度衝擊的早期，韌帶會先發生腫脹。長期運動時產生的大量水分，滲透到韌帶就會形成腫脹，腫脹的韌帶在彈性和強度上都會變得大不如常。因此，長時間運動後，用手輕壓膝蓋前側和外側，常常會感到明顯的壓痛，也可以摸到膝蓋前側凸起的髕骨周圍韌帶附著處有腫脹、鈍厚的感覺（見第二八三頁圖7）。

在過度運動後，骨關節的韌帶都會出現這種情況，所以運動後會需要立刻冰敷頻繁活動的骨關節，這樣可以讓韌帶的水腫快速消退下去。

如果長期沒有在運動中做好足夠的保護，運動後也沒有冰敷的習慣，在過度運動的「摧殘」下，韌帶就會進入下一個無法逆轉的階段。這時，韌帶纖維會開始撕裂，局部纖維一點一點的變脆，纖維排列紊亂，然後逐漸發生疲勞性斷裂，這就是韌帶的慢性勞損。

韌帶因為自身退化及失去自我修復功能，面對大運動量的外力衝擊時，急性撕裂的風險也會越來越大。

不要覺得年輕就是資本，身體經得起透支，**骨關節的耐久程度和活動量有關，但和實際年齡的相關性並不高。**

關於運動前後怎麼保養關節，怎麼自查膝蓋有沒有問題，我們後面的章節慢慢分解。

02

關節炎成因很多，都和「冷到」沒關係

小時候常聽長輩說起關節炎的困擾，總覺得離自己很遙遠，等到自己有了一定歲數，居然也開始常常感到膝關節疼痛痠脹了。於是，只要天氣一降溫，就會自覺的穿上衛生褲、套上護膝、貼上暖暖包，小心預防關節炎。

其實，這裡有個大家都很熟悉，且信以為真的健康謠言：關節炎是被「凍」出來的。

事實真相是，隨著年齡的增長，身體各關節也會一起衰老，關節活動的力量會減小，肌肉韌帶控制力下降，使關節越來越不穩定，而異常的壓力分布會使關節內部發生骨質增生，進一步加重了關節軟骨的磨損，這一連串的表現都導致了關節退化性病變。

目前已經確定和發生關節炎有關的危險因素包括：年齡增長、肥胖、缺少雌激素、骨質疏鬆或骨質增生、運動外傷、關節周圍肌力不穩、反覆活動累積等。寒冷雖然不是引起關節炎的直接原因，但著涼後膝關節周圍肌肉收縮、關節韌帶僵硬、血液循環和關節腔裡滑液分泌降低，都會增加關節的負擔，從而增加受傷或勞損的可能性。

因此，肥胖、外傷勞損等是加快關節退化性病變的因素，而溫度過低、抽菸、喝酒則是抑制身體自我修復的因素。

那麼，關節炎的具體發生發展過程到底是什麼呢？

從滑膜炎到膝關節炎

關節之間的軟骨和半月板，是緩衝衝擊的最後一道防線，骨與骨之間「硬碰硬」，難免會造成損傷。為了讓關節更經久耐用又靈活，就需要經常在關節之間清除雜質（磨損的軟骨碎片），並點上潤滑油（關節滑液），這

圖8　關節炎的形成原因

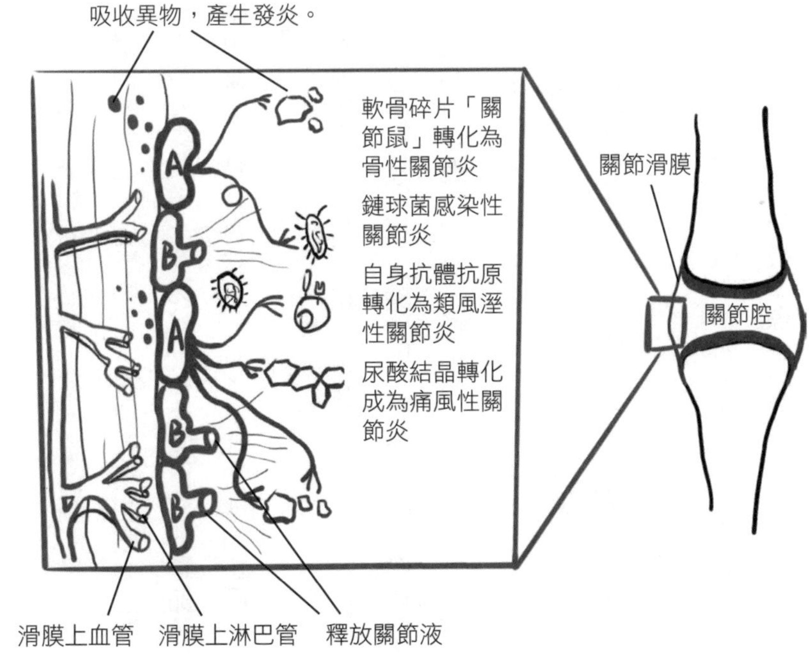
吸收異物，產生發炎。
軟骨碎片「關節鼠」轉化為骨性關節炎
鏈球菌感染性關節炎
自身抗體抗原轉化為類風溼性關節炎
尿酸結晶轉化成為痛風性關節炎
關節滑膜
關節腔
A
B
A
B
B
滑膜上血管
滑膜上淋巴管
釋放關節液

些工作主要由關節的「滑膜」來承擔。

關節滑膜嚴實的包裹住整個關節，並往裡面灌入足夠的關節液，使得整個關節呈負壓狀態，這時滑液的滲透壓（液壓）就成了非常理想的吸收衝擊物質。根據體積和壓力之間的反比關係（波以耳定律〔Boyle's Law〕：壓力×體積＝常數），當充滿滑液的關節腔被壓得愈加狹窄時，關節腔裡的滑液所回饋出來的液壓就會越大。有了這種液態的緩衝系統，膝關節承重和活動時就不會過度磨損軟骨。

在滑膜上分布著兩種細胞，在這裡我們先稱它們為細胞A和細胞B。

細胞A負責吸收關節腔裡的「垃圾」，包括軟骨碎片、鏈球菌、尿酸結晶、自身抗體抗原結合物等，這些異物都會被滑膜細胞視為垃圾進行回收，轉化為損害不那麼大的各種關節炎。

細胞B負責釋放關節液進入關節腔，使關節腔內部有足夠對抗外力的液壓。同時滑膜上分布著豐富的血管和淋巴管，它們是細胞之間溝通和成長的管道，用來提供細胞營養，同時帶走細胞代謝產生的垃圾。

正常情況下，滑膜上細胞B的數量較多，它們源源不斷向關節腔裡輸送關節液，以保證整個關節腔的液壓充足；而日常活動很少會使關節軟骨被摩擦出小碎屑，因此細胞A在關節滑膜上分布很少。

以骨性關節炎為例，骨性關節炎常常是由外力衝擊或磨損等物理因素引起，比如高強度的跑步爬山、突然的扭傷。

當關節軟骨損傷導致脫落出大量的碎屑時，這些軟骨摩擦撞擊產生的碎片就會游離在關節滑液裡。這些碎片也被稱為「關節鼠」，它們的形態各異，生性「滑頭滑腦」，在關節腔裡竄來竄去，如同上躥下跳的老鼠。

關節就像一架精密的機器，內部結構功能複雜，怎能容許這些小老鼠肆意妄行，這時幹細胞調度一聲令下，更多的細胞 A 便聚集在滑膜上，開始「捕捉」關節鼠。

在「吃老鼠」的過程中，細胞 A 會不斷向外排出發炎物質，使得周圍的滑膜腫脹充血，這些發炎物質接觸到滑膜上的神經末梢，就會引起疼痛，這是產生滑膜炎的大致過程——滑膜因為大量細胞 A 進駐並釋放發炎物質，使得釋放關節液的細胞 B 數量大幅下降，從而引起關節腔裡關節液不足。

滑膜炎是從關節損傷到關節炎之間的重要步驟，所謂「成也滑膜，敗也滑膜」。近年來，新的治療觀點認為，與其指望滑膜在不發炎的情況下能產出足夠的滑液，不如直接把麻煩的滑膜都剝掉，然後人為的往關節腔裡注射關節液替代品。這個策略目前收到的效果還不錯，也是治療關節炎症狀的新思路。

然而，最好的治療還是預防，儘早發現病因，當滑膜發炎時立即積極治療，盡量避免發展成關節炎才是更明智的策略。

使用過度而起的骨性關節炎

根據造成膝骨關節炎的病因不同，一般最常見的膝骨關節炎有四種，包括骨性關節炎、感染性關節炎、類風溼性關節炎及痛風性關節炎。

大多數骨性關節炎都和關節的使用壽命有關，而不只是和實際年齡有關。只是年紀大的人，走路活動累積在膝關節上的負荷更多，通常人到中年之後，膝關節、髖關節這類負重關節，都會出現一些關節炎的病理改變。而運動員、舞者等過度使用關節的人，更是會讓關節提前到達使用壽命，比一般人更早出現關節炎。

首先，頻繁的活動會不斷磨損關節軟骨，使得關節碎片游離於關節腔的滑液內。此時關節內外都處於不穩定的狀態，活動時伴有彈響也主要在這一階段，但疼痛感並不明顯。

接著，滑膜吸收關節軟骨碎片，淋巴細胞、巨噬細胞參與免疫反應，產生局部組織腫脹並發炎。這時因為關節內部滑膜及韌帶組織腫脹，活動時的彈響聲會變得更大，並且發生得更頻繁。

從關節軟骨磨下來的軟骨碎片在關節腔裡到處遊蕩，一旦脫離軟骨表面，它們就成了身體的異物，會被免疫系統捕捉並消滅，一番捕殺行動之後，戰場上留下的就是發炎反應了。捕殺軟骨碎片的行動產生了大量會引起疼痛的發炎化學物質，這時便進入了骨性關節炎最早期的發炎期。

滑膜上的發炎刺激到周圍的神經末梢，我們就會感覺到疼痛。隨著勞損的加重，疼痛會因為發炎的不斷累積而加重。

以上就是膝關節骨性關節炎發生發展的主要過程。

骨性關節炎和運動受力密切相關，雖然目前還沒有研究明確證實，溫度下降是引起關節炎的危險因素，但是對於已經罹患關節炎的人來說，寒冷天氣會造成血管收縮，發炎物質不容易從膝關節裡排出，導致蓄積變得更加重。因此，關節炎病人需要格外重視關節保暖，以免加重相關症狀。

骨性關節炎的診斷較為簡單，一些活動功能檢查再配合X光，就能確診並了解嚴重程度。

細菌侵入造成的感染性關節炎

感染性關節炎是一種較常見於年輕人的關節炎。大家熟知的，華佗幫關羽刮骨療傷所

圖9　膝關節炎的臨床表現

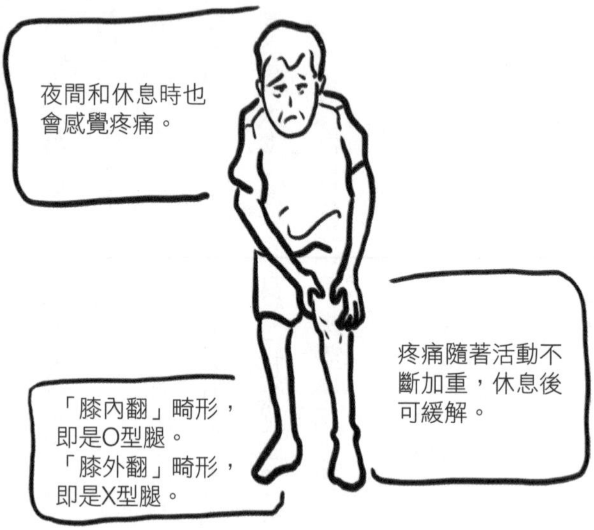
夜間和休息時也
會感覺疼痛。
疼痛隨著活動不
斷加重，休息後
可緩解。
「膝內翻」畸形，
即是O型腿。
「膝外翻」畸形，
即是X型腿。

圖10　骨性關節炎

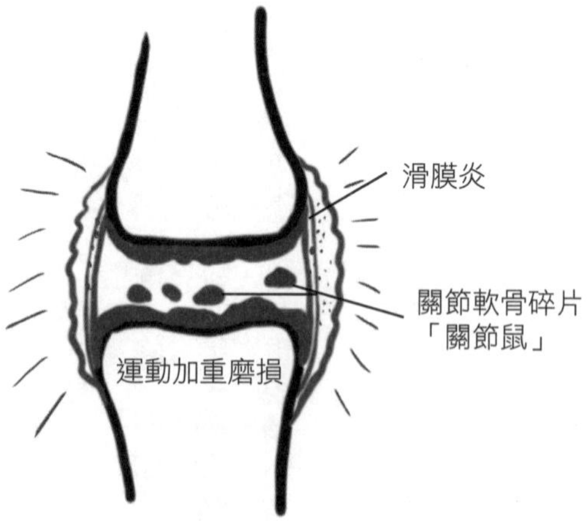
滑膜炎
關節軟骨碎片
「關節鼠」
運動加重磨損

治療的，應該就是這一類型關節炎（只是關羽當時中箭的部位在肩關節）。

「箭頭有藥，毒已入骨，右臂青腫，不能運動……」箭頭刺破皮膚，撕開筋膜、肌肉和韌帶，最後扎穿骨表面。這個過程和手術相比，缺少了可控制的「無菌操作」，所以順著傷口進入體內的，除了毒，還有細菌。

中老年人的退化性關節炎，是由軟骨退化和骨質增生所致；類風溼性關節炎和痛風性關節炎，是由關節滑膜對關節腔內自身抗體抗原結合物或尿酸鹽結晶的排斥反應所引起的發炎；而感染性關節炎，通常是由細菌或真菌引起的急性、破壞性的關節炎，關節手術時感染、皮膚感染、關節腔內注射感染，都有可能引起這種關節炎。

感染性關節炎會引起劇烈疼痛、關節腫脹、關節表面皮膚溫度升高、關節活動受限、發燒畏寒等嚴重症狀，這和關羽的「右臂青腫，不能運動……」很類似。如果在感染後四十八小時內不及時處理，抑制細菌的白細胞的蛋白水解酶就會充滿整個關節滑膜，這種保護機制會對關節造成不可逆轉的損傷。

有兩種途徑的細菌感染會引起感染性關節炎：

1. 上呼吸道、下呼吸道感染，細菌會透過血管傳播到膝骨關節表面。
2. 鄰近部位穿透性損傷、手術等引起的骨髓炎或皮膚感染，會滲透到膝骨關節表面發生感染。

感染後，人體自身的免疫細胞（主要為白細胞），和細菌自身產生的蛋白水解酶會浸潤在整個骨關節滑膜上，引起關節滑膜損壞。

外傷感染、皮膚感染以及呼吸道感染，大多會把金黃色葡萄球菌傳播到膝骨關節炎的表面。

A族鏈球菌常和風溼熱有關，膝關節的發炎相對於後續繼發的風溼性心臟病而言，反而並不那麼嚴重。

另外一種引起感染性關節炎的菌種是奈瑟氏淋病雙球菌（按：淋病的致病原），一般多見於患有性病的族群。

除了肉眼可見的皮膚感染會引起感染性關節炎，大部分細菌病毒感染都是透過血管進入膝關節，因此醫生只需要抽血檢查就可以確診感染性關節炎。血液報告的指標有：血液檢查中發現白細胞升高、紅血球沉降速率增快和C反應蛋白升高，這些異常指標都反映了鏈球菌感染初期，身體的免疫系統在與之對抗的「戰況」。

同時還要關注：血液裡有沒有類風溼因子和抗核抗體？如果沒有（陰性），就表示不是類風溼性關節炎，便更能確定是罹患感染性關節炎。這兩個指標也是用來區分感染性關節炎和類風溼性關節炎。

八〇%的感染性關節炎病人，血液裡的抗O（按：鏈球菌溶血素O，是一種鏈球菌產生的毒素）抗體會升高，隨著病情緩解，這個指標就會慢慢下降，這也是觀察疾病嚴重程度和恢復情況的重要檢查。

如果身邊的青少年突然膝關節、肘關節紅腫熱痛，並伴隨煩躁、發熱、肌肉痠痛的症狀，很可能是風溼熱的症狀，一定要儘早送醫就診，以免風溼熱加重引起心肌炎、心內膜炎、心包炎等更嚴重的心臟症狀。

目前大部分感染性關節炎都和鏈球菌感染有關，這也是風溼熱的主要症狀之一，主要發生在膝關節、肘關節這些大關節上，沒有受傷就出現紅腫熱痛是它的主要症狀表現，隨著疾病的緩解，這些症狀也會隨之消失，不會造成關節畸形的後遺症。

感染性關節炎一般在九歲至十七歲的青少年中比較常見，男女患病比例相當。雖然鏈球菌引起風溼熱的發病機制尚未明確，但一般情況下，單側關節炎會併發呼吸道感染或皮膚感染，所以避免細菌和病毒感染，對於預防該病至關重要。

因為引起感染性關節炎的病因很明顯，所以治療方法也很明確，使用青黴素等抗生素治療鏈球菌感染，同時聯合抗風溼治療對症處理，就能獲得較好的療效。

當感染性關節炎的症狀緩解後，可以循序漸進的開始關節活動鍛鍊。在恢復過程中，要注意關節保暖，避免潮溼陰冷，以防止鏈球菌再次感染引起關節炎復發。

屬於免疫疾病的類風溼性關節炎

類風溼性關節炎常常會和感染性關節炎混淆，但其實具體病因和症狀各有不同。感染性關節炎主要由外因（鏈球菌感染）造成，而類風溼性關節炎則主要受內因（自身免疫問題）影響。

隨著醫療科學的發展，人們對類風溼的認識越來越清晰，從診斷到治療，方法也越來越多。

類風溼性關節炎多半發生在中老年女性之中，最主要的

圖11　感染性關節炎

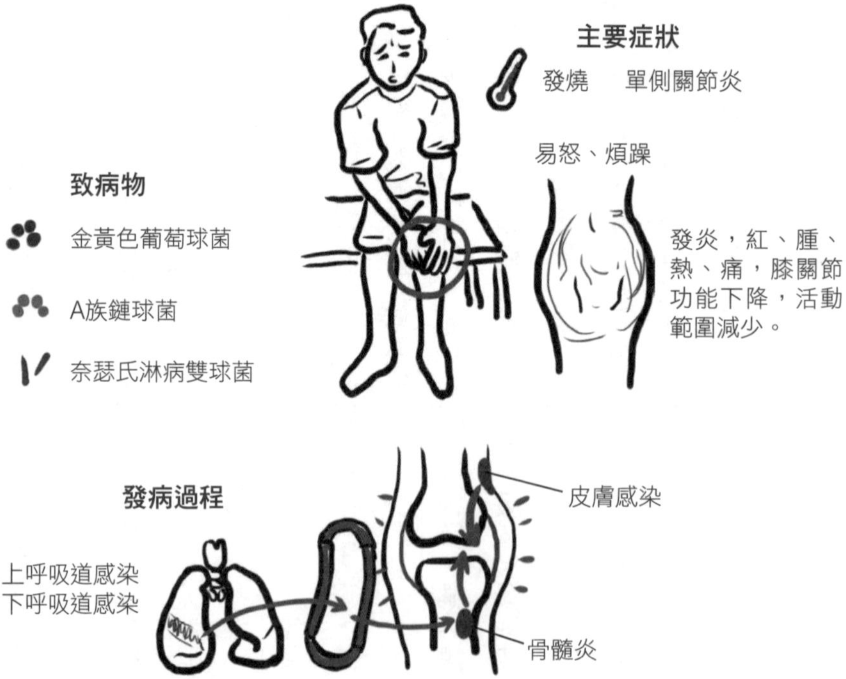
主要症狀
發燒　單側關節炎
易怒、煩躁
發炎，紅、腫、熱、痛，膝關節功能下降，活動範圍減少。
致病物
金黃色葡萄球菌
A族鏈球菌
奈瑟氏淋病雙球菌
發病過程
上呼吸道感染
下呼吸道感染
皮膚感染
骨髓炎

圖12　類風溼性關節炎及關節畸形

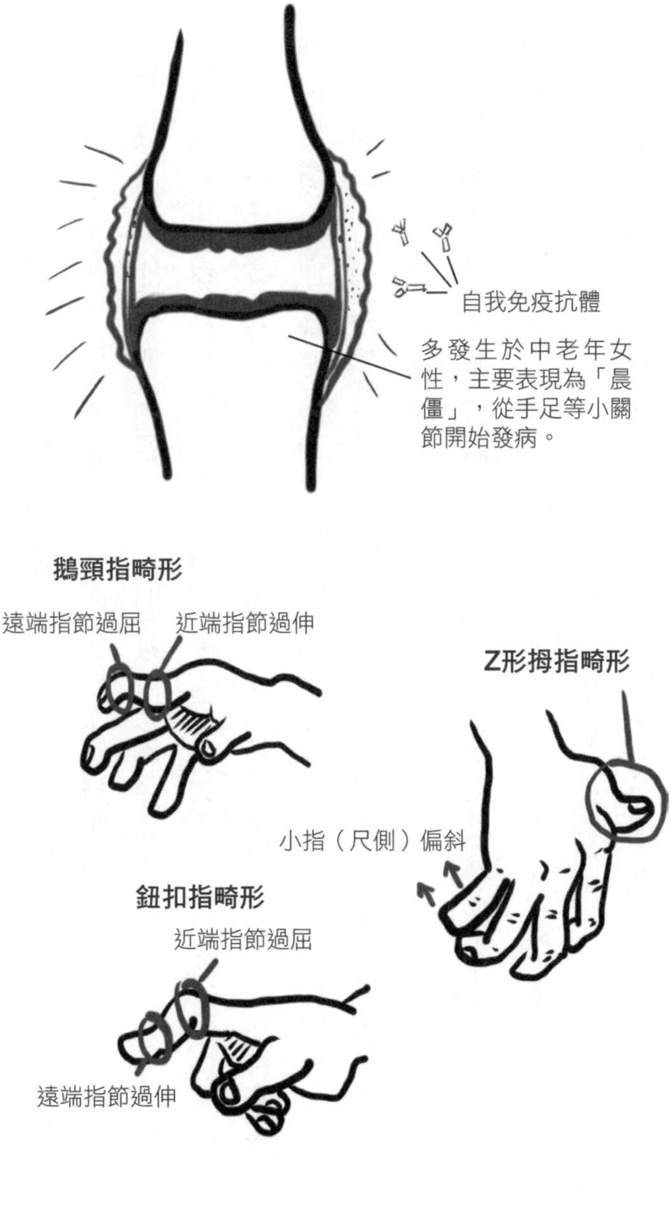
自我免疫抗體
多發生於中老年女性，主要表現為「晨僵」，從手足等小關節開始發病。
鵝頸指畸形
遠端指節過屈
近端指節過伸
Z形拇指畸形
小指（尺側）偏斜
鈕扣指畸形
近端指節過屈
遠端指節過伸

症狀是「晨僵」（早上醒來時關節不靈活，起床活動後晨僵減輕或消失）。晨僵可以發生在任何關節，通常會先從手部（手腕、手指）、足部（腳趾）等小關節開始。病變的關節會先感到腫痛，摸起來微微發熱，伴隨乏力、疲勞、發燒等症狀，時間久了還會發生關節畸形。等到膝關節發生類風溼性關節炎時，往往手指已經出現嚴重畸形，通常看到手指的變化，再結合膝關節的症狀和血液指標，就可以明確得出類風溼性關節炎的診斷。

為什麼會罹患這些自身免疫疾病，目前仍無定論。現有研究認為，自身免疫疾病是由遺傳、環境和免疫紊亂等各種因素綜合作用的結果。它和力學因素關係不大，一般會在全身多處關節同時發病，而不像骨性關節炎那樣，先從承重任務較大的下肢大關節開始。

如果家裡媽媽、阿姨們突然發現手指關節有點僵硬發脹，脾氣也開始變得焦躁敏感，這時一定要建議她們去風溼免疫科好好檢查一下。

針對具體情況，醫生會讓她們先照X光，觀察一下關節表面的變形情況，同時也會做一系列血液檢查，如果類風溼因子和抗環瓜氨酸抗體（anti-cyclic citrullinated peptide antibody，anti-CCP）都顯示陽性，基本上就可以確診是類風溼性關節炎。

針對類風溼性關節炎的治療，除了抗炎止痛藥之外，還有抗風溼藥和激素。這兩類藥都會給身體帶來副作用：抗風溼藥透過抑制免疫功能達到效果，激素會替代人體自我調節功能來緩解症狀，這兩種治療是醫生的最終王牌，所以通常都會謹慎使用。

一旦關節腫痛改善，病人就可以在復健專科醫師的指導下，適當做一些功能鍛鍊，這些鍛鍊對於幫助儘早停止藥物治療也很重要。

尿酸過高形成的痛風性關節炎

類風溼性關節炎常見於中老年女性族群，而痛風性關節炎則好發於中年大叔身上，它來自於痛風。

痛風是因為飲食結構不良導致的體內長期嘌呤代謝障礙、血尿酸增高的病症。當血中的尿酸濃度達到飽和時，多餘的尿酸就會變成結晶體，蓄積在關節腔裡。當關節腔周圍的滑膜吸收這些尿酸鹽結晶後，就會出現發炎反應，這就是痛風性關節炎。關節炎和血中尿酸濃度緊密相關，高蛋白飲食、天氣變化等，都是增加血中尿酸濃度的原因，積少成多，最後就會發展成痛風性關節炎。

和類風溼性關節炎的晨僵不同，痛風性關節炎發病常常是在夜間。一般先從腳趾關節開始，逐漸往上發展到腳踝關節和膝關節，這和體內尿酸鹽結晶析出和沉積是「由下到上」的規律有關。

一般愛吃海鮮、喝啤酒的中年男性，如果突然一側腳趾關節出現腫痛，並且摸起來似乎有硬硬的腫塊，就要去醫院檢查是否有痛風了。

血液檢查可以得知尿酸是否偏高，照膝關節 X 光有助於明確硬塊是否為痛風石，但痛風性關節炎的完全確診，需要打開關節腔，從中抽出關節液，透過化驗觀察其中是否存在尿酸鹽結晶。不過對於痛風性關節炎，通常無須如此完全確診，只要確診痛風，即可進行綜合治療。

治療痛風，最重要的就是降低血液中的尿酸濃度，同時可以用一些抗炎止痛藥來緩解症狀。

以上是常見的四類關節炎，我只是簡單闡述了它們各自的發病特點和診療要點，主旨在於幫助大家建立概念：當身邊的人遇到相似問題時，我們應該如何一步一步幫助他們找到病因，並最終解決病痛。

03 急性外傷與久坐不動的痛法不同

運動員膝關節受傷會引起疼痛，久坐不動的上班族及學生也會感到膝關節疼痛。無論是年久失修還是急性外傷，抑或是廢用退化，不同的膝關節病變所表現出來的疼痛不同。只有正確評估疼痛程度、位置和持續時間，才能真正認識膝關節損傷病變的來源。

急性外傷後的疼痛

運動中突然受到外傷，疼痛通常會在受傷時立即產生。疼痛的強度和神經分布的區域有關，但與韌帶的損傷程度並不一定相關。關節囊或關節滑膜的輕微損傷，就比關節內更重要的交叉韌帶或內外副韌帶斷裂時更疼，因為交叉韌帶完全斷裂後，局部區域就沒有壓力或張力分布，並且損傷後產生的滲出液會「中和」關節積液，使得關節積液引起的疼痛變得很輕。

因此，在劇烈運動中因為暴力造成重要韌帶撕裂時，通常在當時並不會感到明顯的疼痛。不過，即使不覺得疼痛，但如果受傷的那一刻聽到了「崩」的聲響，也不能大意，需要立刻停止受傷膝關節的活動，盡快去醫院做膝關節磁振造影檢查，確定是否受傷以及受傷程度。

久坐不動的髕骨後側疼痛

髕骨後側直接和膝關節接觸，因為「滑輪」結構，使得髕骨產生的疼痛和膝關節的屈伸關係很大，所以疼痛常常發生於長時間保持坐姿、蹲姿或下樓梯時，這些時候髕骨向後的壓力都較大。

比起上樓梯，下樓梯時髕骨後側的疼痛會更劇烈，這是因為，雖然上下樓梯同樣需要用股四頭肌彎曲膝關節，但在上樓時，股四頭肌是從靠近骨盆的位置「主動」抬起施力，而下樓時，股四頭肌是隨著腳接觸地面，從膝關節的位置「被動」收緊施力，因此下樓時髕骨周圍會承受更多來自股四頭肌的被動張力，由此傳遞到髕骨後側的壓力也相應變大，疼痛也就隨之產生。

坐姿或蹲姿會持續增加髕骨後壓力，從而引起髕骨後側疼痛。疼痛只是壓力分布異常的預警，真正的問題來自膝關節中承受這些壓力的骨頭。因為「用進廢退」的特性，受到壓力過大的區域，骨頭會異常加固，最終形成骨質增生，而壓力過小的區域，骨頭會逐漸疏鬆，最終失去承重所必需的強度。這些膝關節骨性結構的變化，正是造成關節炎最重要的因素。

如果因為不當姿勢造成髕骨後側疼痛，但在調整姿勢後可以感覺緩解的話，那就一定要時時注意保持正確的姿勢，不可久坐，盡量少蹲，並加強膝關節周圍韌帶、肌群的支撐作用。

只在早晨出現的疼痛

早晨剛醒，膝關節一彎曲就出現疼痛感，隨著活動量增加，疼痛又會漸漸消失。這類疼痛經常出現在膝關節退化性病變的初期，此時關節滑液自主分泌不足，隨著活動量增加，關節腔內滑液不斷變得充足，因為摩擦而產生的疼痛就會自動緩解。

圖13　膝關節急性外傷後的疼痛

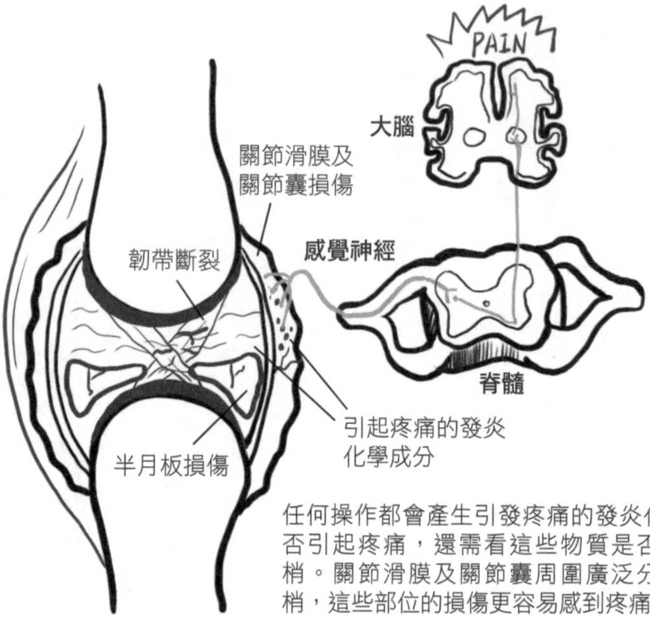
PAIN
大腦
關節滑膜及
關節囊損傷
感覺神經
韌帶斷裂
脊髓
引起疼痛的發炎
化學成分
半月板損傷

任何操作都會產生引發疼痛的發炎化學物質，是否引起疼痛，還需看這些物質是否到達神經末梢。關節滑膜及關節囊周圍廣泛分布了神經末梢，這些部位的損傷更容易感到疼痛。

圖14　髕韌帶腫脹位置

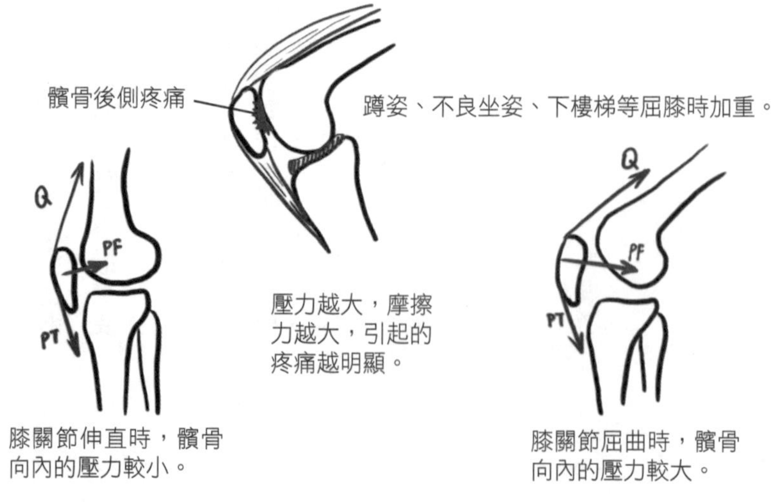
髕骨後側疼痛
蹲姿、不良坐姿、下樓梯等屈膝時加重。
Q
PF
PT
壓力越大，摩擦
力越大，引起的
疼痛越明顯。
Q
PF
PT
膝關節伸直時，髕骨
向內的壓力較小。
膝關節屈曲時，髕骨
向內的壓力較大。

04

膝蓋發涼是骨質疏鬆的預警

很多女同學會說自己常常膝蓋發涼，手腳冰涼，夏秋換季時，穿著裙子裸露出的膝蓋，也時常被風吹得紅紅的。但以往在同樣寒冷的紐約，實驗室裡的美國女學生從來不穿衛生褲，也沒有特別的保暖措施，到了冬天大雪紛飛的時節，卻很少聽她們提到自己膝蓋發涼、手腳冰涼。

膝蓋發涼可能與營養代謝有關

「骨密度較低」和「大多膝蓋發涼」，是普遍存在於亞洲女性的兩個情況，而這兩者之間是不是存在某些關聯？

我們說回到膝關節。全身骨量較低，會導致骨與骨連接的關節位置也同樣脆弱。膝關節是人體下半身重要的承重部位，為了用僅有的骨量來保證穩定，骨關節軟骨部分就會被不斷磨損，同時骨性部分也不得不產生一些骨質增生來加固。過度使用的關節軟骨會產生一些軟骨碎片，也會有很多代謝產物需要排出，但是因為骨關節的骨質增生阻礙了小血管生長，滑膜折疊捲曲，滑液難以滲透到整個關節腔，致使代謝產物和軟骨碎片很難從關節腔被清理出去，因此就會加速膝關節的退化性病變。

因為覆蓋在膝蓋表面的脂肪肌肉較少，所以我們藉由觸摸去感受膝蓋表面皮膚的溫度，就能直接了解血液供應的情況。血液分布的區域溫度和體溫接近，如果膝蓋發涼，就可能反映出膝關節處的血管分布較少、供血不佳，這和腳心、手心、頸部後側發涼的道理相似。

由此可見，膝關節溫度可能是我們全身是否營養不足、骨密度較低的「預警裝置」。如果僅僅單純做好膝部保暖，就相當於保險絲已經熔斷跳電，卻只是把保險絲換成銅線，然後假裝什麼問題都沒有的繼續使用。

天氣轉涼，膝蓋被凍到當然會感覺冰涼，如果血管分布充足，供血足夠，身體內部的自我保暖機制會讓血液往膝蓋湧去，我們就會看到膝蓋紅紅的現象。然而，光靠血管自身的保暖機制遠遠不夠，所以衛生褲及護膝還是必不可少。

補充營養就能讓膝蓋不發涼

除了保暖，面對發涼的膝蓋，我們還應該採取什麼措施？

首先要摒除「頭痛醫頭，腳痛醫腳」的錯誤認識。膝關節發涼並不一定是膝關節本身的問題，血液供應不良、神經回饋失常、營養不佳，都有可能產生膝蓋發涼的感覺。

保險起見，可以去醫院做血液常規檢查，看看血液中的鈣、鉀、鎂是否不足，再檢查一下甲狀腺功能和血液中的鐵含量，排除甲狀腺亢進和貧血的可能。

如果你已經同時有明確的骨質疏鬆診斷，建議專門補充維生素 D_3 和維生素 K_2，並按每天建議攝取量六百毫克補充鎂。因為我們的食物從來不缺鈣的來源，欠缺的只是身體對鈣的吸收，因此促進身體鈣吸收的維生素 D_3、維生素 K_2 和鎂就尤為重要。維生素 D_3 和維生素 K_2 是在藥房都能買到的非處方藥（over-the-counter drug，OTC），無須買價格很貴但成分相同的保健食品。

最後，要多喝水、多運動、多流汗。水是人一切生理活動的載體，足夠的水可以增加人體的代謝效率，調節正常的生理功能，還有助於降低潛在的甲狀腺疾病風險。

05 X型腿和O型腿都是坐出來的

我們常看到有些人在站立和走路時，膝蓋不是並得太攏，就是分得很開。在生活中也常常看到或聽到關於「X型腿」或「O型腿」的說法，它們分別是怎麼回事？

兩腿往外側坐姿形成X型腿

站立時，把雙腿的膝關節靠攏之後，雙腳腳跟無法互相接觸。

走路時，兩個膝關節內側總是互相磨擦。

如果你滿足上述任何一項條件，那就屬於X型腿，又稱為「膝外翻畸形」（Genu Valgum）（見左頁圖15）。

造成X型腿的原因很多，隨著經濟發達，人民生活水準提升，現在佝僂病或軟骨發育不良的發生率已經不太高，目前大部分的X型腿，是由後天雙腳往外側偏的坐姿所造成。

圖15　X型腿的形態

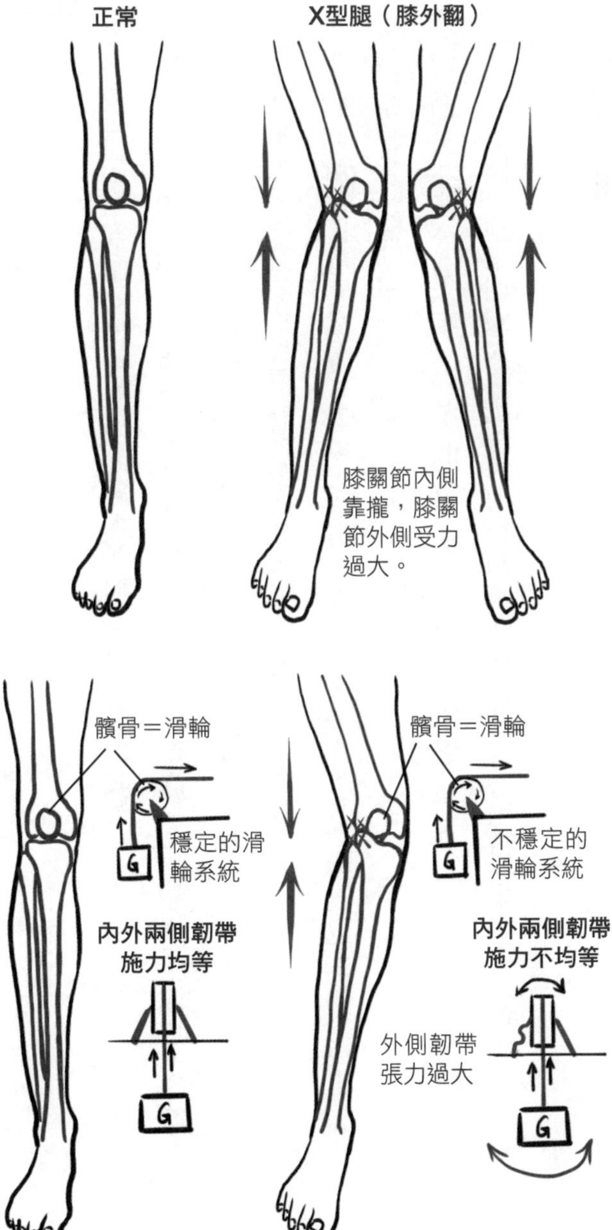
正常
X型腿（膝外翻）
膝關節內側靠攏，膝關節外側受力過大。
髕骨＝滑輪
穩定的滑輪系統
內外兩側韌帶施力均等
G
髕骨＝滑輪
不穩定的滑輪系統
內外兩側韌帶施力不均等
外側韌帶張力過大
G

無論坐在地板上還是椅子上，許多人會把膝關節併攏，小腿分別向兩側張開，就像字母W一樣，這會造成膝關節內側韌帶鬆弛，而外側韌帶過緊，當站立或行走時，膝關節就會因為內外側韌帶控制能力不同而不穩，造成X型的腿部不良體態，最終形成X型的膝外翻畸形。

X型腿在日常生活中會帶來許多問題。X型腿最早磨損的是髕骨，因為髕骨是下肢屈伸的槓桿支點，X型腿正好讓這個支點處在不適合出力的角度，在膝關節屈伸時，就很容易對髕骨帶來損害。隨著膝關節的退變，走遠路或長時間運動，都會在外翻的膝關節上帶來不對稱的壓力，使關節軟骨更容易被磨損，引發關節炎和疼痛。

當站立時兩腳間距在六公分至九公分之間，如果年齡不大，我建議透過手術來矯正X型腿，可以聯繫骨科醫師諮詢矯正辦法。

當兩腳間距在三公分至六公分之間時，做手術就不是很必要了，儘早改正不良的坐姿，同時藉由積極運動來加強大腿肌群的力量和柔韌性，就可以得到理想的矯正效果。

盤腿坐成O型腿

相比於X型腿，O型腿在生活中更常見。雙腳併攏站立時，如果膝關節之間夾不住一張紙，就表示有O型腿的可能。盤腿坐、蹺二郎腿等不良坐姿，都會引起膝關節無法靠攏的體態，這是一種「膝內翻畸形」（Genu Varum）（見第三一二頁圖16）。

蹺二郎腿的坐姿會使大腿內側肌群力量過大，這樣膝關節的股骨和脛骨的內側緣就容易被「拉」得很近，兩條腿一起看就形成了O型。與此同時，還會顯得胯部更寬，小腿向外彎曲顯得腿短。並且，O型腿不容易保持平衡，走起路來會像鴨子一樣搖晃。

早期的O型腿不會產生明顯疼痛或活動障礙的症狀，只影響外觀。但是因為下肢負重力線的偏移，日子一久，就會引起韌帶和關節囊張力的改變，膝關節表面也會產生骨質增生、軟骨磨損，最終發展為骨性關節炎，引起疼痛、僵硬等症狀。

不管是X還是O，都有矯正機會

想要糾正X型腿和O型腿，離不開下肢力線和力學平衡的物理知識。

從正面看，單腳站立時，人體的重力沿垂直重心線傳遞，這時候重心往下的垂直線經過膝關節的內側，重力作用會讓股骨微微向脛骨內側髁傾斜。

由於O型腿、X型腿破壞了膝關節正常的力量分布，使關節一側所受的應力增大，而對側相對減少。過度的壓力和摩擦，會導致膝關節一側軟骨面磨損，脛骨平臺一側塌陷，

圖16　O 型腿的形態

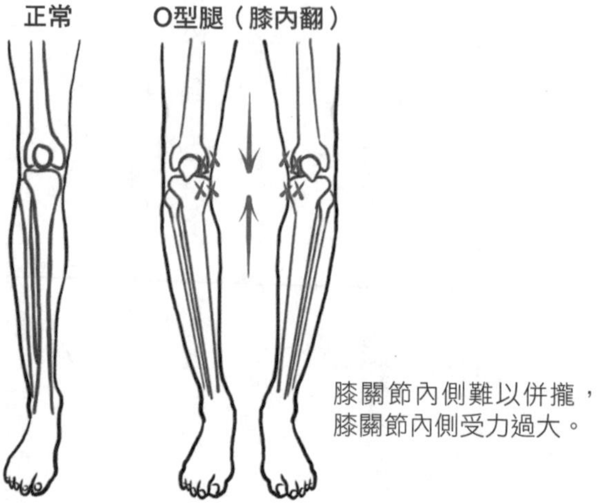
正常
O型腿（膝內翻）
膝關節內側難以併攏，
膝關節內側受力過大。

圖17　正常膝關節的力量分布

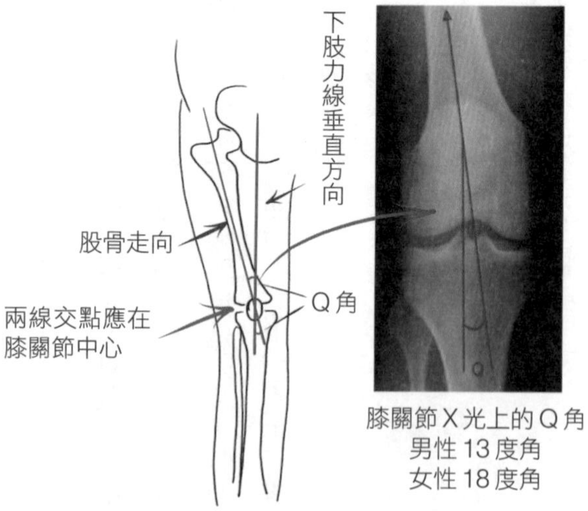
下肢力線垂直方向
股骨走向
Q角
兩線交點應在
膝關節中心
膝關節X光上的Q角
男性13度角
女性18度角

常年累積，就會引起膝關節行走時疼痛，關節活動受到影響，進而引起膝關節炎。

糾正 O 型腿、X 型腿，可以從肌群平衡、力學代償和關節穩定三方面來調節。針對肌群平衡，想像一下膝關節的股骨端和髕骨，就像被許多股繩索懸吊著的大鉛球，只有對準底下的脛骨平臺，才能在活動中減少不必要的磨損。而內外側肌群就是這些繩索。

大腿外側透過髂脛束的收緊來保持平衡，橫向的肌肉拉力和縱向的重力組成了合力，合力的連線正好經過膝關節中心。一般而言，我們需要藉由多伸展來緩解髂脛束的疲勞，同時對於股四頭肌內側肌群，也需要做一些額外的鍛鍊來強化它們的力量，讓膝關節回到對準中線。

對於力學代償，需要用錄影拍下走路、跑步的步態，因為很多情況下自己感受不到步態不正確，透過觀察錄影可以注意到一些錯誤的小細節，然後在日後有意識的糾正，從而緩解不良步態對膝關節產生的應力。

最後，可以通過下肢平衡鍛鍊來促進膝關節的本體感覺，從而提高膝關節的穩定性。

維持膝關節穩定的結構，除了表層的動力系統（大腿肌群），還有位於深層的靜力系統（髕骨、軟骨、交叉韌帶等）。外層的動力系統是個彈性良好的「調節器」，隨時可以根據力線調節平衡，這樣即使在不穩定的狀態下，身體也能依靠這些肌群來保持平衡。

深層的靜力系統是最後一道防線的「熔斷器」，當外力突然施加在下肢，為了保證腿骨不會斷裂，交叉韌帶及髖骨周圍的韌帶群會先行撕裂，甚至斷開，從而為骨頭的移動騰出足夠的空間，讓骨頭不至於被折斷。

06 交叉韌帶撕裂——運動員的天敵

交叉韌帶撕裂一直是籃球後衛的天敵，很多NBA名將都被交叉韌帶的損傷折磨得狀態下滑，不得不提前退役。當年公牛隊的絕對核心、年輕的MVP「飆風玫瑰」羅斯（Derrick Rose），就是因為前交叉韌帶撕裂，而導致公牛隊在季後賽首輪出局，個人狀態迅速下滑，在公牛隊的地位岌岌可危，之後輾轉於紐約尼克隊、克里夫蘭騎士隊、明尼蘇達灰狼隊和底特律活塞隊。我們感慨羅斯受傷病折磨的同時，更為這位巨星之後的狀態擔心。

在我們身邊，很多籃球、足球、滑雪愛好者，會因為一些意外的劇烈跌倒，引起嚴重的交叉韌帶撕裂，即使手術成功，後期也很難看到他們像以往一樣活躍了。這裡，我們得先聊一聊交叉韌帶到底是什麼。

如果說膝關節的組成，是兩根鐵片用螺絲栓在一起的屈伸結構，那麼交叉韌帶就是讓股骨和脛骨穩定連接在一起的螺絲。和傳統螺絲不同的是，膝關節的交叉韌帶分成前後兩根，也就是所謂的「前交叉韌帶」和「後交叉韌帶」。前交叉韌帶從外後側到內前側，後交叉韌帶從外前側到內後側，因此從正面看，兩根韌帶就組成了「十」字形的交叉，所以也被稱為「十字韌帶」。膝關節的穩定性就依賴這四條韌帶來維持（見左頁圖18）。

劇烈運動易造成前交叉韌帶撕裂

韌帶，是把兩根骨頭連接起來的「橡皮筋」。前交叉韌帶是膝關節最重要的韌帶之一，它的主要功能是讓膝關節在運動中保持穩定。

前交叉韌帶一端連接著小腿骨的前側，另一端連著大腿骨的後側，這條橡皮筋收緊時，就可以防止小腿過度向前平移造成膝關節不穩。

這個功能是劇烈運動時必需的防護機制，而在日常生活中，走路、站立、上樓這些活動，依靠大腿肌群就能完成，並不太用得到前交叉韌帶，因此，在劇烈運動時，更需要防護前交叉韌帶損傷。當膝關節扭轉過度，或落地姿勢不當時，那一瞬間大腿肌群來不及收緊或放開，所有的力量會直接傳到膝關節的最深處，此時前交叉韌帶受到的力最大。

圖18　交叉韌帶

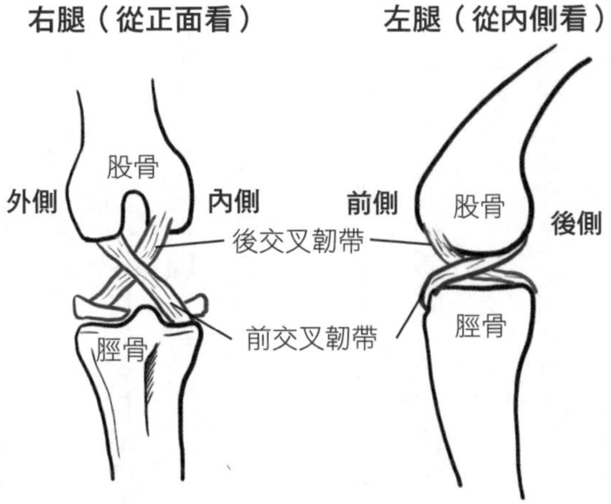
右腿（從正面看）
左腿（從內側看）
股骨
外側
內側
後交叉韌帶
前交叉韌帶
脛骨
前側
股骨
後側
脛骨

圖19　前交叉韌帶撕裂的狀態

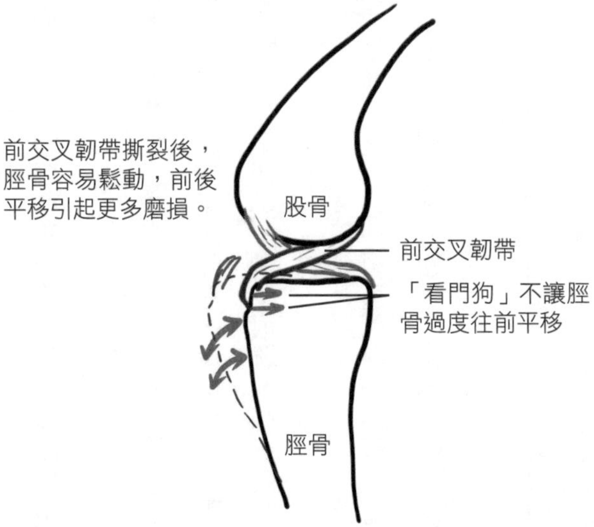
前交叉韌帶撕裂後，
脛骨容易鬆動，前後
平移引起更多磨損。
股骨
前交叉韌帶
「看門狗」不讓脛
骨過度往前平移
脛骨

前交叉韌帶不會自行修復

無論是開刀或保守治療，一旦發現前交叉韌帶撕裂，一定要積極治療。和其他韌帶不同，前交叉韌帶一旦斷了，是不會自己修復的。

身體大部分韌帶（比如脊柱七種韌帶）都會在損傷後藉由形成疤痕組織來重建穩定，雖然代償的韌帶在形態上會肥厚，但也是自我修復的功勞。而膝關節腔裡，承重和活動所引起的關節液流動，阻礙了膝關節最深處撕裂的韌帶斷端持續連接，所以很難進行有效的自我修復。

年事已高的老人，因為對生活品質和日常活動要求並不高，往往會選擇保守治療。而運動頻繁的年輕人和運動員，往往會儘早進行修復手術，並堅持透過艱苦的復健訓練來恢復膝關節功能。

考慮到低強度日常活動對前交叉韌帶的使用度並不是很高，雖然前交叉韌帶撕裂會引起膝關節不穩，但也可以藉由加強膝關節周圍的肌群，來重新獲得穩定。所以，前交叉韌帶撕裂後並不一定要做前交叉韌帶重建術，可以綜合考慮未來的生活方式和運動強度，再決定是否開刀。

此外，非手術治療也不意味著放任不管，保守治療中有很多治療方法可以促進恢復。

韌帶撕裂數週後，膝關節會消腫，疼痛也會減輕，這時就要開始進行物理治療和復健訓練。目的就是教會身體，如何在沒有前交叉韌帶的情況下進行日常活動，透過不斷加強膝關節周圍肌群的肌力，就可以達到復健目的。

對於運動比較頻繁的年輕人和運動員而言，不做前交叉韌帶重建術的確存在風險。有些運動員因為前交叉韌帶撕裂沒有做手術，在復健訓練之後復出賽場，就會突然發現狀態大不如前，這是因為膝關節穩定性已減弱，而這個不穩的狀態在快速運動中尤其明顯。除此之外，膝關節不穩定後，關節軟骨和半月板在活動中更容易被磨損，會造成更為嚴重的膝關節退化性病變。

籃球員術後成功復出機率近八成

做前交叉韌帶重建術的目的，就是讓傷者恢復正常活動，並且減少膝關節再次損傷的風險。

至於能不能回歸到受傷前的競技水準，這不取決於人，而取決於運動類型和運動方式。有研究發現，前交叉韌帶重建術後能成功復出的比例在六〇%至八〇%之間：足球六〇%、橄欖球七〇%、籃球七八%、網球八〇%、慢跑八五%、滑雪九一%、騎自行車一

○○％。由此我們可以看到，對膝關節活動要求越高、衝擊越大的運動，復出難度也相應更大。

因此，是否可以恢復運動，不是由損傷決定，而是由運動形式決定，而且就算復出賽場，也很難恢復以前的狀態。即使是曾經的MVP羅斯，也很難回到MVP賽季時百分百極具爆發力的突破，雖然傷前那種完全不減速的交叉運球（crossover）對膝蓋的衝擊也非常大。

在後面的章節裡，我會繼續圍繞這個運動中常見的外傷勞損，針對它的保護、手術和康復做詳細介紹。

第8章 保護膝蓋，關鍵在角度

膝關節處在足部和髖部之間，在各種大幅度活動中，發揮承上啟下的作用。

多條韌帶和肌肉使得膝關節具有較高的靈活性，但活動中的穩定性需要我們額外的保護。

01 怎麼跑才護膝？

跑步和走路最大的不同在於，身體有一瞬間會離開地面，起伏的奔跑相對於行走，膝關節感到的「平滑度」會大幅下降。平滑度較低時，會有更明顯踩到地的感覺，這種感覺就來自於地面對膝關節的反衝力。跑步姿勢、跑鞋設計以及體重大小，都和跑步時膝蓋所承受的反衝力有關。

怎麼在跑步中更妥善控制住這股反衝力，在這一節，我們就來聊一聊如何在跑步時保護膝關節。

跨大步、抬膝過高，都很傷膝蓋

作為常年堅持跑步的業餘選手，我試過各式各樣的跑步姿勢和出力方法，也曾經在跑步機上安裝攝影鏡頭，把自己的跑步動作拍下來，慢動作一幀幀重播來分析跑步姿勢的每一個細節。根據相關運動學和生物力學原理，結合自己實踐下來的感覺，我深刻體驗到：長跑不宜高抬腿和跨大步，很容易傷到膝蓋。

跑步盡量**不要跨大步**。跑步時身體應該略微前傾，這樣每一步的腳掌可以正好在身體重心正下方踩到地面，吸收來自地面的衝擊。如果步伐過大，腳跟會先和地面接觸，相對於足弓和腳掌，腳跟緩衝地面衝擊的能力較弱，這些衝擊還會順著小腿向上傳遞到膝關節，很容易引起膝關節後側肌腱韌帶受傷。

另外，跑步盡量**不要抬膝過高**。當膝蓋高高抬起時，小腿也會同時被提到相對較高的位置，不知不覺就容易步伐過大，跑步動作也會相應變得過大，身體重心起起伏伏，在每次接觸地面時，膝蓋受到的反衝力更大。

如果你是跑步新手，先不要太在乎配速，首先注意避免這兩個最不恰當的姿勢。

怎麼跑才正確？看鞋底

正確的跑步姿勢應該是什麼樣？

在跑步時，身體略微前傾，膝蓋應該始終處在較低的位置，作單擺運動。除了前側腿要避免抬膝過高、步伐過大之外，也需要注意身體後側，微微彎曲抬起膝蓋，讓後側腳後跟充分向上抬起。

跑步時，當前側腿的腳跟著地時，膝關節和腳踝其實還處在上半身重心前側，此時就有許多額外的負擔加在膝關節和腳踝上，時間久了就會感到腳踝兩側和膝關節後側痠痛。而且因為關節和韌帶缺少足夠的彈性，對於地面向上的反作用力，腳跟很難做好緩衝，來自地面的衝擊就會直接向上傳遞到膝蓋。

為了保護好膝蓋，在著地和支撐階段，也需要讓膝蓋保持略微彎曲來緩衝。如果在膝關節在僵直的狀態下著地，地面對膝蓋帶來的衝擊會非常大，也非常容易引起膝關節後側損傷。

最後，跑步時盡量保持每次跨步時擺平腳面。因為腳面過度左右翻轉傾斜，會導致在著地時腳掌外側先著地，與此同時，地面的反衝力也會讓內側腳踝微微收緊。當沒有擺平的腳面傾斜著地時，膝關節外側會受到過多的地面反衝力，與此同時，一側腳踝承受了過多的體重，持續跑步容易疲勞甚至受傷（見左頁圖1、圖2及圖3）。

除了在跑步時用高速攝影機記錄下每一幀姿勢，還有一個簡單的方法，可以用來發現平時走路跑步習慣性的錯誤姿勢，即是仔細觀察鞋底的磨損。

透過觀察鞋底磨損程度，就能大致知道自己雙腳腳底是如何與路面接觸。常見的非正常磨損部位是在鞋底內側，顯示跑步行走時腳跟內側用力過度，當習慣腳跟著地的跑法

圖1　錯誤跑姿及正確跑姿

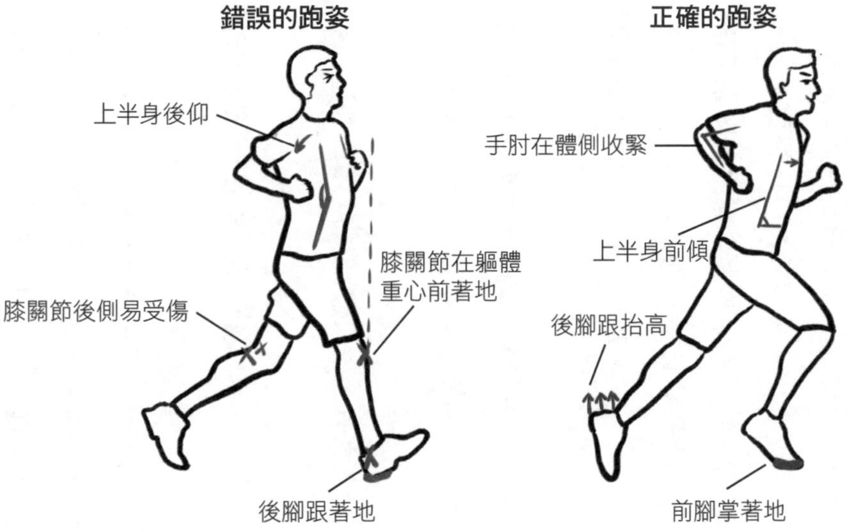
錯誤的跑姿
上半身後仰
膝關節在軀體
重心前著地
膝關節後側易受傷
後腳跟著地
正確的跑姿
手肘在體側收緊
上半身前傾
後腳跟抬高
前腳掌著地

圖3　腳面傾斜著地的影響

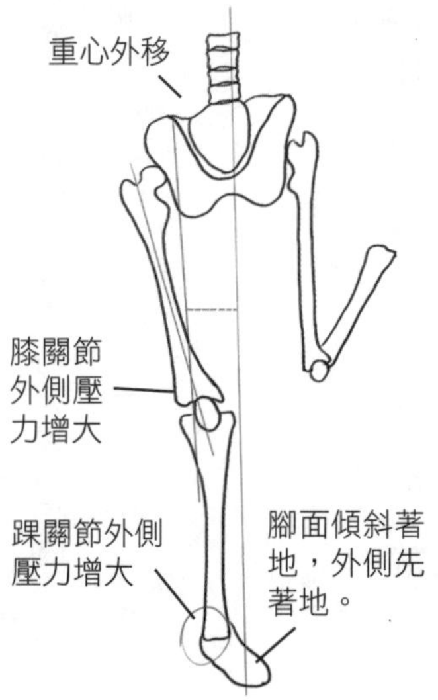
重心外移
膝關節
外側壓
力增大
踝關節外側
壓力增大
腳面傾斜著
地，外側先
著地。

圖2　腳掌著地時的力量傳遞

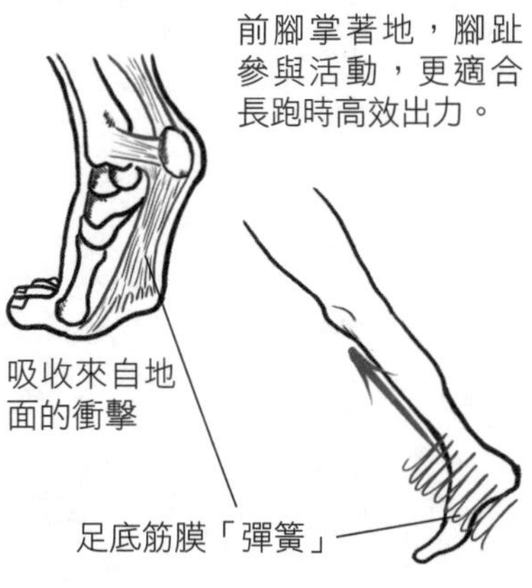
前腳掌著地，腳趾
參與活動，更適合
長跑時高效出力。
吸收來自地
面的衝擊
足底筋膜「彈簧」

時，從腳跟到前腳掌的力容易從腳底內側傳遞，反映出來的是腳部過度向內翻，鞋底內側磨損偏大。在這樣的跑步姿勢下，相應脛骨上的扭曲就會牽引膝蓋骨偏離中心，這也是腳跟著地跑法造成膝關節不穩定的主要原因（見第三二八頁圖4）。

四種跑得更穩的肌群鍛鍊

除了跑步時要注意姿勢之外，平時多加強下肢肌群的鍛鍊，跑步後確實伸展，都非常重要。

跑步需要加強的，主要是大腿後側肌群，尤其是臀部肌群，在長時間高強度跑步中尤其重要。常見的鍛鍊方法有靠牆深蹲、橋式等動作。

● **靠牆深蹲**（見第三二八頁圖5）

背向牆站，雙腳離牆三十公分距離（約大腿的長度）。

慢慢向後靠，直到背靠著牆。然後慢慢往下坐，盡量讓膝蓋彎到九十度角（盡力就好，不要太勉強，注意保護）。

盡量讓腰背部貼在牆上，藉由壓力獲得足夠的摩擦保持平衡，堅持一分鐘。

然後大腿施力，順著牆壁往上滑，逐漸站回。

重複八次至十二次。

- **橋式**（見第三二九頁圖6）

在地面躺平，彎曲膝蓋，腳踝靠近臀部，兩腳距離和肩同寬。

慢慢抬起骨盆，讓大腿到上半身呈一直線，這時收緊腹部和臀部肌群。

然後慢慢放下身體，回到開始的位置。

重複八次至十次。

加強這塊肌群後，跑步時它們就會更有力的控制住膝蓋，減少多餘的晃動，來降低小腿的扭矩。

此外，每次跑步結束後，也可以採用這個動作進行至少二十分鐘的伸展，能夠放鬆伸展肌群，減少疲勞代謝產物的蓄積。

- **屈髖伸展**（見第三二九頁圖7）

一條腿向前跨，兩腳腳尖都朝前，保持後背和後側腿部伸直。

慢慢彎曲前側大腿，同時讓後側腿部的臀肌施力往前推，直到感覺骨盆有被伸展。

圖4　鞋底磨損部位

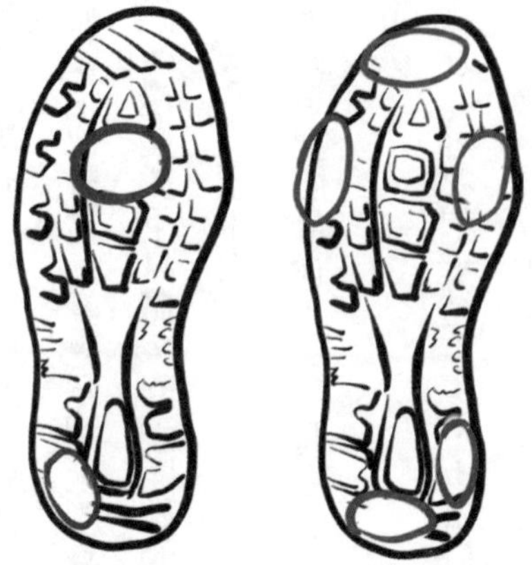
正常磨損部位
非正常磨損部位

圖5　靠牆深蹲

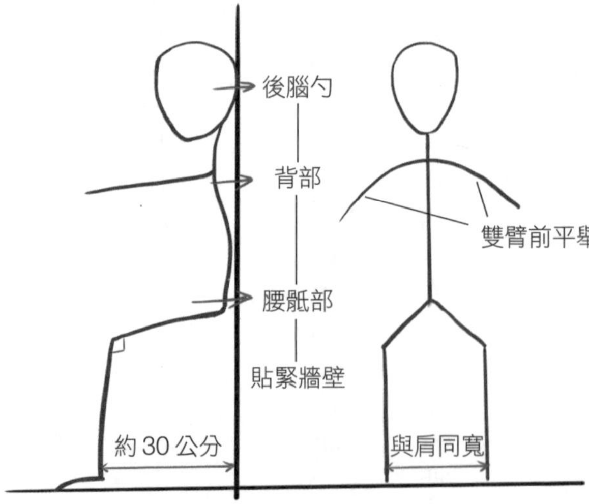
後腦勺
背部
腰骶部
貼緊牆壁
約 30 公分
雙臂前平舉
與肩同寬

圖6　橋式

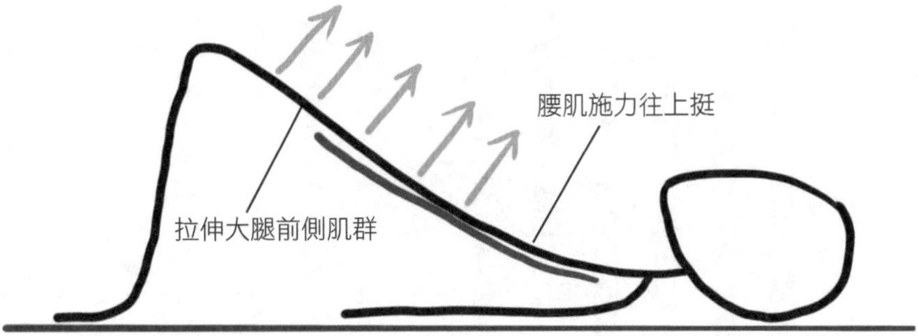
腰肌施力往上挺
拉伸大腿前側肌群

圖8　站姿大腿伸展

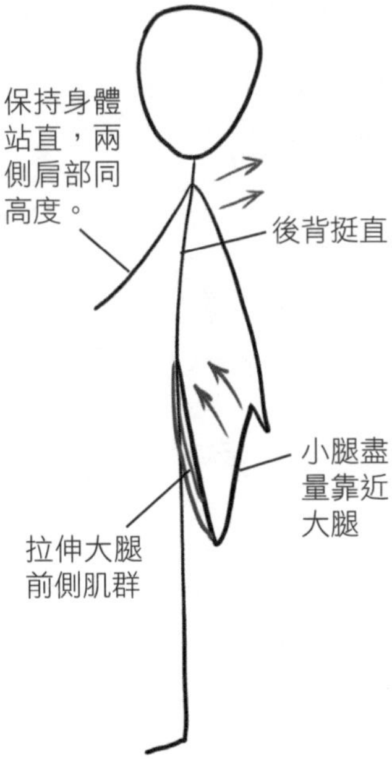
保持身體
站直，兩
側肩部同
高度。
後背挺直
小腿盡
量靠近
大腿
拉伸大腿
前側肌群

圖7　屈髖伸展

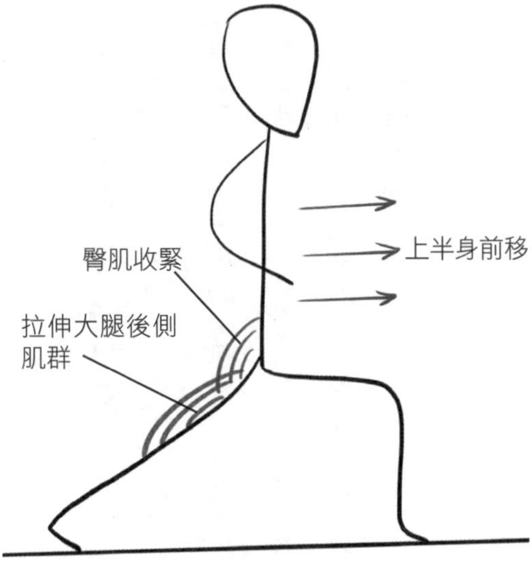
上半身前移
臀肌收緊
拉伸大腿後側
肌群

保持二十秒，換到另一側。

重複五次。

● 站姿大腿伸展（見第三二九頁圖8）

身體站直，抓住一腳的腳背向後伸展。

保持兩側膝蓋靠攏，保持二十秒，換到另一邊。

重複五次。（另一隻手可以扶住支撐物來保持平衡）

總而言之，跑步時應該始終把保護膝蓋放在第一位，這樣可以多跑幾年，慢慢透過有氧運動提升心肺功能。

保護膝蓋的原理很簡單，透過改善步伐長度（每跨一步的距離）、降低抬膝高度和調整腳面著地位置，就可以有效降低小腿扭矩和地面的反衝力，在跑步中保護好膝蓋。

如果每次跑完都會覺得膝關節隱隱不適，但找不到具體的問題所在，可以在跑步機上安裝攝影鏡頭，把自己跑步的動作拍下來，慢慢研究細節。

02 跑鞋怎麼選？

一旦下定決心開始每天跑步後，第一件事就是選擇合適的跑步裝備。比起運動衣褲，跑步時穿的跑鞋無疑需要花更多時間來貨比三家。讓一雙跑鞋擁有極致的緩震性、超輕重量，穿上它可以更適應跑步習慣，在不傷害關節的情況下跑出好成績，這是眾多跑鞋製造商都在追求的目標。

那麼選購跑鞋，除了品牌，還有哪些問題需要仔細考慮？這一節我們細細分解。

結構還是材質？跑鞋底的減震性能

為了滿足腳後跟落地時吸收震動，並將力過渡到前腳掌，再給予前腳掌向上的力，從而讓跑者在跑步時能發揮得更好，且不傷膝關節，各式各樣的鞋底材質一直在更新、反覆運算。

在尋找和研發品質更輕、彈性更大的減震鞋底材質的同時，也出現了很多物理減震科技。打個比方，彈簧的結構是減震，但彈簧的材質是彈性並不佳的鋼鐵；保麗龍是很好的減震材質，但立方體的原裝形態並不是最佳減震結構。

減震結構最有名的就是氣墊（氣柱）鞋底，透過氣囊、氣墊、氣柱或拱形結構，利用物理結構和其中的氣體壓力來實現「緩震＋回彈」效果（見左頁圖9）。

相比於高科技緩震材質，在視覺上這類鞋子更具有科技感，噱頭十足。但作為跑步鞋，氣墊的結構自重（按：材質本身的重力）比較大，同時要讓氣體產生足夠大的壓力，就需要一定的空間，因此並不適合用來輕盈的奔跑。此外，氣墊鞋比較容易受到環境影響，漏氣、降溫都會使鞋底氣墊結構失去性能，空留笨重累贅的物理結構。

因此，不要穿氣墊跑鞋跑步。

如今，單純依靠物理結構達到緩震的跑鞋已經很少，越來越多的新型材質被研發並用於跑鞋底，夠輕盈、耐磨又有彈性，才是作為跑鞋底最完美的材質。

近年熱門的E-TPU材質（Expanded thermoplastic polyurethane，發泡熱塑性聚氨酯），像保麗龍一樣「爆」成一粒粒的彈性顆粒，拼組成鞋底，就能達到緩震與彈性兼具的性能。

另一種運用較多的新型材質是Gel減震膠，這個材質相比於後期加工的E-TPU，更強調在吸收地面反衝力的同時提供足夠的支撐，一般不需要做整個鞋墊，只需要強化鞋底兩側區域即可（見圖10）。

前腳掌還是後腳跟？鞋底坡差的奧祕

先做一個小測試，在水泥地或室內地板上，脫掉鞋子光著腳，分別用腳掌著地和足跟著地，用不同的配速各跑一段距離。

腳掌著地跑和足跟著地跑，體會到差別了嗎？

除去鞋子的外在因素，重新審視赤足狀態下身體的功能，這也是人類從遠古時代進化到現在的最優選擇。祖先捕獵求生的年代，可沒有各式各樣的跑鞋，哪個族群能存活下來，把基因傳到當代，是自然優勝劣汰的選擇。事實證明，腳掌著地狩獵的祖先活到了現在成為我們，而足跟著地的祖先，可

圖9　氣墊鞋原理

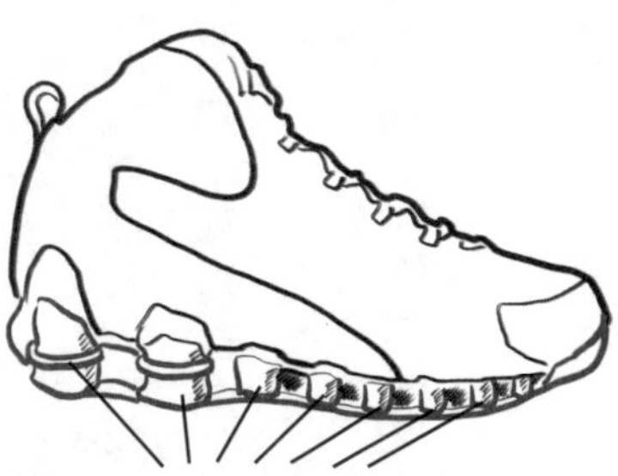
氣墊——物理減震結構
氣體被壓縮產生壓力，吸收地面衝擊。

圖10　Gel減震膠鞋底原理

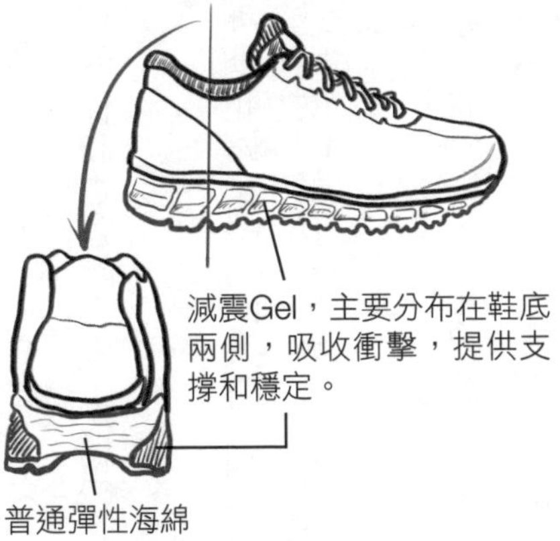
減震Gel，主要分布在鞋底兩側，吸收衝擊，提供支撐和穩定。
普通彈性海綿

能因為無法長時間奔跑進行狩獵或躲避狩獵，最終消失在進化的洪流之中。

隨著運動科技的發展，各種舒適的跑鞋越來越多，但過度的保護也會讓人產生依賴，逐漸忘記了原來走路和跑步的習慣。

讓我們說回跑鞋。足跟的厚度變小，可以反過來看成一種糾正跑步姿勢的策略。因此就有了「鞋底坡差」這個參數，指的是跑鞋鞋跟厚度與鞋前掌厚度的差值（見第三三六頁圖11）。

越來越多的運動科學發現，「後掌著地（所以後跟需要很厚實的緩震）↓過渡到前掌↓前掌施力」這樣的運動理念很可能有問題，甚至可能是很多運動員受傷的罪魁禍首。也許運動鞋最需要做的，只是在提供緩震和保護的同時，盡可能讓人以自然的姿態去活動，人體本身才是最好的緩震和回彈結構。

根據現代人腳跟著地的步態習慣，鞋跟處就需要具有更好的緩震性能，一般鞋跟處也都比較厚。而更厚的鞋跟和更舒適的腳跟著地緩震，也使我們不知不覺更習慣於後腳跟著地的步行方式。

市面上有各種坡差的鞋子，當穿鞋時，前腳掌和後腳跟感受到不同的地面反衝力組合時，不同坡差的跑鞋體驗度大不相同：

坡差在零至四公厘時，緩震能力差，適合前腳掌著地施力的短跑競速跑鞋。

坡差在四公厘至八公厘時，緩震能力較差，可以用來學習並適應前腳掌著地的跑法。

坡差在八公厘至十二公厘時，鞋跟開始加厚，比較適合初級跑者穿著跑五公里至十公里的中長距離。

坡差在十二公厘以上時，就不適合跑步了，大多數籃球鞋都是這樣的鞋跟。

根據以上坡差分類我們可以發現，坡差所反映的是腳跟減震舒適性和腳掌施力充分性之間的平衡。

考慮到鞋墊對腳跟處地面反衝力的吸收並不完全，因此正確的前腳掌施力方式，是一個更主動、更安全的矯正方式，且這點也已經被研究證實了。當跑鞋坡差在六公厘以下時，運動員感受到的膝關節不適感將會相對較小。

理論上來看，如果坡差為零，即是一點都不給腳跟的緩衝「留後路」，這種「背水一戰」的方式，是不是可以迫使我們用最安全的前腳掌跑法跑全程？

事實上，市面上那些五趾鞋設計就是採用這個原理，但穿著這類跑鞋跑完一段距離後，很容易感到小腿痠痛，因為人類在正常生活和運動中，早已習慣依賴鞋子對腳跟進行緩衝。從生理學和運動學角度來看，僅靠腳掌施力來步行或跑步所需要的小腿肌群，已經發生退化了。

因此，除了一雙合適的跑鞋，主動調整跑步姿勢也同樣重要。

高跟鞋是「反人類」的設計

天氣轉暖，夏天終於到來，馬路上的裙子和高跟鞋逐漸形成一道養眼的風景線。

雖然高跟鞋會使腿形變得更纖細，但穿高跟鞋站立或行走，會對足部產生異常的壓力，長期積累這種壓力會帶來更大的不穩。不過，穿高跟鞋的女生一定知道其中的不適感，所以在這裡我們暫且不討論該不該穿高跟鞋的問題。

回顧一下前文的跑步注意事項和跑鞋選擇要點，我們再來看看穿高跟鞋時，腳部的壓力分布和行走時膝關節的穩定性。

根據走路的經驗，我們可以想像，走路時的腿不是踩在地上，就是在空中做單擺運動，在步態分析中，把踩在地上的時期稱為「站立相」（Stand Stance），在空中擺動著的時期稱為「擺動相」

圖11　鞋底坡差

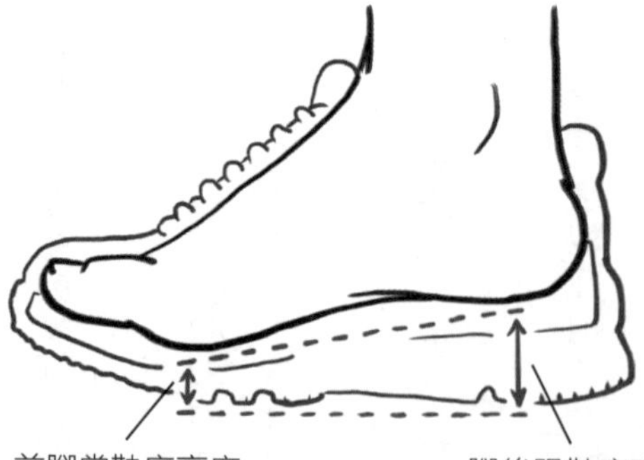

鞋底坡差（mm）＝腳後跟鞋底高度—前腳掌鞋底高度

圖12 右腿站立相的完整過程

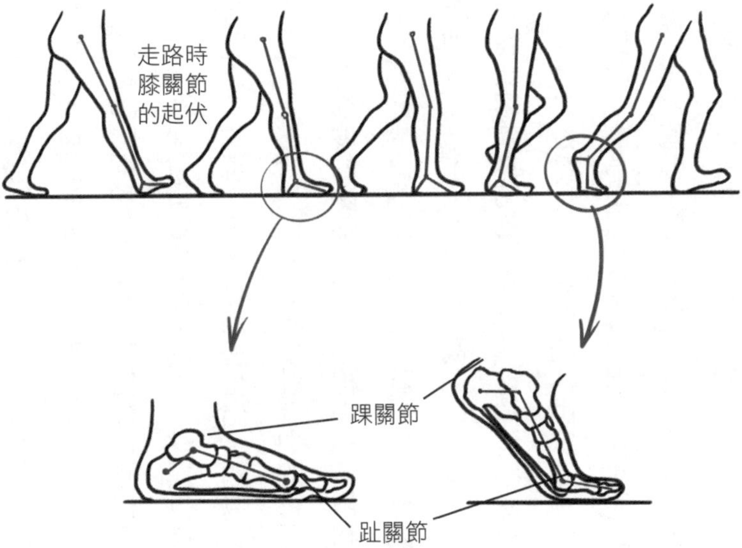

圖13 穿高跟鞋時足底受力模擬分析

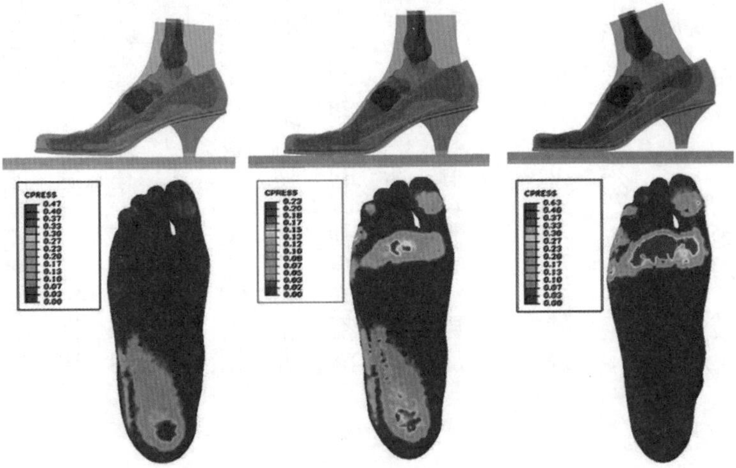

（Swing Stance）。

第三三七頁圖12所示的是右腿站立相的完整過程，「腳踝接觸地面→膝關節彎曲→大腳趾踩地彎曲→髖關節伸直→大拇指離地」，這樣就是一個完整的站立相過程。從工程角度看，大腳趾讓腿增加了一個在整個行走過程中都有效的關節，這樣可以在一定程度讓動作更加靈活，在保證穩定性的情況下，身體可以做出更大幅度的彎曲、側傾和扭轉。

用腳趾走路的現代人，足部進化出了類似「跤輪」的活動機制，事實上，現代智人相對其他人種，更適合用前腳掌和腳趾施力的行走方式。行走中加入腳趾活動最實際的好處是，同樣一個幅度的腿部施力，過程中多一個關節參與，就會使每個關節的運動幅度都減小，不需要關節周圍的肌肉出力，就可以充分調動韌帶在小範圍活動中的作用。最終，更有利於讓肌肉系統進入高效率、高回應速度、高功率輸出的狀態，並讓整個身體變得更加靈活，這在弱肉強食的動物世界裡，是可以決定生死的優勢。

綜上，讓腳趾參與行走奔跑的活動，透過改變腳掌和腳趾的夾角，就可以輕鬆把腳跟提起來；同時，因為足弓和足底筋膜的存在，在腳跟抬起來時也能維持足夠的穩定性。

相對於穿平底鞋，穿高跟鞋走路就不再是我們早已習慣的腳趾走路方式了。穿著高跟鞋時，長時間保持著類似踮腳走路的姿勢，相當於人為的「架空」足底筋膜的施力，被拉長的足底筋膜使足弓高度減少；有些鞋跟很細的高跟鞋會使後跟不夠穩定；高跟鞋收緊的鞋尖，會使大腳趾因無法接觸地面而無法施力，造成受力集中在前腳掌腳趾根部。從這一角度來看，高跟鞋可以說是很「反人類」的設計。

第三三七頁圖13是香港理工大學團隊針對穿高跟鞋走路時足底的受力所做的虛擬建模分析。上排從左到右分別是腳跟著地、踩實地面和腳跟離地三個階段，下排的足底受力分別對應三種不同位置，受力雲圖反映了受力的大小（藍色最小，紅色最大）。

根據足底受力雲圖，可以發現，穿高跟鞋走路時有兩個特別需要注意的問題：

1. 腳跟著地後，鞋跟在腳跟上會產生一個很小的壓力，相比於粗跟的鞋，細跟高跟鞋帶來的支撐並不夠穩定。
2. 在腳踩離地面時，腳趾幾乎不受力，取而代之的是前腳掌廣泛受力。

穿高跟鞋走路時，因為足底受到地面反衝力分布不平衡，往上傳遞到腳踝關節和膝關節的力也不平衡，少了足趾關節參與活動，踝關節和膝關節活動範圍更大。因此，長時間穿高跟鞋走路，過大且不均勻分布的壓力會使腳踝和膝關節產生勞損，加速關節的退化，引發疼痛痠脹的症狀。

03

走路、爬山的護膝之道

徒步屬於門檻較低的一種鍛鍊方式，相比跑步而言，走路時地面傳到膝關節的衝擊會小很多，但是起伏的路面、過長的行走距離以及過大的體重，還是會給膝蓋帶來長期積累的勞損。

在這一節，我就著重圍繞徒步的路線選擇和行走方法，給大家介紹如何在徒步中保護膝關節。

減重是護膝的首選方法

負重徒步為什麼膝蓋容易疼？簡而言之，負重過大會增加膝關節的應力。膝關節和髖關節這兩個下肢關節，因為承受著身體大部分的體重，所以非常容易受傷。因為關節面積有限，關節軟骨受到的力相對比較大。透過公式換算，膝關節不同區域在走路的每一步所承受的壓力，大約是實際體重的三倍至六倍。

比如一個六十公斤的人在走路時，每個膝關節都會交替受到一百八十公斤至三百六十公斤的壓力。如果背一個十公斤的大背包走路，跨出每一步時，膝蓋就需要額外再負擔三十公斤至六十公斤的壓力。

當膝關節受到過大的壓力時，局部組織就容易勞損腫脹，長此以往，就會引起退化性病變。

因此，無論是否登山徒步，控制體重和輕量負重，是保護膝關節首要的策略之一。如果你是長跑和徒步愛好者，減輕體重是立竿見影的好方法，瘦子的膝關節相對壽命也會更長些。

上坡時步伐小，下坡時微彎膝蓋

學過高中物理的都知道，下坡的過程是重力位能（按：物體因為重力作用而擁有的能量）轉換為動能，而著地速度減為零之後，動能又全部被膝關節所吸收。所以可以很容易推論出：高度差越大，腳接觸地面時的速度越快，為了讓速度歸零，膝關節所需要承受來自地面的反衝力也會更大。

有運動醫學的研究團隊曾採用運動捕捉技術和電腦類比方法，估算出走平路和下樓梯兩種行走狀態下，膝關節的應力大小。結果顯示，下樓梯時膝關節受到的應力是走平路時的三倍至四倍。此外，通常女性的大腿比男性的短一些，下樓梯的高低差更大，因此女性下樓梯時膝關節受到的力就會比男性更大一些。

在下坡或下樓梯時，當腳接觸到下一級臺階時，盡量讓膝關節順勢微微彎曲，這樣就可以緩衝來自地面的很多反衝力。

上坡時和跑步時一樣，也可以採用「小步長、低步頻」（按：步伐小、速度慢）的策略，同樣可以減少地面對膝關節的反衝力。在行進時要學會控制重心，在平路或坡度不大的小道行走時，應該在掌握好重心的情況下，保持步伐有節奏，有一定的彈性，抬腳和落地輕快，步幅不要太大，步頻也不要太快，注意每一小時左右適當休息三分鐘。

上坡時重心前移，然後攀登的腿向上找準支撐點，用重心帶動後面的腿自然跟上。下坡時盡量不要奔跑，重心向後並保持重心，膝蓋微微彎曲，腳向外側用力，落地要輕，步幅不要太大，前支撐腳穩定後再抬後腳。

對於高度較大的臺階、坡度較陡的斜坡和下坡，盡量採用「之」字形行走來降低每一步的高低落差，也不要總是用同一隻腳著地，而要有節奏的左右腳交替行走，這樣可以減輕對單側膝蓋的衝擊。

負重徒步的五個建議

第一要注意的是路面，地面越硬，膝關節受到的反衝力越大。盡量選擇在鬆軟的泥土路行走，避開堅硬的水泥地。

第二，鞋子的選擇也有講究，最好選用鞋底和鞋墊有足夠厚度的緩衝鞋墊款式，這樣當腳接觸地面時，一部分來自地面的反衝力會被緩衝鞋墊吸收，剩下的即使傳遞到膝蓋，也不會給膝蓋帶來太大的損傷。另外，鞋子也要盡量合腳，鞋帶繫緊，這樣在走路時腳和鞋子就像一個整體，可以更能吸收來自地面的衝擊力。

第三，徒步時可以使用輕便的手杖，藉由額外的支撐大幅降低徒步過程中對膝關節的磨損。另外，手杖還能增強行走的穩定性，防止跌倒、踉蹌，減少膝部受傷的概率。

第四，爬山時建議把終點設置在山頂，或把下坡放在行程的後半段，這樣即使非要走下坡路，後半段食物補給的負重也會相對輕一些。

第五，一定要量力而行，勞逸結合。如果徒步中要長時間的上下坡，應該偶爾停下來休息一下，不要一鼓作氣走完全程，持續長時間攀登對膝關節磨損更大。

04

騎車要想不傷膝，關節角度最重要

相比跑步和徒步，騎車時膝關節所受到的外力最溫和，少了來自軀幹向下的重力，以及來自地面向上的反衝力，在既定的活動軌道裡做屈伸動作，幾乎不會對膝關節產生什麼磨損。

但即使理論上騎行出力對膝關節相對安全，仍然有許多值得我們注意的地方。

騎行姿勢影響關節負荷

面對不一樣的車型，我們會做出不同的騎車姿勢，這時肩部、頸部、髖部、膝部、腳踝都會出現非常重要的夾角。雖然騎車姿勢不一樣，但是人感到舒適的夾角範圍是一樣的，如果某些部位的角度超出了「舒適區」，長距離騎行就會感到不適（見左頁圖14）。

這些不適感都可以從自行車各部件的參數上找到原因，只要適當調節好座椅高度、車

圖14　不同騎車姿勢下各關節的夾角角度

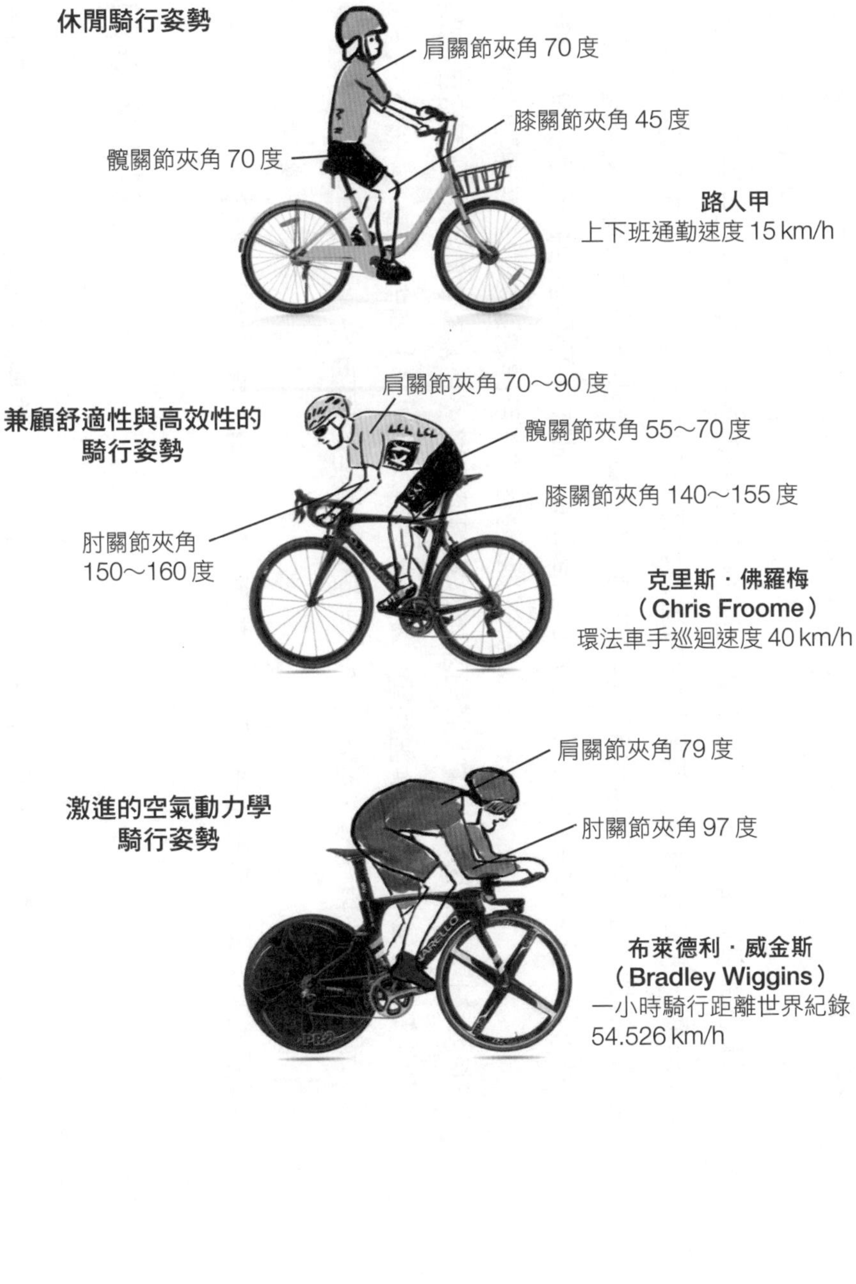
休閒騎行姿勢
肩關節夾角 70 度
膝關節夾角 45 度
髖關節夾角 70 度
路人甲
上下班通勤速度 15 km/h
肩關節夾角 70～90 度
兼顧舒適性與高效性的
騎行姿勢
髖關節夾角 55～70 度
膝關節夾角 140～155 度
肘關節夾角
150～160 度
克里斯．佛羅梅
（Chris Froome）
環法車手巡迴速度 40 km/h
肩關節夾角 79 度
激進的空氣動力學
騎行姿勢
肘關節夾角 97 度
布萊德利．威金斯
（Bradley Wiggins）
一小時騎行距離世界紀錄
54.526 km/h

把寬度、座椅到車把之間的距離等參數，許多關節不適症狀就可以被有效避免。

坐勢高度影響踩踏施力

坐墊過高時，一側腳面需要「踮」起來才能讓踏板踩到底。坐墊過低，踏板踩到底時腳面就會往上仰起來。

坐墊過低或太靠前時，一方面膝關節會過度向前，另一方面，踏板踩到最低點時，腳底的壓力也會很大。與之相反，坐墊過低或太靠後時，腳底因為勉強才能搆到踏板最低點，此時腳面的壓力也處於異常分布。這種問題就像穿高跟鞋一樣，雖然踮著腳走路並不會引起明顯的腳踝問題，但會讓與地面接觸的腳面發生變形。

膝蓋是人體下肢最重要的關節，也是騎車時最容易受傷和感到疼痛的部位，所以在調整自行車時，腳面踩在腳踏板上的每個位置，都需要根據膝關節的參數進行精確調節。

最常見的膝關節疼痛，來自髕骨後側與股骨前側接觸的區域（髕股關節），產生疼痛的原因是這裡集中了過大的應力。同樣會引起疼痛的不良姿勢，我們還可以聯想到蹲馬桶、大步上樓和健身的深蹲等。

很多人在騎了很久的車後，會抱怨說：「都怪我腿太長了，蜷著腿騎了一路的共享單車，現在膝蓋還有點脹痛。」其實問題的核心就是腿的長度大於坐墊到腳踏的距離，原因可能是坐墊過低，或是上半身距離把手太遠。

當這個距離過近時，膝蓋會「頂」得很靠前，一般容易感覺到膝蓋前側脹痛。當這個距離足夠大時，膝蓋會因為搆不到，無法充分出力而顫抖，通常容易在膝關節後側膕窩感到痠脹。

如果騎車時感覺到這兩種情況，一定要把坐墊調到自己覺得舒服為止，這些症狀都具有長期效應，會影響膝關節軟骨的健康。

圖15　不同騎車姿勢下各關節的夾角角度

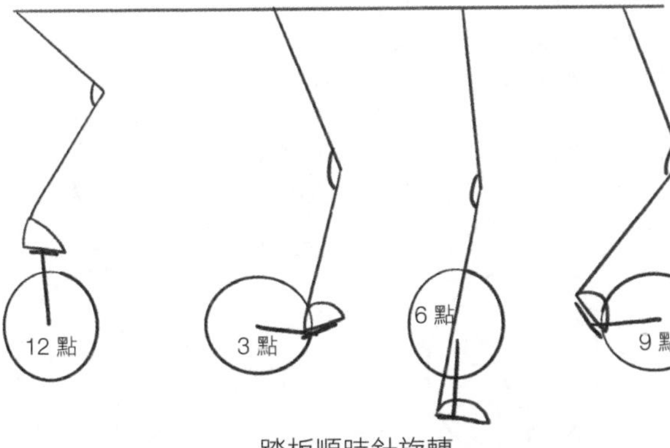

髖關節高度一致
12 點
3 點
6 點
9 點
踏板順時針旋轉

對應踏板（腳部）的不同位置，膝關節屈伸角度不同，12～6 點時髕骨內壓力最大，坐墊高度不佳，大腿在踩踏板時，膝關節可以感受到不適。

圖16　坐墊高度對膝關節的影響

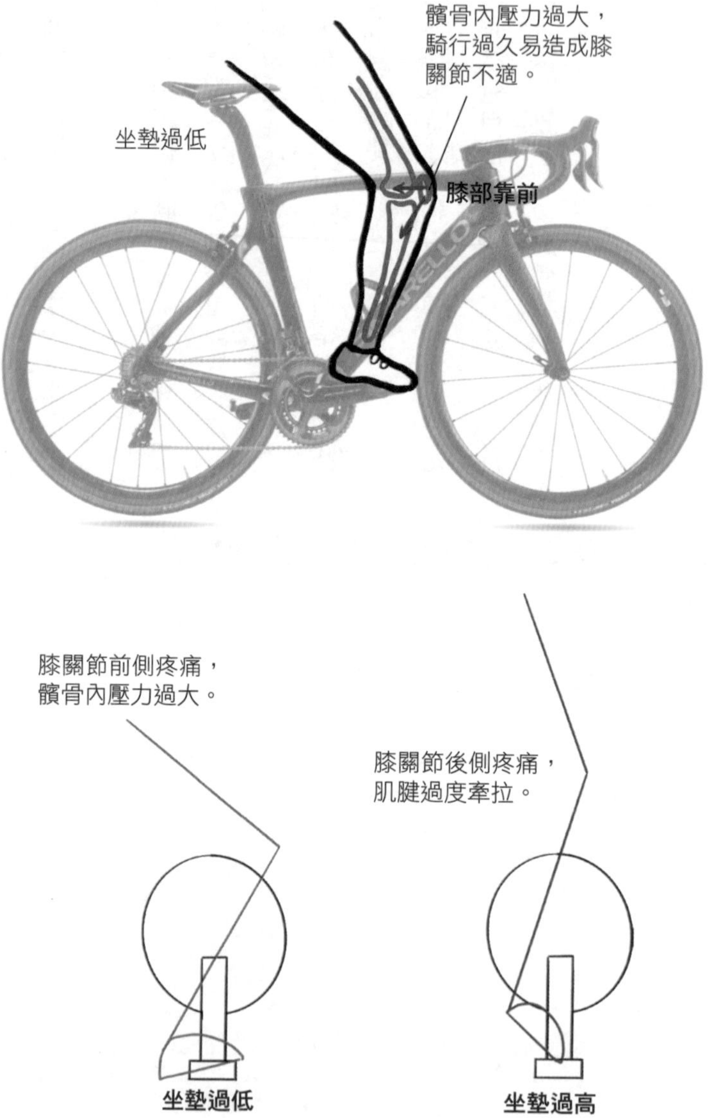
髕骨內壓力過大，
騎行過久易造成膝
關節不適。
坐墊過低
膝部靠前
膝關節前側疼痛，
髕骨內壓力過大。
膝關節後側疼痛，
肌腱過度牽拉。
坐墊過低
坐墊過高

05 護膝百百款，怎麼選？

跑步久了會感覺膝部有點不適，父母年紀越來越大也會時常抱怨膝蓋疼痛，這種時候是不是該買個護膝保養一下？於是你打開了網購的頁面，看到五花八門各種造型的護膝，陷入了迷茫與選擇糾結，然後買護膝這件事就這麼被擱置了。想必大部分人都有過類似的經歷。

這一節我就來分析一下目前市面上常見的幾類護膝，聊一聊針對不同的膝蓋問題，我們應該挑選什麼樣的護膝才合適。

護膝與肌內效貼布的差異

用於膝關節肌腱炎和髕韌帶水腫引起疼痛的護膝，通常選用質地柔軟、耐用的尼龍織物材質，它們剛剛好的張力，可以保證髕韌帶和股四頭肌腱處於恰當的位置。但因為材質柔軟，這類護膝的支撐能力較弱，所以不會形成「應力遮蔽」（外部支撐使身體內部的支撐結構過於依賴而發生退化）。佩戴這類支撐力不太強的護膝，肌腱和韌帶就會在正確的位置，各司其職的發揮力學功能，而不至於萎縮退化。

其他更加複雜類型的護膝，因為要在特定的位置提供足夠的支撐和包裹，它們會混合金屬、彈力尼龍織物和塑膠，組成一些更為機動的尼龍收縮支撐系統。

另外還有現在很流行的、五顏六色的肌內效貼布，在比賽場上，越來越多運動員已經貼上了這種新型的「膏藥」，物理治療師結合解剖學和運動學，根據不同位置和不同需要，客制化的貼出臨時護具。但由於肌內效貼布的黏性和張力最多只能維持一天，所以這種治療並不是長久之計。

不同設計的護膝，功能各異

目前市面上常見的主要護膝有四種類型：膝套（用於陳傷後保護）、膝部預防支持帶（用於防治膝關節受傷以及關節磨損）、功能性護膝（用於損傷後的保護）以及術後或康復專用護膝（主要由更強的支架固定）。

當關節炎引起膝關節內側和前側疼痛時，為了避開疼痛區域，我們會形成錯誤的站立或行走姿態，但這會讓膝關節內部的韌帶和關節軟骨擠壓在一起，引起更多磨損。這時只需要使用張力較低的護膝，就可從源頭減少磨損風險，透過略微加強膝關節側面的張力，使膝關節正面韌帶軟骨發炎區域充分打開，當引起疼痛的發炎被充分代謝，不再感到疼痛時，就不會再有錯誤的出力姿勢。

當髕韌帶損傷時，髕骨支持帶就是最佳的選擇。它可以透過張力，把髕骨固定在正確的位置，減少髕骨出軌所帶來的股四頭肌出力過大，以此減少「腿軟」的發生機率。

而選擇合適的護膝，離不開對膝關節問題的準確把握，所以在選用護膝之前，不妨先去醫院掛個號，讓醫生或物理治療師系統性的評估膝關節功能和受傷情況。

● 專注保護的硬護膝（見第三五四頁圖18）

硬護膝的特點在於前方的硬質材質做成防護層，可以針對膝關節正面受到的衝擊進行防護，然後透過下一層的緩衝層進一步吸收衝擊。好的硬護膝，在膝關節髕骨之間的材質都有一定的彈性。

硬護膝固定方式多為綁帶式，使用時可以根據個人尺寸和運動習慣進行調節。單純的綁帶式如果設計不當，就容易在活動過程中往膝蓋中間跑，也需要進行位置的調整。硬護膝下的彈性層大多是壓縮泡沫塑膠的材質，能夠承受大的壓力，因為觸感較硬，所以舒適

圖17　護膝的作用原理

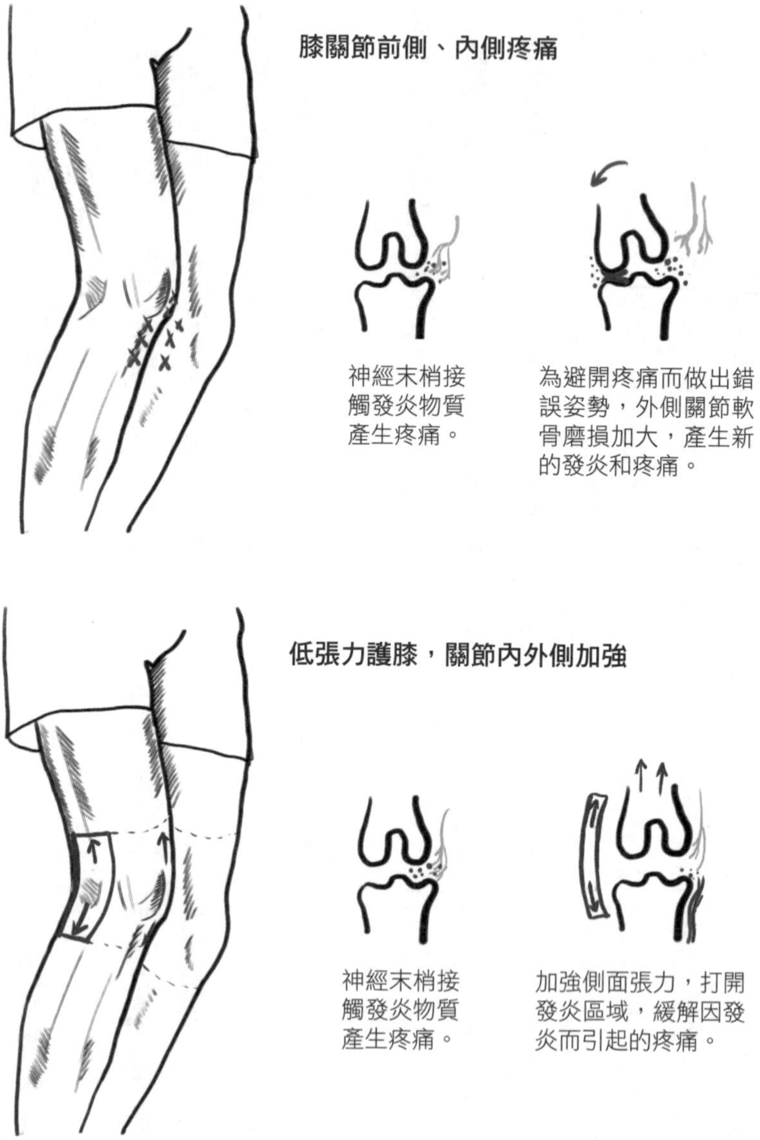
膝關節前側、內側疼痛
神經末梢接觸發炎物質產生疼痛。
為避開疼痛而做出錯誤姿勢，外側關節軟骨磨損加大，產生新的發炎和疼痛。
低張力護膝，關節內外側加強
神經末梢接觸發炎物質產生疼痛。
加強側面張力，打開發炎區域，緩解因發炎而引起的疼痛。

度不夠，硬護膝的緩衝層下如果能有一層彈性緩衝層，就會提高舒適度。

這類硬質護膝主要用於膝關節手術後、剛剛著地恢復運動的時期，此時術後的膝關節強度還不夠，需要硬護膝來做全方位的保護。另外，在滑雪、溜冰等對膝關節衝擊較大的劇烈運動時，也常常採用這種護膝作為保護。

● **輕便牢固兼顧的軟護膝**（見第三五四頁圖19）

軟護膝的特點是輕便、透氣、佩戴方便，多為套筒式，材質很軟，防護位置覆蓋全面，裹緊後可以防護到位。

薄式的軟護膝基本沒有太多的防護能力，所以軟護膝要選擇較厚的款式才能發揮一定的防護作用。盡量選擇尺寸合適的套筒和綁帶結合的軟護膝，如果尺寸選擇不當的話，過緊會影響膝關節局部血液流動，過鬆會影響防護功能。此外，軟護膝的固定位置也需要隨著活動經常調整。

此類軟護膝可以透過一定的壓縮來減輕膝部疼痛和腫脹，同時大部分軟護膝前側都有開孔設計，有穩定髕骨、避免髕骨過度活動導致磨損疼痛的作用，而且因為尼龍材料具有彈性、貼合性較好，也適合運動時佩戴。同時護膝套輕微的壓縮力也有助於血液流動，對於膝關節慢性退化性病變的患者和長期跑步的人來說，是個不錯的選擇。

圖18　專注保護的硬護膝

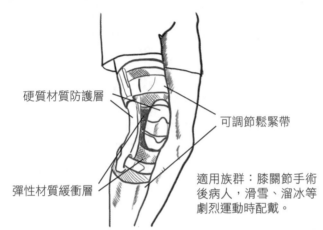

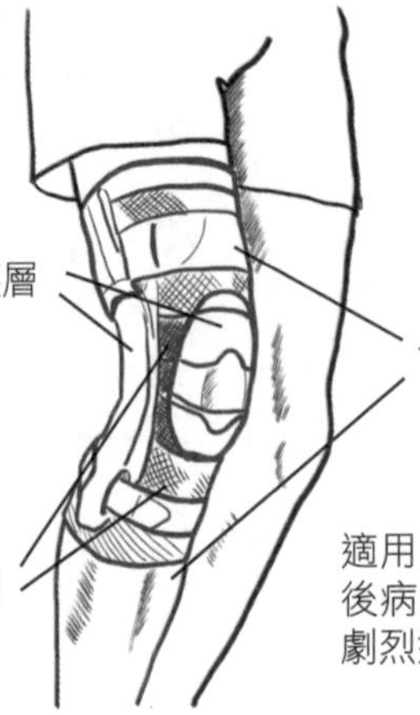
硬質材質防護層
可調節鬆緊帶
彈性材質緩衝層

適用族群：膝關節手術後病人，滑雪、溜冰等劇烈運動時配戴。

圖20　簡約清爽的髕骨帶

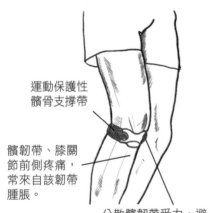

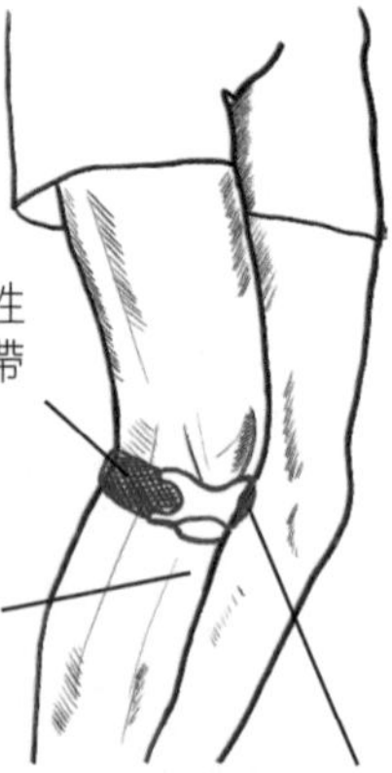
運動保護性髕骨支撐帶
髕韌帶、膝關節前側疼痛，常來自該韌帶腫脹。
分散髕韌帶受力，避免髕骨過度移動。

適用族群：長跑愛好者，跑步時佩戴。

圖19　輕便牢固兼顧的軟護膝

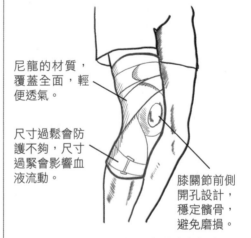

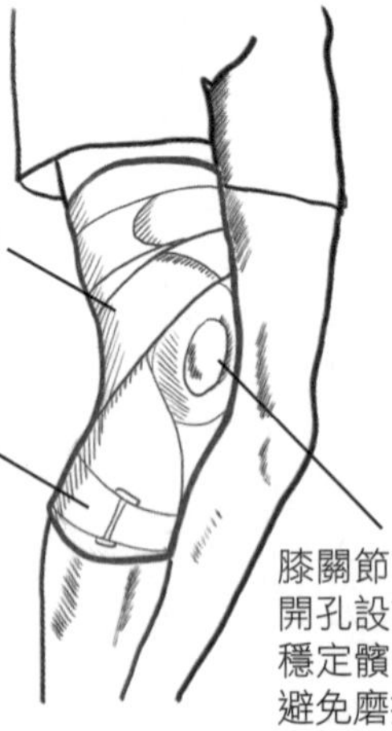
尼龍的材質，覆蓋全面，輕便透氣。
尺寸過鬆會防護不夠，尺寸過緊會影響血液流動。
膝關節前側開孔設計，穩定髕骨，避免磨損。

適用族群：膝關節慢性退化的中老年人，長期跑步的人，慢跑、長跑時配戴。

● 簡約清爽的髕骨帶（見第三五四頁圖 20）

髕骨帶造型簡約，一般綁在膝關節髕骨下方的位置，這個部位在解剖上稱為「髕韌帶」。在這條韌帶上加固一條保護性支撐帶，有助於在運動時分散一些累積在髕韌帶上的過度負荷，防止髕韌帶進一步損傷引起髕腱炎的問題。

針對長跑後，膝關節前側髕韌帶容易疼痛的情況，目前主要的照護模式是減少跑步時髕韌帶的過度牽拉，而跑步時佩戴髕骨帶，就是固定髕韌帶、分散髕韌帶壓力、減少過度牽拉的簡單防護方法。對於愛好長跑的朋友，如果覺得護膝麻煩，我強烈建議可以佩戴髕骨帶來保護膝蓋。

如果疼痛主要發生在膝關節外側，可以把髕骨帶最厚的部分貼緊外側副韌帶，同樣可以發揮相應的緩衝支持作用。

06 膝關節大保養

目前全世界關節炎患者有三．五五億人；在亞洲地區，每六個人中就有一人，在某個階段罹患關節炎這種世界頭號致殘性疾病；目前估計中國的關節炎患者有一億人以上，而且人數還在不斷增加。

在眾多關節炎中，大部分是來自過度磨損產生的退化性病變，其中活動範圍較大且穩定性不足的膝關節當然居於首位。這一節就和大家分享一些保養膝關節的方法。

膝關節的門軸原理

膝關節、肘關節和踝關節就像門軸的裝置，一側骨頭的關節面，緊密嵌在另一側骨頭的軌道滑槽關節面裡，骨性的滑槽結構，就決定了這兩個關節在一個方向上的單一活動（屈和伸），而在其他方向上關節活動受限。相對於肩關節和髖關節的穩定性略大於靈活性，當遇到過大的暴力外傷時，肩關節容易脫位，而靈活性大於穩定性的膝關節和肘關節，常常就會直接發生骨折，踝關節則常常因為嚴重扭傷而出現腫脹。

骨與關節是身體的靜力穩定系統，而韌帶和肌肉是身體的動力穩定系統。藉由加強韌帶和肌肉，有助於恢復靜力平衡，並在一定程度上延緩骨與關節的退變。

接下來，我就針對膝關節部位重要的韌帶和肌肉，介紹一些簡單實用的鍛鍊方法。是時候給你的膝蓋來一次大保養了。

強化鍛鍊，從加固韌帶開始

接下來要介紹的這個運動，可以循序漸進的增加韌帶強度，並且幫助恢復。

首先，雙腿伸直坐在床上，在膝蓋不彎曲、腿部伸直的情況下，用力抬高腿部，兩腿交替進行，重複一百次（見第三五八頁圖 21）。

當腿伸直時，股骨和脛骨的距離最大，這時軟組織之間就會有足夠的空間。把腿伸直用力上抬時，實質是大腿肌肉在施力，肌肉作為體液的幫浦，收縮時就可以把潤滑液和營養壓進膝蓋軟組織之間的空隙，為軟組織補充營養，長時間如此鍛鍊，可以促進軟骨和韌帶的自我修復，從而加強膝關節軟組織的耐磨性能。

維持膝關節穩定的大腿肌群

肌肉和骨骼相輔相成，當肌肉夠強健、彈性夠大時，可以大幅幫助骨與關節減壓，從而緩解因為應力過於集中而產生的疼痛。

股內側肌不像股四頭肌範圍廣泛，但非常方便定位，它的形狀如淚滴，位於股四頭肌前內側的上方，幾乎大部分膝關節不適的人，這塊肌肉都會出現不同程度的萎縮。當這塊肌肉得到強化後，膝關節的疼痛會很有效的緩解，同時也可以預防膝骨關節炎的發生和發展（見左頁圖22）。

鍛鍊腿部肌群主要有以下幾個方法：

- **坐姿踮腳練習**（見左頁圖23）

坐在平地上，膝蓋下方墊一塊小毛巾，

圖21　加固韌帶的抬腿鍛鍊

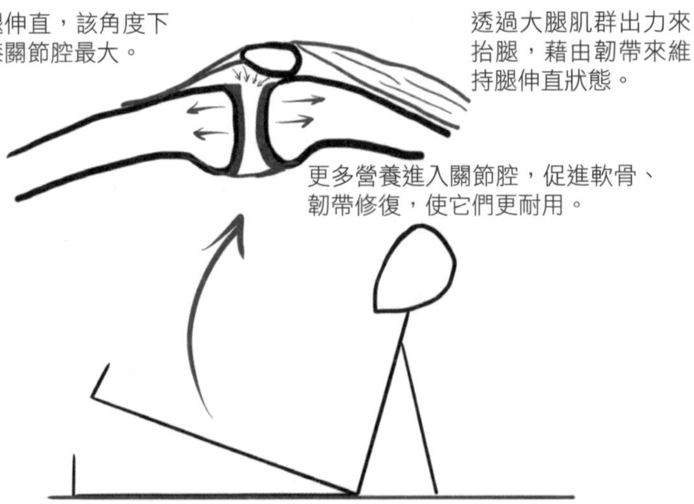
腿伸直，該角度下
膝關節腔最大。
透過大腿肌群出力來
抬腿，藉由韌帶來維
持腿伸直狀態。
更多營養進入關節腔，促進軟骨、
韌帶修復，使它們更耐用。

圖22　股內側肌的位置

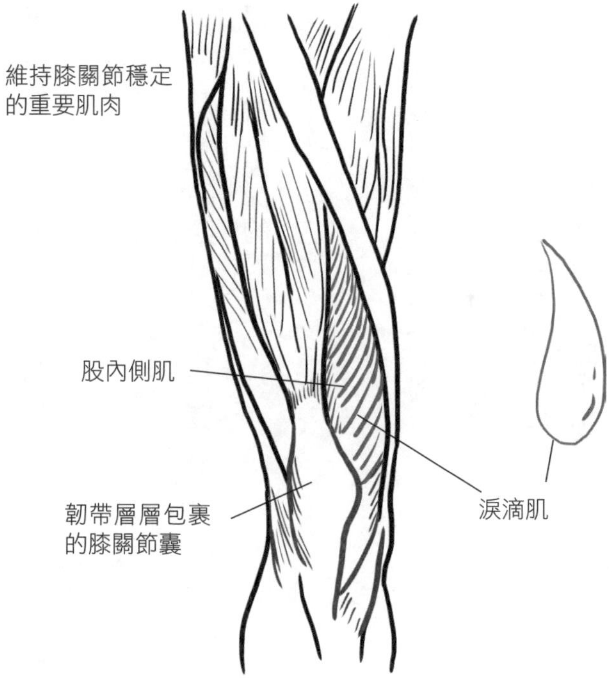
維持膝關節穩定
的重要肌肉
股內側肌
韌帶層層包裹
的膝關節囊
淚滴肌

圖23　坐姿踮腿練習

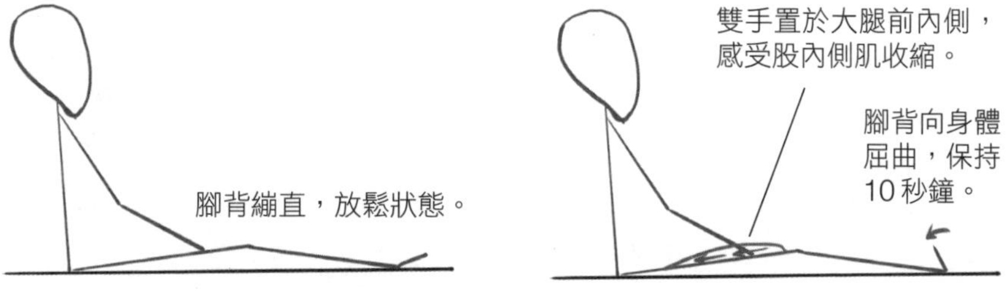
腳背繃直，放鬆狀態。
雙手置於大腿前內側，
感受股內側肌收縮。
腳背向身體
屈曲，保持
10 秒鐘。

腳背繃直。

慢慢讓腳背向身體屈曲，保持十秒鐘，同時手指放在股內側肌上，感受它的收縮。

每次重複十組，等股內側肌力量變強之後，可以再增加繃直腳背的幅度。

● **夾球靠牆蹲**（見第三六二頁圖24）

在上一個動作的基礎上，在背與牆壁之間加一個瑜伽球，使股內側肌除了提供向上的力，還需要對抗向前的力。

每組做十次，做三組。

● **坐姿夾球練習**（見第三六二頁圖25）

坐在椅子上，將瑜伽球置於兩腿之間。

收緊大腿用力夾緊瑜伽球。

每次夾緊保持十秒鐘，同時手指放在股內側肌上，感受它的收縮。

重複十次。

● **屈膝靠牆蹲**（見第三六二頁圖26）

雙腳分開，與肩同寬，核心不夠穩定的人，兩腿距離可略大於肩寬。慢慢屈膝下蹲，盡量蹲至膝關節呈一百二十度角。如力量足夠，可繼續向下直到九十度角。

使用股內側肌的力量，慢慢讓身體站起，雙臂前平舉。

每組做十次，做三組。

為了讓我們的膝蓋能夠保持功能更長時間，可以每天利用零碎時間堅持做一下這幾個動作，另外在劇烈運動和長跑前，也要做好充分的保護和準備！

圖25　坐姿夾球練習

坐在椅子上，雙腿夾球。

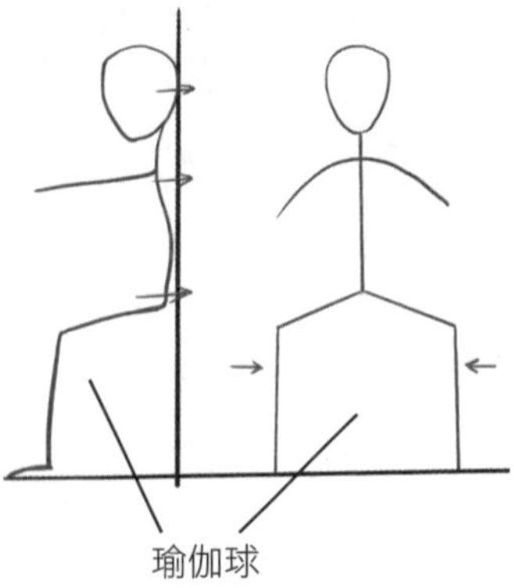

圖24　夾球靠牆蹲

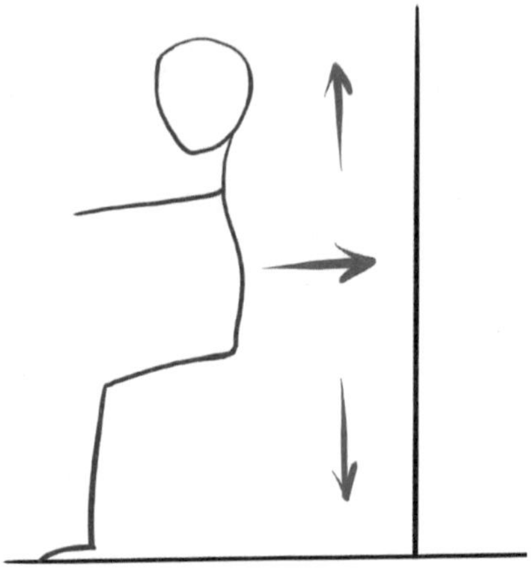

圖26　屈膝靠牆蹲

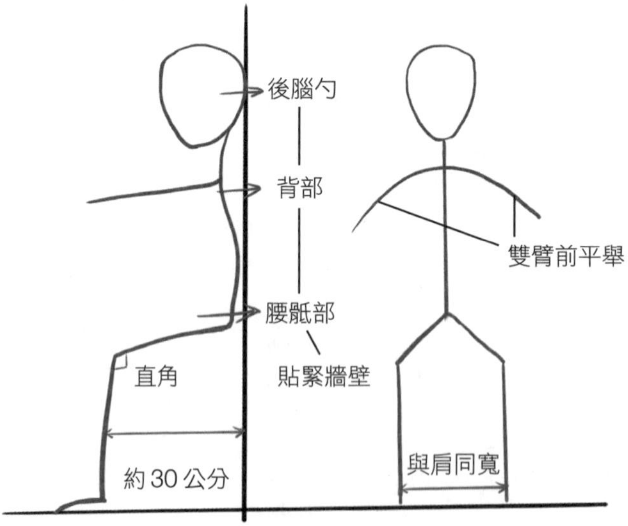

第9章

不會更痛，就繼續活動

膝關節在各種活動中作用巨大，一旦膝關節勞損外傷，會使活動功能下降。雖然很容易知道問題出在膝蓋，但要進一步確定是軟骨磨損、骨質增生，還是肌肉無力、韌帶拉傷，我們就需要一些有效的自我檢視方法。

在這一部分，我就來說說關於膝關節的各種診療。

01

膝蓋三骨——股骨、脛骨和髕骨

對於膝關節而言，最主要的兩個影像檢查就是X光和磁振造影檢查。因此，認識X光和磁振造影，才是真正和膝關節打交道的時候，這裡也是醫生和骨頭正面交鋒的戰場。

透過X光檢查，可以直接看到膝關節骨性部分的變化。從正面觀察膝關節，構成膝關節的兩根長骨一目瞭然。這兩根大骨頭叫做股骨和脛骨，分別貫通大腿和小腿，而膝關節就在這兩根骨頭之間。

第三六七頁圖1是一條右腿的示意圖及X光片。在這個角度上，可以看到上面股骨遠端（遠離心臟的一段）不對稱的內外兩側，這是膝關節最重要最明顯的特徵——內側稍微長一些，外側短而粗大，而與股骨相連的脛骨，有一個平整的平臺，當站直時，股骨內外側完全接觸在脛骨平臺表面，股骨就會略微向外傾斜，角度一般在十度左右。

有些不好的站立習慣（比如三七步），過於依賴某一側腿來支撐身體，並且重心更加偏向外側，這時膝關節外側就容易受到更大的壓力。站立時膝關節外側承受的壓力比內側更大，受壓區域範圍也更廣。當這部分骨頭一直處在很大的外力環境下時，遵循用進廢退的原則，為了保持足夠的強度來抵抗壓力，股骨的外側就會長出骨刺（骨質增生）來進行加固，於是便發生膝關節退化性病變。

如果說微微鼓起的股骨髁是個研磨杵，為了讓它能夠充分活動又不滑脫出來，底下的脛骨平臺就是一個類似盆地地形的研磨臼。脛骨平臺不僅能為膝關節提供足夠的活動空間，它還在盆地中央凸起一個「小丘陵」，正好卡住股骨內外側之間的 U 形凹陷，就像門軸的機關一樣。

因為這樣的機關設置和活動機制，膝關節只能做屈伸，就是日常伸直腿和彎曲腿的動作。而在其他方向上，膝關節放棄了這些方向的靈活性，從而得到能夠站立的穩定性。

髕骨——膝關節槓桿的支點

泰拳中有一個很犀利的絕招——彎曲膝蓋朝著對手頂過去，這樣的殺傷力之所以大，是因為膝關節正前方的**髕骨是人體最硬的骨頭之一**。

除了夠硬，髕骨還是膝關節不可或缺的滑輪。戰國中期的軍事家孫臏，因為受到嫉妒排擠慘遭「髕刑」，就是把膝關節處的這塊髕骨挖掉，從此他只能以輪椅代步。由此可見，一旦失去髕骨，即使股骨和脛骨健全，也無法站立和行走。在膝關節側面的X光片上，可以看到兩根長骨的前方有一個圓形的骨頭，這就是髕骨（見左頁圖2）。

髕骨是圓球偏三角的形狀，正好從前方鑲嵌進股骨、脛骨組成的膝關節空隙裡。游離的髕骨被韌帶和肌腱固定在膝關節前方，作為支點，它可以在高強度運動或重體力勞動中幫助肌腱分擔一部分衝擊，避免肌腱磨損，這是膝關節一個重要的精密設計。

如果要藉由膝關節把小腿舉起來（伸腿），就需要大腿的股四頭肌收縮出力。股四頭肌繞過髕骨的前方，連接到下方的脛骨平臺，這時髕骨就相當於一個滑輪，股四頭肌收縮時，髕骨透過槓桿原理把脛骨拉起來，這樣就做出伸腿的動作了。

如果把整個槓桿平衡的支點定在股骨遠端中心的話，那麼髕骨在幾何結構上就增加了股四頭肌收縮力的力臂。髕骨的存在可以增加股四頭肌的力臂，從而讓股四頭肌做伸腿動作所需要的力更小。肌肉力越小，相對的傳遞到膝關節的應力也就會越小，這樣關節的磨損就會被降到最小。

因此，對於一個承重和靈活負擔很重的下肢關節來說，增加這樣一塊髕骨，能同時產生省力及耐用的功能，和「滑輪半徑越大越省力」的原理一樣，有髕骨的膝關節的確是一個很巧妙的力學設計。

圖1　右腿示意圖及 X 光片

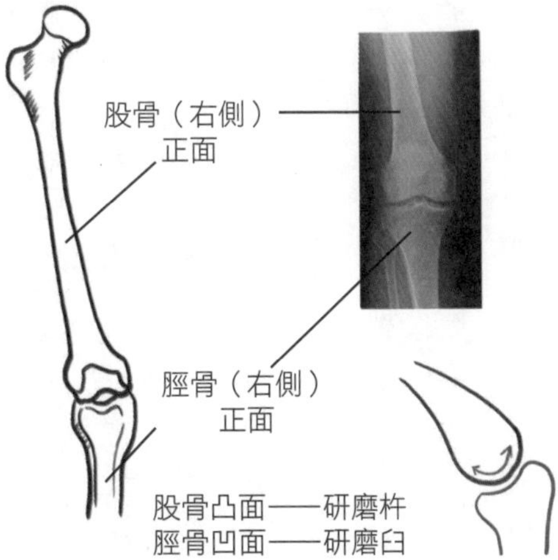
股骨（右側）
正面
脛骨（右側）
正面
股骨凸面——研磨杵
脛骨凹面——研磨臼

圖2　髕骨的作用

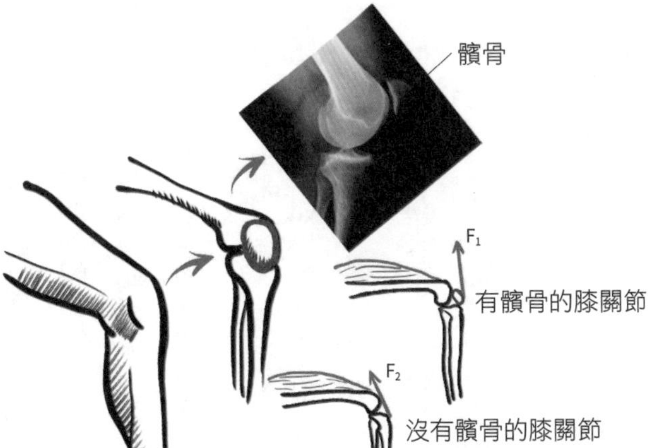
髕骨
F_1
有髕骨的膝關節
F_2
沒有髕骨的膝關節

F1＞F2，有髕骨更省力。

從膝關節間隙和邊緣看出退變程度

熟悉了正常膝關節X光片的樣子後，我們再來對比一些退變的膝關節特點。

首先觀察X光片上，膝關節兩段骨頭之間的間隙。退變膝關節的關節間隙會變得狹窄，甚至消失不見。關節間隙其實就是軟骨，軟骨組織在X光中並不會顯影。

當關節軟骨存在時，可以看到膝關節脛骨與股骨之間有間隙。當關節軟骨徹底磨損消失時，在X光片上關節間隙也就隨之消失了。

看完關節間隙之後，需要再格外注意一下膝關節骨頭的邊緣。如果說關節軟骨是沙發墊，那麼軟骨下的骨頭表面就是沙發底座。

如果沙發的底座鬆動，坐起來不太穩，你可能會多放一些沙發墊來墊高，幫助自己坐得踏實舒服一些，但實際上並沒有解決問題。骨關節退變就像年久失修的老沙發，問題不只在於關節軟骨這個沙發墊，還包括軟骨下的骨頭沙發底座。

軟骨下的關節面，只要在原來的體積上增生一%，就會對關節表面的軟骨帶來十倍的壓力，這比體重過重對關節軟骨的影響更厲害。

當軟骨下方的骨骼表面骨質增生時，就會頂著上下兩側的軟骨表面互相靠近，使軟骨更容易互相磨損。關節軟骨越磨越少之後，膝關節緩衝壓力的能力下降，又會使軟骨下的關節面為了加固再繼續增生。如此反覆，形成惡性循環。

膝關節退化最常見的原因，是關節不穩定而引起的受力異常，所以運動員、體重過重的人、體力勞動者和缺乏鍛鍊的人，骨關節炎發生的風險都會隨著年齡增長而加大。目前常用的治療方案不是緩解疼痛，就是做手術用人工關節來替換病變的關節。但是沙發底座鬆動了，頻繁換沙發墊，並不能算是修好沙發。

針對這一最新的醫學共識，醫生在診斷膝關節疾患時，越來越重視軟骨下的骨骼表面，不僅在 X 光上會認真觀察骨質增生情況，而且在治療膝骨關節時，也開始重視對骨質增生的治療，目前相關的治療藥物已經在臨床試驗階段了。

嚴重的骨關節炎，透過 X 光就很容易發現，而骨關節炎程度較輕的患者，在 X 光片上通常難以發現問題，想要看清楚半月板、滑膜、關節囊、韌帶這些軟組織以及局部腫脹和積液，還需要借助磁振造影的檢查。

圖3 關節軟骨磨損消失的 X 光片

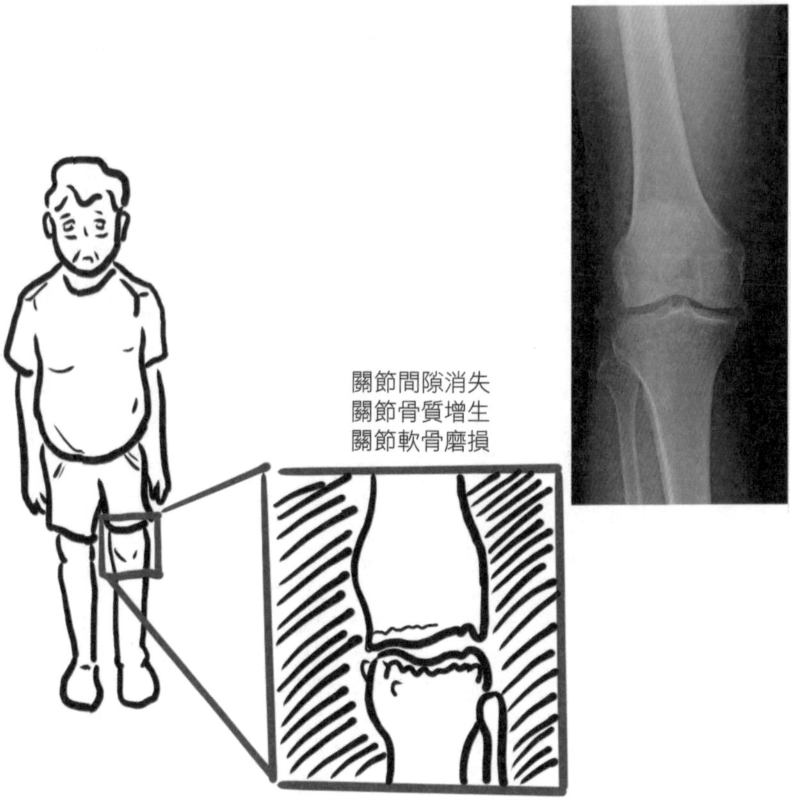

02

從磁振造影看半月板

半月板是膝關節特有的結構，因月牙形狀而來的名稱也格外有詩意。為了看清楚膝關節半月板的結構是否被破壞，只有磁振造影才能清晰的顯影成像。

膝關節特有的半月板

半月板由纖維軟骨構成，在磁振造影上顯示為兩塊尖端相對的黑色三角形，代表內側和外側的兩塊半月板。因為磁振造影的成像原理是以含水量的多寡來顯示黑白，含水量越高顏色越白，含水量越低顏色越黑。半月板、關節軟骨因為都以固體為主，所以看到的顏色為黑色和灰色，而軟骨邊緣的纖維、韌帶以及骨質，因為含有較多水分，大多顯示偏白色。當韌帶周圍白色發亮，則可能有發炎。

根據顏色的差別，我們可以辨認出膝關節的不同結構，以及這些結構是否有損傷。把膝關節正面磁振造影解析出來，大概是第三七四頁圖5這樣的結構。

半月板是兩塊軟骨的「墊片」，目的是為了讓軟骨在活動時更耐磨。內外兩側各一塊，從前方貫穿至後方，內側半月板呈C形，外側半月板呈O形，朝向上方股骨遠端兩側凸起，恰好托住（見第三七五頁圖6）。

磁振造影上觀察半月板的最佳角度是側面的切面，在膝關節中心部位，半月板是兩個尖端相對的三角形黑影，就像蝴蝶結一樣，這是同一塊半月板的前後兩部分。

根據結構，半月板分成前角、體部和後角三部分。半月板裡的纖維排列有規律，環形排列的纖維可以維持半月板的形狀，橫向排列的纖維使半月板具有足夠的韌性和強度。

在膝關節活動時，如果內外兩側半月板同時都可以活動，那麼膝關節會很不穩定；如果內外兩側半月板都被固定住，那麼膝關節在屈伸時會很不靈活。為了在穩定性和靈活性之間找到平衡，兩塊半月板便「商量」了一下，決定一個負責穩定，一個負責靈活。

外側半月板是O形的，在膝關節做屈伸活動時，膝關節外側的受力比較大，為了保證受力分布均等，這塊半月板會隨著股骨的轉動而略微平移，以此來順應關節的活動，同時這側的半月板也不會因為受到過大的力而撕裂。

內側半月板是C形的，位於更靠近身體重心的兩腿之間的膝關節內側，藉由內側副韌帶牢牢的固定在脛骨平臺表面，在膝關節屈伸時，固定的內側半月板可以限制膝關節活動過度造成的磨損。但也正是它的限制作用，在膝關節活動引起過大的外力，使內側半月板「擋」不住時，便易發生半月板撕裂，這種斷裂通常發生在較薄的內側緣區域。

根據膝關節受力大小和分布，半月板的營養供應和內外側緣的厚薄也有關係。半月板靠近關節外緣的部分比較厚，內側緣較薄。內側較薄的區域因為沒有血管分布，損傷後不會自己修復，需要藉由開刀切除損傷的碎片，以免引起繼發的磨損。

而在半月板邊緣較厚的區域，因為分布著大量血管，是提供膝關節軟骨營養的「滋養層」。這部分發生損傷後，因為有足夠的營養供應，通常可以自己修復。同樣的，也因為半月板外側是滋養層，以往半月板損傷時，多半會選擇把它們全部摘除，而現在只需要切除並替換損傷的部

圖4　膝關節側面磁振造影

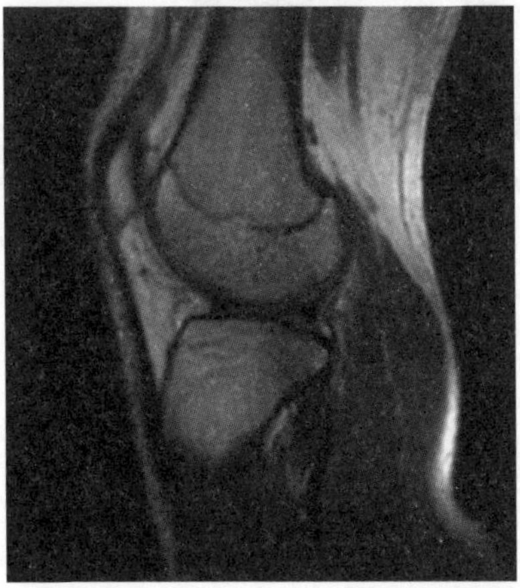

側面（矢狀面）看到的膝骨關節，骨骼、軟骨一目瞭然，其中兩個黑色三角形就是半月板在側面截面。

分，仍保留半月板外側的滋養層，有助於其自身修復，讓病人在術後復原狀況更好的同時，也避免因為半月板全切而引起膝關節不穩定後的進一步退變。

半月板的損傷分級

位於膝關節活動中心的半月板，就像緩衝墊一樣，吸收體重和外力傳來的衝擊和震盪。對於經常跳躍跑步的人而言，過度屈伸膝關節會帶來很大的力，半月板的緩衝保護作用尤為明顯。

不同運動帶來的受力千變萬化，每個人的膝關節結構不盡相同，所以

圖5　磁振造影裡的半月板及交叉韌帶

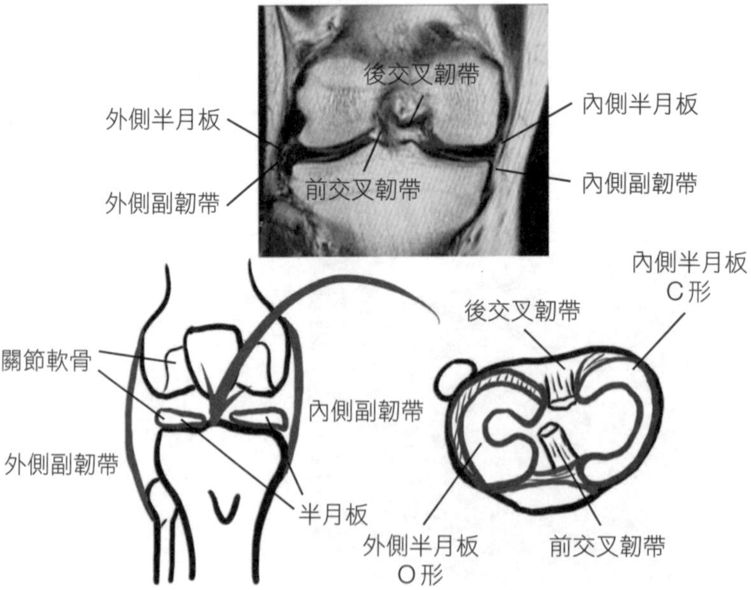
後交叉韌帶
外側半月板
內側半月板
外側副韌帶
前交叉韌帶
內側副韌帶
內側半月板
C形
後交叉韌帶
關節軟骨
內側副韌帶
外側副韌帶
半月板
外側半月板
O形
前交叉韌帶

半月板出現損傷的位置和形狀也各式各樣。

在膝關節磁振造影上，退變撕裂的半月板，會在黑色的低信號區域中顯示出白色的高信號，這就是半月板損傷的裂痕。根據白色高信號的形狀和位置，醫生會對半月板損傷進行分級，不同損傷分級代表不同的嚴重後果。目前分為五個等級，其中0級屬於正常，IV於嚴重的損傷。

I級：在半月板黑三角中可以看到高信號白色的橫線，這是半月板長期活動引起勞損的輕微裂隙（見第三七八頁圖7）。

II級：在I級的基礎上，半月板黑三角裡高信號白色的橫線更大一

圖6　半月板內外側狀態及功能差異

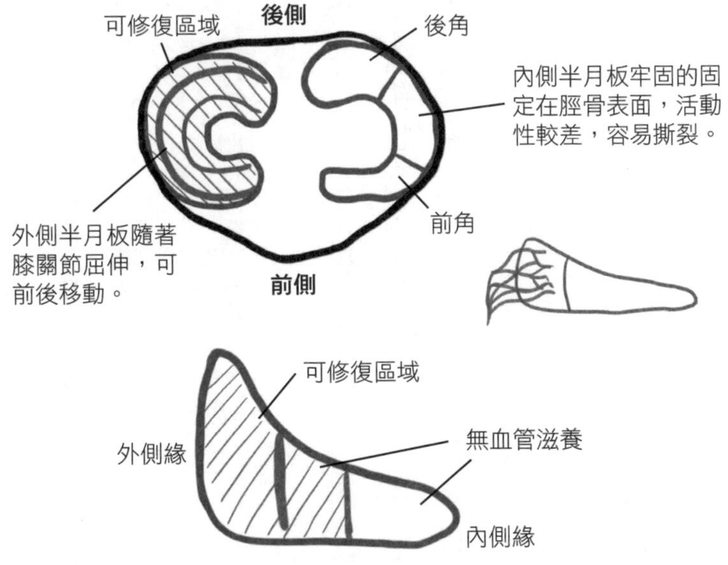

些，裂隙比 I 級大一些，但仍然只在半月板黑三角內部（見第三七八頁圖 8）。

I 級及 II 級的信號改變，只是半月板較輕度的退變，運動過度、體重太重、膝關節穩定性不足及長期活動下引起的勞損，都會造成這樣的輕度損傷。藉由關節減壓和消炎止痛的保守治療，就能緩解症狀，對於影像中的這段白線和影像學報告中所說的「半月板輕度損傷」，我們並不需要太過擔心。

III 級：半月板黑三角裡的白線變得更粗、更模糊，而且已經貫穿到半月板黑三角以外的區域，表示該半月板已經斷裂（見第三七八頁圖 9）。

IV 級：半月板的位置幾乎看不到黑三角，取而代之的是灰白色散在結構中，周圍骨骼和軟骨表面邊緣粗糙。根據這些特點，可以認為半月板已經很嚴重的撕裂損傷，而且損傷程度和範圍明顯比 III 級更嚴重。此時需要開刀剝離損傷的半月板碎片，以免碎片殘留在關節腔內，會像一柄柄利刃一樣，持續不斷磨損剩餘的關節軟骨（見第三七八頁圖 10）。

三級損傷就得手術

當在磁振造影中看到，半月板中有非常明顯的白色裂痕，且這些裂痕已經破壞了原有黑三角的形狀時，就表示半月板 III 級或 IV 級損傷。該程度損傷對於年輕患者來說，多半是劇烈運動造成急性外傷所致，而對於年齡較大的患者來說，通常是經年累月的長期勞損造成的。

當年輕患者發現半月板 III 級損傷時，務必盡快手術治療，因為損傷後的膝關節在不穩定的狀態下持續活動，隨著時間推移，最後會讓半月板從 III 期損傷逐漸發展到 IV 級損傷，同時還牽扯上韌帶拉傷和髕骨磨損等問題，嚴重影響腿部的活動功能，而到那時再做手術，效果多半不太理想。

醫生檢視磁振造影的仔細程度、磁振造影拍攝的角度以及醫生的經驗等諸多因素，都會影響評估半月板損傷的精確性。因此，磁振造影雖然可以直接反映膝關節的結構，但並不是百分百可靠的黃金標準，在臨床上還需要結合骨科醫生系統性的功能檢查，在對膝關節疼痛區域和活動功能進行系統評估後，才能最終確定半月板的損傷情況。

圖7　半月板I級損傷

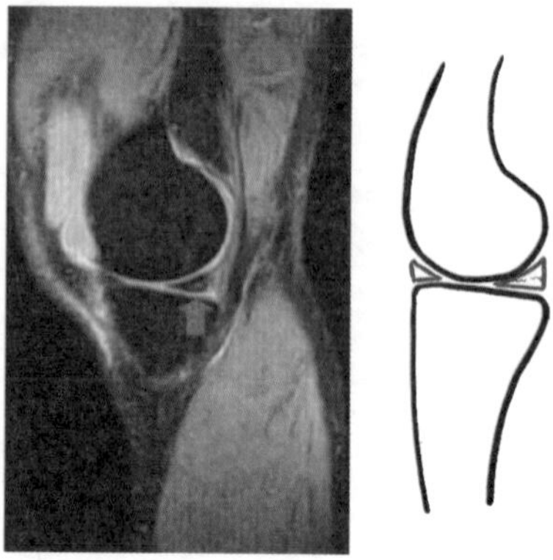

退化性病變導致半月板中間輕微裂縫

圖8　半月板II級損傷

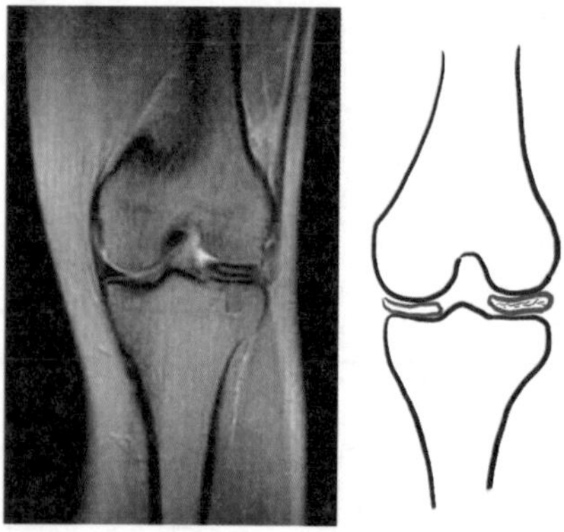

較長期的退變導致半月板中間中度裂縫

圖9　半月板III級損傷

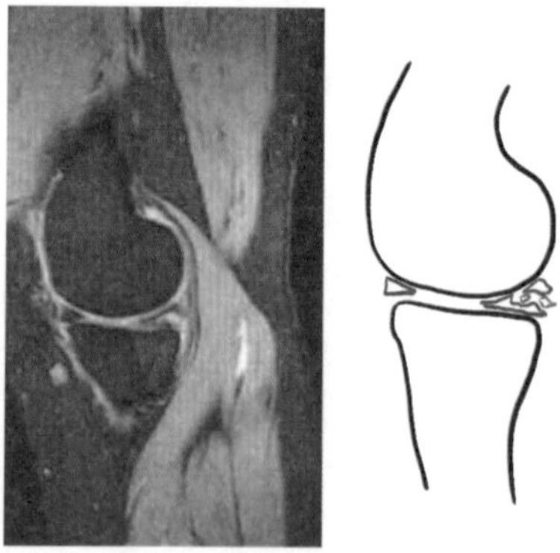

半月板嚴重撕裂，須盡快剝離殘餘碎片。

圖10　半月板IV級損傷

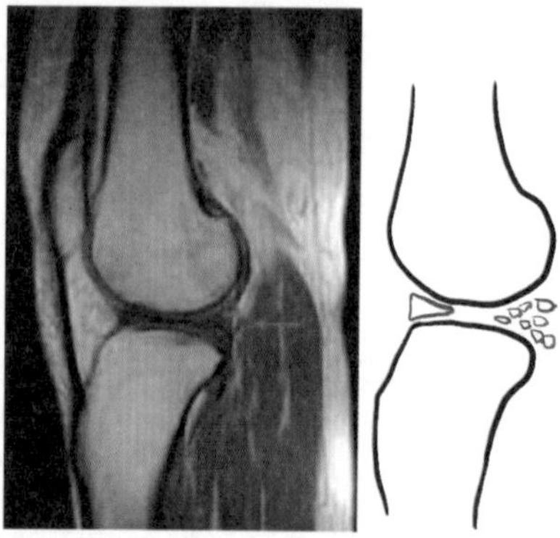

半月板已經斷裂，需要盡快開刀，摘除損壞游離碎片。

03 韌帶損傷及髕骨軟化

緊貼在膝關節內側的髕骨，和穿插纏繞在膝關節中心的韌帶，這些軟組織結構很難從X光分辨出來，借助於高精度的磁振造影，可以讓它們無所遁形。

不過，從2D的磁振造影逐層掃描，聯想到3D的實際結構，需要足夠的解剖知識和空間想像能力。這一節就和大家分享，如何從磁振造影上觀察韌帶和髕骨內側。

膝關節兩組重要的韌帶

膝關節之所以能兼備靈活度和穩定性，有賴於大量強有力的韌帶從各個角度對其加固。在不同角度、不同切面的磁振造影影像上，可以看到各條韌帶的走向和形態，其中，前、後交叉韌帶及內、外側副韌帶，是膝關節最重要的兩組韌帶，兩兩呼應，維持著膝關節的穩定。

● **前、後交叉韌帶**（見第三八二頁圖11）

前、後交叉韌帶位於膝關節中心，在膝關節屈伸活動時，限制股骨和脛骨在前後方向上發生像抽屜一樣的多餘活動（評估這兩條韌帶限制前後平移功能所做的檢查，就叫做「抽屜試驗」）。

前交叉韌帶連接在脛骨內側前方和股骨外側後方，在膝關節側面的磁振造影上，可以看到斜向走行的一條細長白條。

後交叉韌帶從脛骨外側前方出發，來到股骨內側後方。因為走向是從外側到內側，所以從內側角度看磁振造影，通常只能看到脛骨後側的一段白條，而看不到斜向的走行。

前、後交叉韌帶共同構成十字交叉，所以又被稱為十字韌帶。交叉韌帶貫穿在膝關節內部，把「股骨後側和脛骨前側」以及「股骨前側和脛骨後側」兩兩交錯相連。如果沒有這兩根韌帶維繫，脛骨就會向前滑動，增加關節軟骨磨損的機率。交叉韌帶的強度和彈性，決定了膝關節退變的程度。

● **內、外側副韌帶**（見第三八二頁圖12）

內、外側副韌帶分布在膝關節內外兩側，因為膝關節主要的活動是屈伸（踢腿和收腿），為了保證穩定性，內旋、外旋（小腿相對大腿沿著腿向內或向外轉動）和內收、外展（小腿相對大腿向外側或內側擺動）這些活動都被限制住了，而這個艱巨的任務主要是由內、外側副韌帶來完成。

內側副韌帶是連接股骨和脛骨內側表淺層的韌帶，形狀比較扁平。因為內側半月板幾乎不活動，作為膝關節屈伸的「錨點」，內側區域需承受的外力不大，因此內側副韌帶只需要扁平狀結構就能達到足夠的張力。

外側副韌帶和內側副韌帶遙相呼應，它是圓索條狀的形態，更粗大的外形可以提供更大的張力，來承受膝關節外側的受力。因為外側半月板會隨著膝關節的屈伸而前後平移，因此外側副韌帶也需要足夠的彈性，來面對活動範圍所帶來的形變。

膝關節的靈活度很高，但並不是無限制，內外副韌帶可以在一定程度上控制膝關節屈伸以外的活動範圍，交叉韌帶防止屈伸過程中的過度移位。因為相比於肌肉，韌帶可以靠本身的張力來起到作用，並不用像肌肉那樣額外耗費能量收縮和舒張，因此，大部分日常活動如站姿的保持、行走的穩定等都主要靠韌帶和骨關節協同維持基本的平衡，既節能又高效。

但韌帶張力的優勢也正是它們的缺點，當面對過大的暴力時，因為它們無法產生足夠的形變來承受外力，比較容易引起撕裂的損傷。

圖11　前、後交叉韌帶

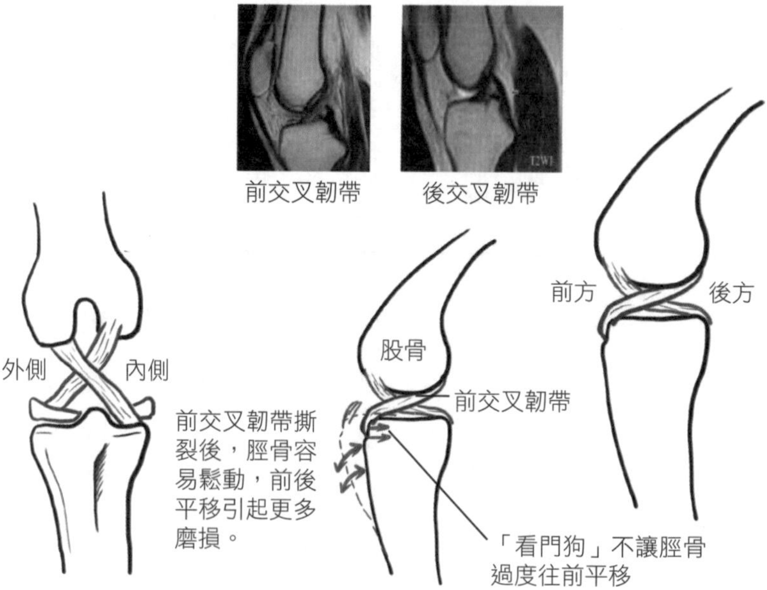
前交叉韌帶
後交叉韌帶
前方
後方
股骨
外側
內側
前交叉韌帶
前交叉韌帶撕裂後，脛骨容易鬆動，前後平移引起更多磨損。
「看門狗」不讓脛骨過度往前平移

圖12　內、外側副韌帶

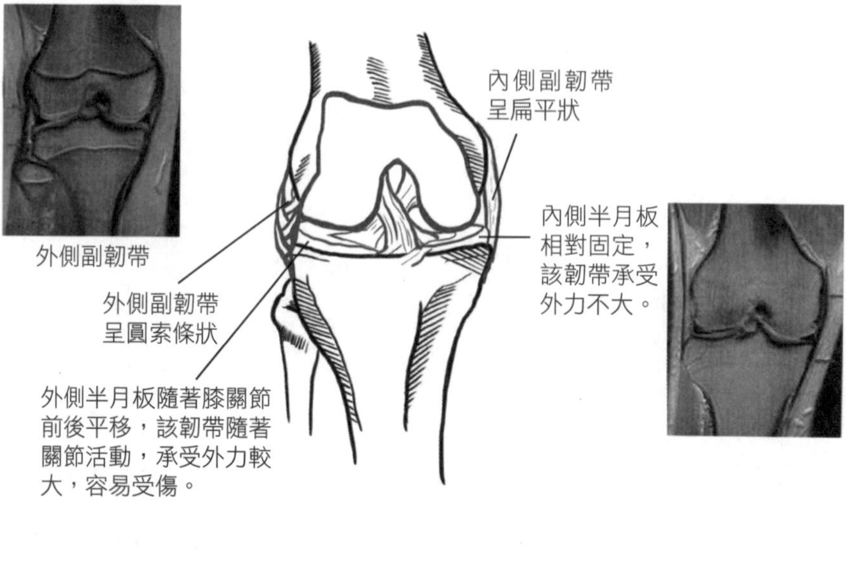
外側副韌帶
內側副韌帶呈扁平狀
內側半月板相對固定，該韌帶承受外力不大。
外側副韌帶呈圓索條狀
外側半月板隨著膝關節前後平移，該韌帶隨著關節活動，承受外力較大，容易受傷。

不同韌帶撕裂的磁振造影表現

交叉韌帶撕裂是運動中最嚴重的一種劇烈外傷，這兩條韌帶本來只是用來維持關節穩定，很多劇烈的體育活動會使膝關節不斷做出拉伸、旋轉和變向的動作，當運動幅度超過膝關節所能承受的最大限度時，交叉韌帶就有可能被暴力猛然拉斷。

前交叉韌帶堪稱「看門狗韌帶」，它最容易損傷斷裂，急停、跳躍著地等動作，都會讓脛骨過分前移，與之相伴的就是前交叉韌帶被突然拉長，仔細觀察邊緣，可能會看到撕裂的缺口，同時可能還會看到局部發炎的積液。

後交叉韌帶多半不會單獨撕裂，除非是比較重的損傷，通常這時很多韌帶和半月板都會有程度不等的損傷，膝關節也會出現很明顯的鬆動。

對於內外副韌帶損傷的明確診斷，一般選擇從正面的磁振造影來分析。膝關節內側因為活動範圍有限，損傷較少見。而圓索條狀的外側副韌帶因為彈性比較大，當它斷裂後就會蜷縮成一團，在磁振造影上可以看到外側副韌帶兩端分別成一團，而且有大量的發炎積液聚集在損傷附近。

當韌帶被拉傷撕裂後，韌帶就會自動啟動自我修復工作，透過增加韌帶纖維的數量來加強韌帶強度，使得修復後的韌帶往往比原先更粗、更厚，造成在有限的關節空間裡，隨著活動擦碰到周圍結構而發出聲響，這也是關節彈響主要的病理性來源之一。

隨著微創技術和生物材質的不斷升級，韌帶損傷修復的手術未來會越來越趨於完善，再加上復健訓練，韌帶撕裂的運動員也可以回到賽場，恢復到原有的競技水準。

髕骨軟化會「腿軟」

髕骨是參與膝關節屈伸運動不可或缺的結構。因為髕骨相對游離，它僅靠兩根大腿肌肉的肌腱「夾」在中間，在活動時，髕骨很容易向外移出原先的凹陷軌道，使平時可以正常伸腿站直所需要的肌力突然不足，而出現腿軟的現象——想要站起身，突然感覺膝蓋無力、不穩定。

和腿軟相比，更嚴重的是和膝關節其他部位

圖13　韌帶發炎的磁振造影

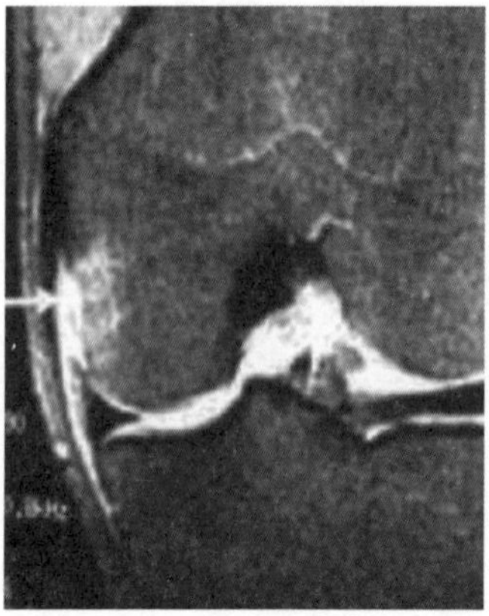

韌帶含水量過度，磁振造影上反映出高亮度的白色，就有可能是發炎積液聚集，可能出現損傷。

圖14　正常及斷裂韌帶的磁振造影

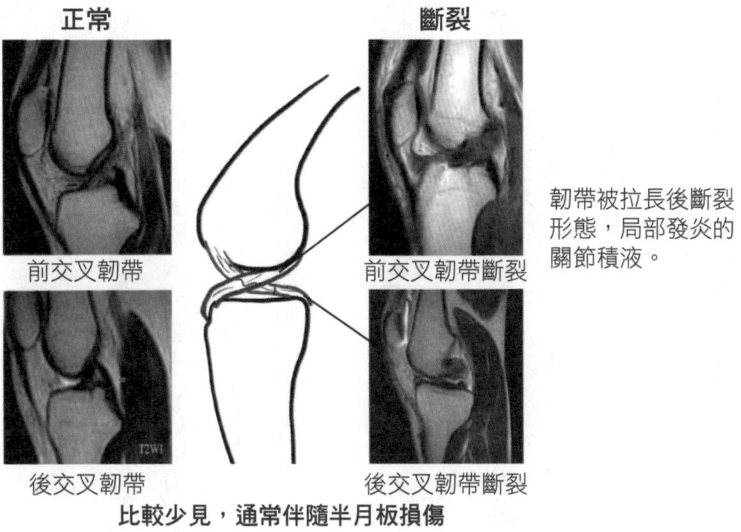
正常
斷裂
韌帶被拉長後斷裂形態，局部發炎的關節積液。
前交叉韌帶
前交叉韌帶斷裂
後交叉韌帶
後交叉韌帶斷裂
比較少見，通常伴隨半月板損傷

圖15　已經損傷的髕骨磁振造影

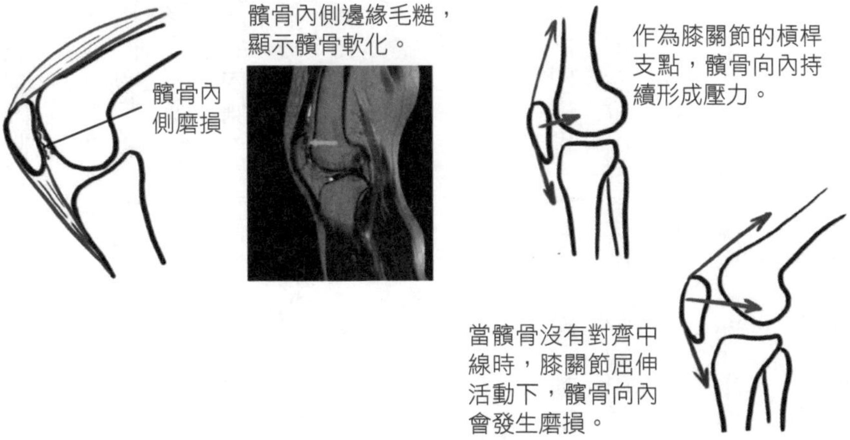
髕骨內側邊緣毛糙，顯示髕骨軟化。
髕骨內側磨損
作為膝關節的槓桿支點，髕骨向內持續形成壓力。
當髕骨沒有對齊中線時，膝關節屈伸活動下，髕骨向內會發生磨損。

發生不必要的接觸和摩擦，關節受力也大大增加，長此以往髕骨內側就會磨損，這個過程被稱為「髕骨軟化」。

髕骨軟化的表現為膝關節中心間歇性疼痛，下蹲和屈膝時會加重，但這樣的症狀，很難單純靠檢查區分出是髕骨還是其他部位的問題，為了確診，磁振造影是個直接的方法。

在膝關節側面的磁振造影中，可以看到髕骨朝向膝關節的內側，表面軟骨邊緣有些毛糙，這說明已經發生了一定程度的破壞，這些破壞來自關節軟骨之間的磨損，損傷嚴重的情況下，還可以看到附近少量的關節積液（見第三八五頁圖15）。

髕骨軟化表示膝關節不穩定

髕骨軟化不是一個特定的臨床診斷，而是一個很重要的病理變化，表示膝關節活動中的不穩定，已經開始在髕骨後側造成磨損，如果任其發展，可能會出現滑膜炎、骨關節炎等嚴重的疼痛和活動受限的症狀。

靜養放鬆過度緊張的肌群，或者鍛鍊加強力量不足的肌群，都能透過調整膝關節平衡的穩定，最終緩解髕骨外移或髕骨軟化這一系列問題。

如果最近才開始感覺膝關節有些刺痛，自查發現髕骨和膝關節有一些對不準中線時，最重要的應對方法是減少使用膝蓋，適當休息，在日常生活中注意做動作時不要引起膝蓋的不適和疼痛。同時，可以適當做一些徒手治療和低負重的復健訓練。

首先，需要放鬆股四頭肌外側和髂脛束。因為髕骨外移後的膝關節運動，會過度使用到大腿外側肌群，這部分肌肉會比較僵硬，局部的血液循環也會變差。此時可以用泡棉滾筒或徒手按摩來放鬆這些肌群，促進血液循環。泡棉滾筒可以有效放鬆大腿前外側股四頭肌、外側闊筋膜張肌和髂脛束、臀大肌、小腿三頭肌。每個區域可以累積按摩兩分鐘。

然後要做一些安全有效的、針對大腿內側肌群的力量訓練。因為髕骨外移很重要的原因，就是股四頭肌內側頭肌力薄弱，因此需要靠鍛鍊來強化它。

髕骨「出軌」就容易軟化

當髕骨在活動中偏離凹陷軌道（較常見向外偏離）時，髕骨會和後側膝關節表面的關節軟骨發生額外的摩擦，長期累積形成發炎，這也是造成髕骨軟化的一個重要原因。

如果說整個膝關節是一套滑輪組的話，那麼髕骨就是滑輪，它是膝關節伸屈運動不可或缺的結構。為了讓滑輪保持在中軸線上，工程師會用鉚釘從兩側夾住這個滑輪，但人體膝關節並不能採用這種機械設計，於是大腿前側股四頭肌兩條肌腱間的陷窩，就是髕骨的

「柔性固定系統」（見圖16），但這也只能做到相對固定。兩條肌腱力量不對稱或肌力減弱，都會降低對髕骨的固定作用，帶來一定的髕骨滑移風險，其中股四頭肌前外側肌腱受力較大，也更容易發生痙攣，因此髕骨外移比較常見。

髕骨外移最直接的危害，就是影響膝關節表面的受力分布。持續的高應力會加大軟骨磨損的風險，而持續應力減少又會導致軟骨和骨的退變。

因為髕骨外移是膝關節活動中發生的，無法通過靜態的影像學檢查方法準確判斷，但功能性檢查和測量能在確定髕骨外移的同時找到可能的原因。因此，雖然影像學檢查可以更加直觀地看到內部結構，但仍然無法顯現出動態的功能問題，只有將影像學檢查和系統的功能評估結合，才能得到更完整、立體、準確的診斷。

圖16　股四頭肌前側肌腱的「柔性固定」

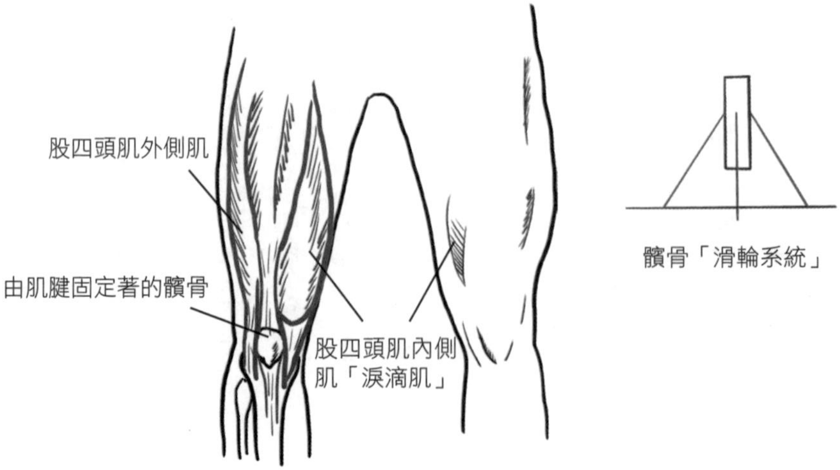
股四頭肌外側肌
由肌腱固定著的髕骨
股四頭肌內側肌「淚滴肌」
髕骨「滑輪系統」

04

髖骨歪、交叉韌帶斷裂？可以自己檢查

儘管X光、磁振造影等影像報告會告訴我們這裡增生、那裡退變，但最重要的還是症狀和功能。如果影像報告所反映的問題，沒有在生活中造成影響，一般不用太過擔心。

骨科醫生最重要的任務是為病人緩解疼痛、改善功能，參考影像有助於更明確的診斷，從而指導治療。因此，相比於「照片子」，骨科體檢才是最重要的一環。

自查是為了在看病前，可以對膝關節所出現的問題做出初步判斷，也有助於詳細準確的向醫生敘述膝關節的問題。這一節我將分享一些簡單的膝關節檢查方法。

膝關節活動度檢查

第一個自查方法是坐姿屈膝。坐著並略微抬起大腿，讓小腿懸空，並讓兩個膝關節分別做屈伸運動，比較兩側的活動範圍差異。著重觀察疼痛那側的膝關節，在哪個範圍裡疼痛最明顯，可以記下來告訴醫生（見第三九二頁圖17）。

第二個自查方法是直腿抬高。仰躺並伸直膝關節，以髖部為軸，慢慢抬起一側下肢，膝蓋始終保持伸直，盡量往上抬，抬到極限時記錄下最大的抬起角度。這個動作可以了解大腿後側肌群力量，較弱的大腿後側肌群與膝關節後側疼痛有關（見第三九二頁圖18）。

髕骨對齊中線的檢查方法

因為髕骨會隨著膝關節的屈伸做出不同程度的外移。因此想要判斷髕骨是不是在「軌道」裡，檢查時需要有統一的測量規範，在膝關節屈伸的角度下，測量髕骨實際的位置。

當膝關節伸直時，因為股四頭肌正在出力，內外兩側肌腱的力量難免不平衡，通常外側較大。髕骨受到不對稱肌力的牽引，容易被拉向外側，但此時並不能明確髕骨向外的移位程度。當膝關節彎到二十度角左右時，膝關節正前方的髕骨會逐漸向前突起，而在髕骨突起的上方，也會出現大腿前側股四頭肌兩條肌腱之間的凹陷，這就是髕骨的活動軌道。

測量髕骨是否對齊中線，需要把膝關節彎曲到二十度角至三十度角之間。判斷髕骨是否對準中線，是關節檢查中對膝關節不穩定（X型腿、O型腿）診斷的關鍵，也是了解髕骨軟化、關節炎等病症具體病因的要點（見第三九三頁圖19）。

交叉韌帶斷裂怎麼看

運動不當施力造成韌帶或肌腱斷裂時，常常會發出「砰」的一聲，之後膝關節會持續腫脹數週。腫脹來自於前交叉韌帶的小動脈，當韌帶撕裂時，小動脈也隨之破裂，韌帶撕裂的出血滲入膝關節，就會引起疼痛和腫脹。剛受傷時，傷者可能還會對受傷的一側進行負重活動。因為韌帶撕裂，關節不穩，過度的活動會進一步加重膝關節的損傷。

醫生對前交叉韌帶撕裂的檢查，主要關注的是膝關節是否變得鬆動。

仰臥姿勢下固定大腿，前後移動小腿，如果交叉韌帶受傷，限制功能下降，小腿就會像抽屜一樣，和大腿有前後滑動的相對活動。左右擺動小腿的檢查，主要是觀察膝關節兩側副韌帶，是否仍對外展和內收方向有限制作用，如果活動下感覺疼痛，那麼對應部位的韌帶就有可能出問題了。另外，還可以直接觀察膝關節表面是否紅腫，皮膚表面溫度是否升高，這些都是軟組織損傷後引起的急性發炎反應（見第三九三頁圖20）。

雖然X光沒辦法看到前交叉韌帶，但受傷後醫生常常會第一時間讓傷者照X光來排除是否骨折，因為骨折和韌帶撕裂所反映的症狀大多相似。對於韌帶這類軟組織，磁振造影是更理想的輔助檢查，半月板損傷也需要依靠磁振造影來明確診斷。

圖17　坐姿屈膝

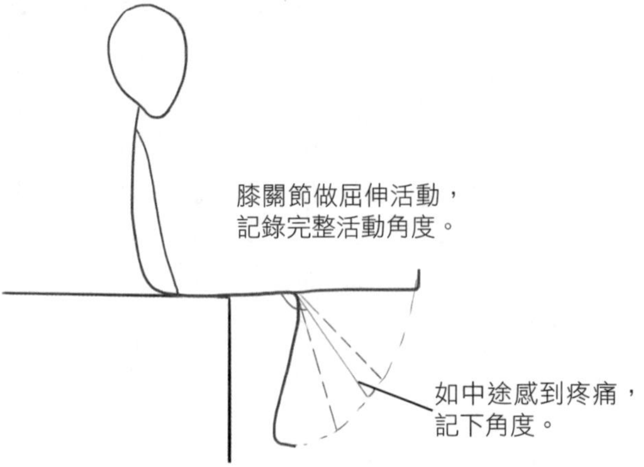
膝關節做屈伸活動，
記錄完整活動角度。
如中途感到疼痛，
記下角度。

圖18　直腿抬高

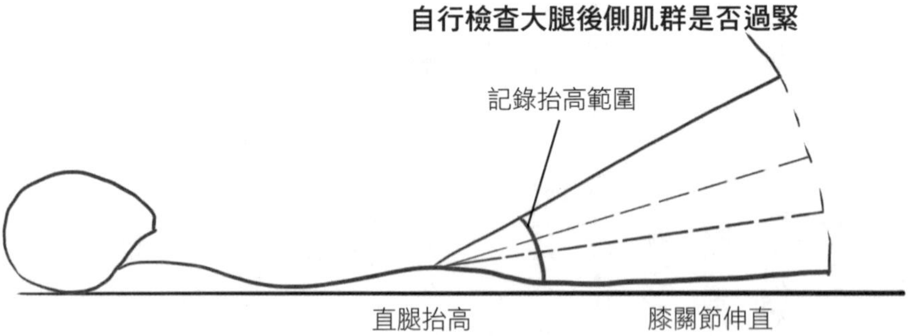
自行檢查大腿後側肌群是否過緊
記錄抬高範圍
直腿抬高
膝關節伸直

圖19　髕骨偏移的測量標準

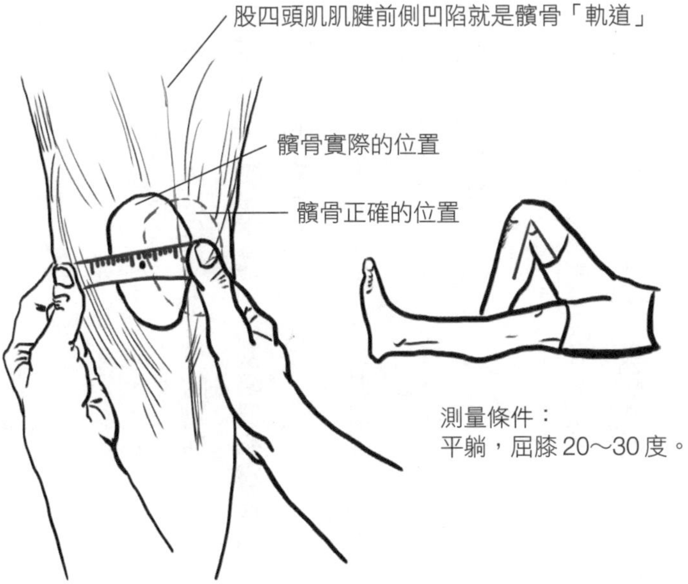
股四頭肌肌腱前側凹陷就是髕骨「軌道」
髕骨實際的位置
髕骨正確的位置
測量條件：
平躺，屈膝 20～30 度。

圖20　前交叉韌帶撕裂的檢查

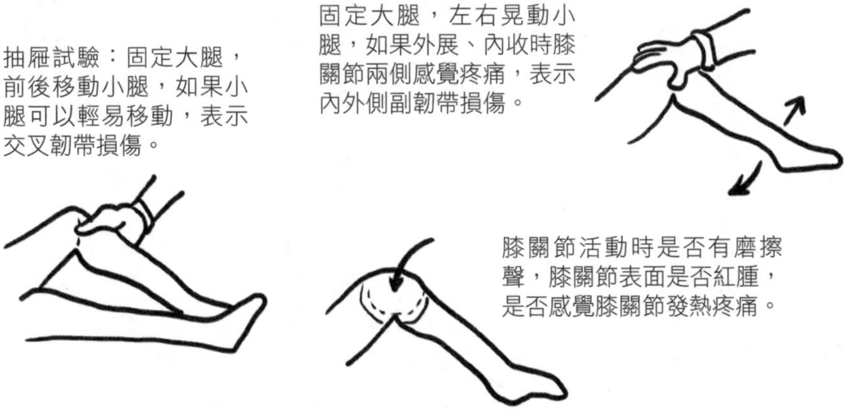
抽屜試驗：固定大腿，前後移動小腿，如果小腿可以輕易移動，表示交叉韌帶損傷。
固定大腿，左右晃動小腿，如果外展、內收時膝關節兩側感覺疼痛，表示內外側副韌帶損傷。
膝關節活動時是否有磨擦聲，膝關節表面是否紅腫，是否感覺膝關節發熱疼痛。

05 熱敷還是冰敷？先看懂治療原理

冰敷和熱敷都是生活中常見的物理治療方法，要正確選擇冰敷和熱敷，需要先了解它們的治療原理。總體來講，**冰敷降低組織代謝，適用於急性損傷；熱敷促進組織代謝，適用於慢性損傷或發炎**。

那麼，對於生活中遇到的具體情況，熱敷和冰敷該如何選擇？

細水長流的熱敷

熱敷是非常直接透過溫度升高來擴張微血管的方法，類似的還有紅外線燈照射、手掌摩擦等方法。這種升高溫度來緩解膝關節不適的方法，適用範圍是慢性關節炎、肌腱炎、筋膜炎等。一般而言，關節處有明顯腫脹時，盡量不要採用熱敷處理。

熱敷能促使血管擴張，促進血液循環，增加組織的新陳代謝，加強軟組織的彈性，改善關節活動度。熱敷是慢性運動損傷、慢性發炎的有效治療手段，並且簡單易行。

膝關節退變中後期，急性損傷對關節的影響多半有限，而營養不足和代謝降低的炎症因子卻殘留在關節腔裡，降解關節軟骨中的蛋白骨架。抑制這個病理過程，最直接有效的方法就是讓微血管擴張，作為營養輸送和垃圾排放的管道，提高供養和代謝的效率。

● **熱敷的注意事項：**

熱敷每次十五分鐘至二十分鐘，溫度以不超過攝氏四十度為宜。

熱敷不適用於皮膚破潰或有皮疹的患者。

因為熱敷容易燙傷，小孩或老人要慎用。

簡單粗暴的冰敷

冰敷是運動員最常使用的物理治療方法，適用範圍包括急性扭傷、過度運動、撞傷淤青等。

冰敷的作用在於促使血管收縮，降低局部新陳代謝，減少炎性因子的釋放，減緩神經傳導速度，所以能止血消腫、減輕疼痛，利於受損組織儘早修復。

劇烈運動或持續運動後，關節周邊的韌帶因為受力頻繁而疲憊，常常會出現腫脹，不過這並不是關節炎之類的發炎引起的，而是長期運動時大量水分滲透到韌帶的基質所造成。腫脹的韌帶會變得不如正常時那麼堅韌，膝蓋前側下方會出現明顯的壓痛，觸摸檢查時，也會感覺髕骨下方韌帶附著處有腫脹、鈍厚的變化。

所以，運動後需要立刻冰敷骨關節，讓韌帶水腫快速消退下去。同時，冰敷也是關節扭傷重要的治療手段，可以儘早將韌帶損傷和腫脹的程度降到最低。

● **冰敷的注意事項：**

冰敷每次二十分鐘至三十分鐘，間隔兩小時，在受傷或術後兩天內進行。

冰敷後如果皮膚表面出現發青發黑，應該馬上停止。

冰敷不適用於皮膚破潰或有皮疹的患者。

圖20　膝關節熱敷方法

升高溫度，擴張血管，增加營養供應，有助於軟骨修復，增加發炎排出，緩解炎性疼痛。

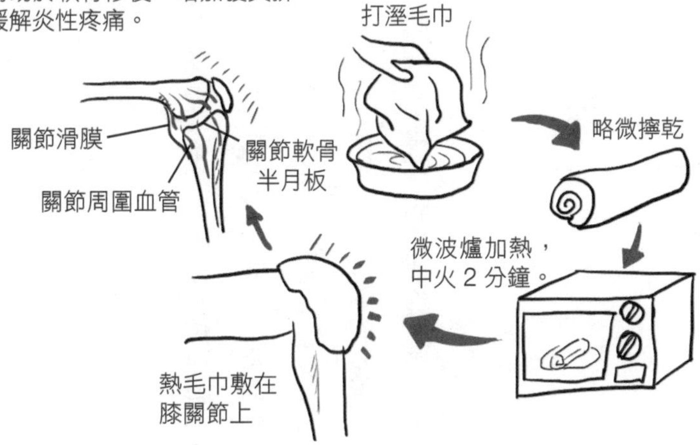
打溼毛巾
略微擰乾
微波爐加熱，
中火 2 分鐘。
熱毛巾敷在
膝關節上
關節滑膜
關節軟骨
半月板
關節周圍血管

圖21　膝關節冰敷方法

溫度下降，韌帶局部消腫。

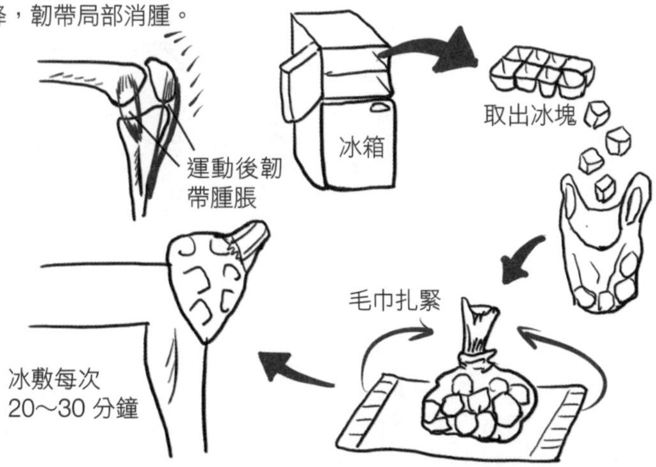
冰箱
取出冰塊
毛巾扎緊
冰敷每次
20～30 分鐘
運動後韌
帶腫脹

06

膝蓋不舒服，該鍛鍊還是靜養？

當膝蓋受傷或不明原因感到疼痛時，有時醫生會建議先不要做太大範圍的活動，以免加重症狀，而有時醫生又會鼓勵適當活動，不要有太多顧慮。

這種「雙標」存在於很多醫療決策中。作為醫生，追求的是整體效果的最大化；而對大部分病人而言，更想要的是眼前痛苦最小化。

對於膝關節不適，到底要鍛鍊還是靜養，不是自己的感覺說了算，而是要多聽聽醫生的專業指導意見。

不會更痛就鍛鍊

流水不腐，戶樞不蠹。

膝關節就像齒輪一樣，如果長時間不活動就會逐漸退化。只要活動不會使膝蓋疼痛加重，一般醫生都會鼓勵病人保持適度活動。

鍛鍊對膝關節的好處非常多，透過轉動關節，可以更快消除局部腫脹和發炎、加強關節周圍的韌帶與肌群的力量、減輕體重，從而減少膝關節的負荷。

一般而言，膝骨關節炎的病人每天可以做三十分鐘左右的低強度有氧運動，每週做兩次肌力訓練及三次平衡鍛鍊。這樣可以不斷改善膝關節的功能，一時的疼痛也會因為鍛鍊而盡快緩解。

剛受傷的頭幾天應靜養

儘管鍛鍊對恢復膝關節功能非常重要，但如果在運動時感覺到來自膝關節內的疼痛，建議還是停下運動，給關節足夠的時間靜養恢復。

一般剛剛受傷後的幾天，和關節炎急性期關節紅腫熱痛時，都不建議鍛鍊，此時的主要任務是止痛和消除局部發炎，而鍛鍊非但無助於症狀改善，還會使局部發炎加重。

從靜養到恢復運動的過渡期，可以去游泳池開始恢復訓練。無論是游泳還是在泳池裡走路，浮力都會減輕膝關節運動時的負擔，水流的阻力又能幫助肌肉加強力量，同時泳池訓練可以讓關節在受到保護的情況下早日恢復運動。

07 吃硫酸軟骨素和葡萄糖胺有用嗎？

硫酸軟骨素（chondroitin sulfate，CS）大多從鯊魚軟骨中提取而來，混合酸性黏多醣成分，是合成關節軟骨的主要成分。目前已有研究證實，服用硫酸軟骨素營養補充劑，能減少因膝關節炎而引起的疼痛不適，但並沒有足夠的資料證明，口服關節軟骨「原成分」可以促進某個部位的軟骨再生。

雖然硫酸軟骨素是關節軟骨的原料，而膝關節軟骨的磨損脫落會引起疼痛，但是硫酸軟骨素的止痛機制尚不明確。因此，基於已有的認識，含有**硫酸軟骨素的補充品，可在治療關節炎時，同時使用作為輔助來緩解疼痛，但無法促進關節軟骨的修復**。

葡萄糖胺（C6H13O5N）又稱氨糖，是從蝦、蟹等節肢動物的外骨骼中提取而來，一般被以鹽酸鹽葡萄糖胺的形式加入藥物中。作為黏多醣的前體，口服葡萄糖胺進入身體後，經過消化道分解和吸收代謝，會轉化成黏多醣進入血液，這些和硫酸軟骨素一樣，都是合成關節軟骨的重要組成部分。

葡萄糖胺除了用在保健品中，還常被用於骨關節炎的輔助治療，在積極治療關節炎的同時，補充葡萄糖胺或許可以幫助重建軟骨並治療關節炎。目前醫學界對葡萄糖胺治療關節炎的效果存在爭議，因為公認無嚴重副作用，所以在美國將其作為膳食補充劑使用，而在歐洲則僅作為藥物使用，嚴禁作為保健品。

綜合上述，即使硫酸軟骨素和葡萄糖胺都是構成關節軟骨的主要成分，但「吃什麼補什麼」的觀念早已被公認為無稽之談。要是按照這個邏輯，骨質疏鬆病人多啃骨頭就能增加骨量，而關節炎病人只要多吃一些軟骨就能痊癒，這在生理學上顯然說不通，因此並不能對它們抱太大期待。

08 封閉注射只能急性止痛

膝關節疼痛不適症狀明顯，但又沒到需要手術的程度，靜養的恢復遙遙無期，但因疼痛又不能做運動鍛鍊，這也是膝骨關節炎治療中比較棘手的情況。

儘管非手術治療方法很多，包括口服止痛藥、針灸、徒手按摩、超音波等，但這些五花八門的方法，大多只針對消炎止痛，以擴張血管、促進代謝、消除發炎等各種原理進行治療，並且這些治療很難建立統一的治療規範，對於病情並不一致的各個病例，往往也很難達到一致效果。

於是，一個簡單粗暴的膝關節保守療法誕生了——封閉注射。治療原理是將某些藥物直接注射到疼痛區域、關節囊、神經末梢等部位，因為關節腔是相對封閉的結構，所以藥物成分不會快速隨著血管流失，而會積蓄在關節腔內接觸到病變局部，在病變局部發揮最大的消炎止痛作用。這一方法比起口服藥物效率高很多，而且避免了藥物經過肝臟代謝的毒性作用。

封閉注射是一種給藥手段，不同藥物作用各異

當急性期疼痛劇烈時，可以直接封閉注射消炎止痛藥，以消除局部炎性水腫，促進發炎吸收，療效非常迅速。但即便如此，也不建議一感到膝關節疼痛就去打封閉消炎針，因為大部分消炎止痛藥物都對關節軟骨有「腐蝕」作用，非類固醇抗發炎藥會讓軟骨內的蛋白結構發生降解，隨著濃度和劑量的累積，關節軟骨的強度會顯著下降，反而加速膝關節的退化性病變。**為了止痛而頻繁封閉注射消炎止痛藥，無異於飲鴆止渴。**

當慢性期關節液不足，膝關節活動中摩擦音較明顯時，也可以用封閉注射的方法，向關節腔內注射玻尿酸鈉（Sodium Hyaluronate）或玻尿酸（Hyaluronic Acid）。這些液體的性質和關節滑液類似，藉由向關節腔內注射更多關節滑液替代品，可以為膝關節提供更多的液壓，來適應活動中所需要承受的外力。不過這些「人工關節液」也不建議多用，雖然它們對關節軟骨影響不大，卻會損傷關節滑膜，影響自身關節滑液的分泌，長期使用也會造成膝關節功能退化。

09 膝關節的五大關節鏡手術

以往一提到膝關節手術，大多是換人工關節的大手術，對於老年人因為關節炎而嚴重變形的膝關節，換個人工關節是個一勞永逸的好辦法。但是對於年輕人，只是一小片半月板撕裂、一小段韌帶斷裂，膝關節其他結構都幾乎完好堅固，這時候讓他們把整個膝關節換掉，就有些不太值得。

隨著微創技術的升級，越來越多的膝關節可以選擇「修補」，而不必「置換」。

半月板切除微創手術

半月板最常見的損傷是撕裂傷，老年患者常是因為慢性退變逐漸發生撕裂，年輕患者則大多因為運動而引起急性外傷撕裂。半月板慢性的退變，一般從半月板內側逐步磨向外側，而急性的損傷可能會在任何位置磨穿撕裂，一般發生在外側和中部的情況居多。

膝關節受傷後，在磁振造影上明確發現半月板發生撕裂，並且影響到正常活動的情況下，必須盡快手術，以免拖久了給膝關節帶來更嚴重的損傷。

為了得到切除半月板的最佳效果，前期診斷很重要，不僅要確定損傷的部位和程度，還需要了解損傷後引起疼痛的原因。因為半月板本身沒有神經，所以單純的撕裂並不會引起疼痛，只有因為半月板撕裂牽拉到周圍關節囊，才會引起疼痛。

因此，半月板切除手術並不需要把整個半月板都切除，只要把會引起關節囊牽拉的損傷部分切除，並保證剩餘的半月板不會進一步撕裂，就達到手術目的了。保留下來的部分半月板，不僅仍然可以產生減震作用，還能繼續滋養剩餘的軟骨和半月板，保留其自我修復能力（見第四〇八頁圖 22 及圖 23）。

關節游離體摘除

關節軟骨持續磨損，就可能有小軟骨游離體從關節上脫落下來，這些游離體就是我們曾提到的關節鼠。它們就像老鼠一樣，在膝關節所有區域裡遊蕩，比較容易停留在關節骨骼之間的凹陷處，就像沙子卡在轉動的齒輪組裡一樣，不僅影響膝關節活動，還會不斷磨損關節表面。

如果受傷後的X光顯示關節中有這樣的一些小碎片，一定要儘早取出，以免給關節帶來進一步的損傷，加速關節炎的發生。醫生一般會結合X光，在關節鏡下找到這些關節游離體，並小心的逐個吸出來。如果人體的重要關節是機器，定期檢查和修復就是很重要的保養工作。

關節滑膜切除術

對於關節炎很嚴重的病人，關節表面正逐漸畸形，這時需要考慮切除膝關節的滑膜，杜絕關節炎的進一步發展。

正如前文所說，滑膜不僅會向關節腔裡釋放滑液，也是產生發炎的源頭。所謂「成也蕭何，敗也蕭何」，滑膜一旦被剝掉，就不會引起關節炎，但關節也不會有自我潤滑的功能了。因此這手術是個「一了百了」的無奈之舉，適用於類風溼關節炎引起的畸形，或關節疼痛明顯、關節腔裡一直有積液，通常只有在遇到這些萬不得已的嚴重情況時，才會選擇把滑膜剝除。

這個手術後的兩天至三天，就可以開始做一些低負重的膝關節屈伸活動，來增加大腿肌群收縮的力量，幫助術後的功能恢復。肌力加強，即使缺少滑膜釋放滑液，膝關節仍然可以保持一定的活動功能。

骨贅清除術

這個手術一般是在切除部分半月板、切除滑膜的同時，醫生「順便」處理，以絕後患，增加術後恢復的狀態。

透過關節鏡伸入關節腔內，在取出軟骨表面發炎物質和軟骨碎片的同時，把一部分影響活動的骨質增生刮掉，增加一些軟骨間隙，減少軟骨繼續被磨損的風險。

前交叉韌帶重建術

許多愛好運動的年輕人不慎前交叉韌帶撕裂後，一旦診斷明確，就需要盡快開刀修補，這樣才有可能恢復到受傷前的活動狀態。

但是手術本身的難度也相當大，原因除了這段韌帶位置處在膝關節正中間之外，還有撕裂後的韌帶不能簡單的縫合在一起。前文提到，前交叉韌帶一旦斷了就不能自我修復，醫生手術時也不是在修補，而是在「重建」，用其他材料（植入物）作為新的前交叉韌

圖22　半月板撕裂形態

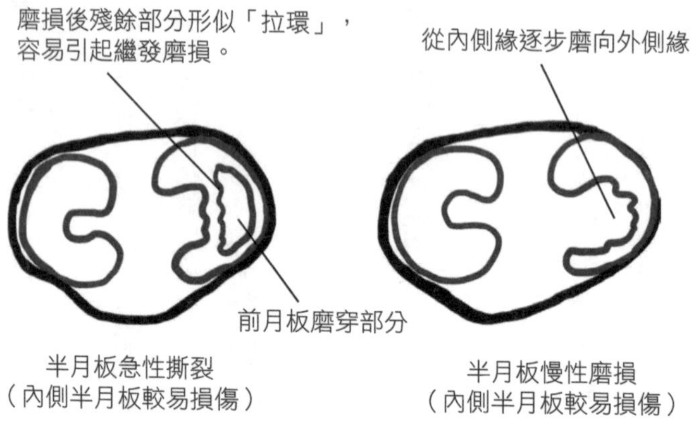
磨損後殘餘部分形似「拉環」，
容易引起繼發磨損。
從內側緣逐步磨向外側緣
前月板磨穿部分
半月板急性撕裂
（內側半月板較易損傷）
半月板慢性磨損
（內側半月板較易損傷）

圖23　半月板切除手術原理

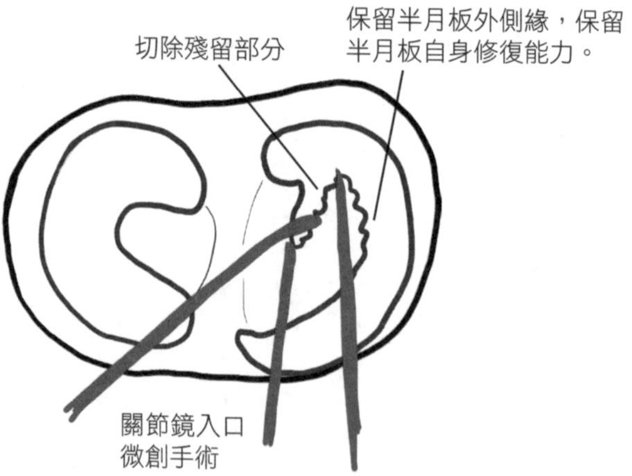
保留半月板外側緣，保留
半月板自身修復能力。
切除殘留部分
關節鏡入口
微創手術

帶，來替代斷裂的韌帶。在臨床上，自體移植常常有兩種（肌腱移植和韌帶移植），它們各自的優缺點都很明顯。

最常使用的是從自己身體其他部位移植而來的韌帶。手術時常常就近取大腿肌腱。這個方法最大的問題是「有一好沒兩好」——重建前交叉韌帶的同時，會造成大腿肌腱新的損傷，還有很小的可能會引起大腿肌群萎縮。

另外一個來源是韌帶移植，就近選擇膝蓋正前方的髕韌帶，從這段韌帶中間取一小條，同時也需要取下韌帶兩端連接著的骨骼表面。隨著時間的推移，就像骨折癒合一樣，新骨會慢慢長到缺損處，而不會影響到髕韌帶的功能。這個方法的優勢很明顯，直接韌帶移植可以保證新的前交叉韌帶夠強壯耐撕，同時還不用傷及大腿肌肉，保證運動功能，運動員常用這個方法來進行重建。唯一的缺點就是，韌帶移植時不得不破壞一些骨頭，由此帶來的膝蓋前區疼痛可能會持續數月，甚至數年之久。

10 不同材質的人工關節置換術

當軟骨表面磨損殆盡、骨質增生異常嚴重時，患者常常表現為關節活動僵硬，活動範圍受限。

這時置換人工關節就是唯一的選項了，因為如果放棄置換關節，行動日漸不便，會讓患者每天大部分時間都不得不靜養在床，除了生活品質大受影響，長期臥床對身體機能的損傷也很巨大。

關節置換術的原理很簡單，就是用機械轉軸的結構來替代關節與韌帶，用強度和相容性夠好的生物材料來代替關節軟骨。

隨著金屬和高分子等生物材料的合成，以及3D列印技術的引入，人工關節的研發工作迅速開展。目前幾乎全身的活動關節都可以換成人工關節，並能夠保證日常的活動需求，其中髖關節和膝關節是人工關節應用最廣泛的兩處。

人工關節首重身體不會排斥

人工關節所用的材質包括鈦合金、鈷鉻鉬合金、陶瓷、矽膠、超高分子聚乙烯等材料。金屬、高分子材料及陶瓷是最常用的人工關節材質，它們的力學屬性和化學性質大不相同。

因為人工關節需要植入人體內，所以材質應該具有良好的生物相容性、足夠的承重和活動性能，還要耐腐蝕、耐磨損，而且磨損下來的人工關節顆粒也不會引起身體嚴重的排斥反應。由於任何材質都很難同時滿足這些要求，因此臨床上常用兩種以上的材質來製造人工關節。

金屬勝在承重能力，合金通常具有良好的抗壓、抗拉和耐疲勞的力學性能，這類材質常被做成人工關節受力最大的結構。陶瓷勝在耐磨損，因為陶瓷的惰性好，摩擦係數低，所以常常用於關節面的球頭部分。高分子聚乙烯勝在容易讓身體接受，製造植入體內的人工關節，最重要的就是生物相容性，生物相容好的材質不僅不會在植入體內後因為排異而發炎，還會促進新的骨頭長進人工關節，使關節的連接更加牢固。

因此，合金的骨架、高分子材料的外殼以及陶瓷的關節面，這樣組合的人工關節是目前市面上的標準配備，而差別往往顯現在具體的結構上。隨著3D列印技術的興起，結構上客製化的人工關節已不再是夢想，關節置換術也將不斷趨於成熟。

膝關節手術後的復健

術後的復健通常比手術本身還要重要。傳統的復健治療，可以讓傷者在術後三十二週（約八個月）回到賽場；強化的復健治療，可以把時間縮短到十九週（約五個月）。在整個復健過程中，物理治療師會不斷對傷者進行康復評定，綜合評估肌力、膝關節穩定性以及步態，然後再即時個體化的制訂下一步的治療計畫。這些有意義且很重要的術後康復，目前在中國做得還不夠成熟。

加強肌力需要循序漸進，且因人而異，負重也應從輕到重，先從穩定的動作開始鍛鍊，等肌力達到一定水準時再逐漸鍛鍊平衡功能。建議手術後去復健診所，完成積極的復健訓練。

關於膝關節保護，一般建議復健階段鍛鍊時盡量不要使用護膝，避免過於依賴護膝的支撐，從而使肌肉得不到充分加強。而在完成復健訓練，回歸正常生活前期，可以適當的佩戴護膝來做好保護。

國家圖書館出版品預行編目（CIP）資料

99%的人姿勢有問題：200 張手繪圖，詳解滑手機、跑步、久坐……各種姿勢怎會造成手麻、骨刺、膝痛、脊椎滑脫？怎麼修復？／孫悅禮著 . -- 初版 . -- 臺北市：大是文化有限公司，2023.06
416 面；17×23 公分
ISBN 978-626-7251-96-6（平裝）

1. CST：骨科　2. CST：骨骼肌肉系統疾病　3. CST：保健常識

416.6　　112006022

EASY 116

99%的人姿勢有問題

200 張手繪圖，詳解滑手機、跑步、久坐……
各種姿勢怎會造成手麻、骨刺、膝痛、脊椎滑脫？怎麼修復？

作　　者／孫悅禮
責任編輯／宋方儀
校對編輯／黃凱琪
美術編輯／林彥君
副總編輯／顏惠君
總 編 輯／吳依瑋
發 行 人／徐仲秋
會計助理／李秀娟
會　　計／許鳳雪
版權主任／劉宗德
版權經理／郝麗珍
行銷企劃／徐千晴
行銷業務／李秀蕙
業務專員／馬絮盈、留婉茹
業務經理／林裕安
總 經 理／陳絜吾

出 版 者／大是文化有限公司
臺北市 100 衡陽路 7 號 8 樓
編輯部電話：（02）23757911
購書相關諮詢請洽：（02）23757911 分機 122
24 小時讀者服務傳真：（02）23756999
讀者服務 E-mail：dscsms28@gmail.com
郵政劃撥帳號：19983366　戶名：大是文化有限公司

法律顧問／永然聯合法律事務所
香港發行／豐達出版發行有限公司 Rich Publishing & Distribution Ltd
地址：香港柴灣永泰道 70 號柴灣工業城第 2 期 1805 室
Unit 1805, Ph.2, Chai Wan Ind City, 70 Wing Tai Rd, Chai Wan, Hong Kong
電話：21726513　傳真：21724355
E-mail：cary@subseasy.com.hk

封面設計／林雯瑛　內頁排版／江慧雯
印　　刷／鴻霖印刷傳媒股份有限公司

出版日期／ 2023 年 6 月　初版
定　　價／新臺幣 520 元（缺頁或裝訂錯誤的書，請寄回更換）
I S B N ／ 978-626-7251-96-6
電子書 ISBN ／ 9786267251973（PDF）
9786267251980（EPUB）

原書名：我真的坐不住了：骨科醫生讓你上班更輕鬆
本書繁體版由四川一覽文化傳播廣告有限公司代理，經天津知者萬卷文化有限公司授權出版。